本草纲目

彩色精华版

谢文英 ◎ 编著

人参 甘草 黄芪 川芎 苍耳 地黄 土茯苓 石蕊 海藻
石斛 稻 黍 小麦 金樱子 大豆 井泉水 马齿苋 胡瓜
紫菜 木耳 酒 桂花 蜀椒 蜂蜜 李 荔枝 甜瓜 莲藕

陕西新华出版传媒集团
陕西科学技术出版社

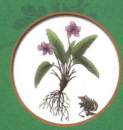
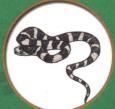
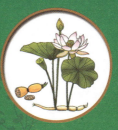
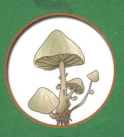
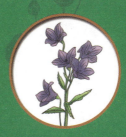
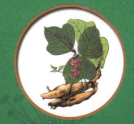

图书在版编目（CIP）数据

本草纲目：彩色精华版/谢文英编著. —西安：陕西科学技术出版社，2016.6
ISBN 978 - 7 - 5369 - 6732 - 8

Ⅰ．①本… Ⅱ．①谢… Ⅲ．①《本草纲目》 Ⅳ．①R281.3

中国版本图书馆 CIP 数据核字（2016）第 115570 号

本草纲目：彩色精华版

出 版 者	陕西新华出版传媒集团　陕西科学技术出版社
	西安北大街 131 号　邮编 710003
	电话（029）87211894　传真（029）87218236
	http：//www.snstp.com
发 行 者	陕西新华出版传媒集团　陕西科学技术出版社
	电话（029）87212206　87260001
印　　刷	三河市南阳印刷有限公司
规　　格	710mm×1000mm　　16 开本
印　　张	24.5
字　　数	380 千字
版　　次	2016 年 8 月第 1 版
	2016 年 8 月第 1 次印刷
书　　号	ISBN 978 - 7 - 5369 - 6732 - 8
定　　价	39.80 元

版权所有　翻印必究

foreword 前言

《本草纲目》是我国明代卓越的医药学家李时珍撰写的医学著作,也是最早创造植物分类法、考订详细的药物学著作,在世界上影响广泛,被誉为"东方药物巨典"。它又是一部中华医库收录最为广博的食物养生学及医药学全典。《本草纲目》对我国近代药物学的发展有着不可估量的推动作用,在世界范围内也有着极佳的声誉。

本草就是以草为本,是中药的统称。而中药被称为本草,是因为"药有玉石、草木、虫兽而直云本草者,为诸药中草类最多也"。中医认为,本草兼有治病和养生的功效,早在上古时期的"神农尝百草",中国人便开始了对本草功效的研究和探索。李时珍所著的《本草纲目》集几千年食物、药物的种植、采收、调制及医养功效之大成,全面而详细地总结了本草养生理论和养生方法。

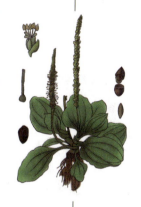

《本草纲目》原著篇幅宏大、资料广博,有些内容不免与现代科学不符。为了使这本古典巨著能够适合现代人阅读,我们删繁就简,对其进行精编整理,选取了近三百种药物、千余种附方,几乎囊括了现代人常用的所有养生保健的药物和药方。既能使读者在最短的时间内领略到内蕴丰富的中医文化,又能使其在日常生活中善用本草资源养生、疗疾,真正做到健康生活,益寿延年。为方便读者辨认药草,本书提供了多种药草植株图和药材图片,图片清晰精美,植物形态,叶的脉络、花的形态都清晰可辨,帮助普通读者进行辨认,轻松掌握药草的特点。

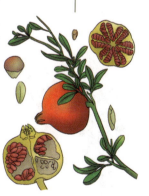

《本草纲目》是所有日常生活实用品物的百科全书,流传下来的版本众多,不同版本存在的问题各异,或文字枯涩难懂,或篇章冗长繁杂,条理不清,影响了《本草纲目》的权威性、实用性等。为此,我们特意编写了这本通俗易懂的《本草纲目》,让读者易读易懂,活学活用。本书秉承原著的实用性、科学性,发挥其在医学中的瑰宝作用,享受历史珍宝带给我们的财富。本书内容丰富,体例简明,可供广大本草爱好者和患者自学自用,

foreword
前言

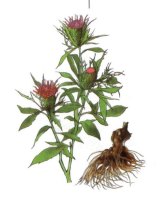

　　无论有无医学基础,均能一看就懂,一学就会,是一部即查即用的家庭必备养生图书,可随时随地为自己及家人、好友找到合适的养生良方。

　　本书记载了丰富的古代文献资料和众多的方药知识,其中很多方药至今仍在临床广泛应用,并且疗效明显。但仍有大量方药有待人们进一步的研究,其中不乏一些毒性较强的药物及处方,如果用量过大,或者配伍不当,也可发生中毒。因此,对于毒性较强的药物要谨慎应用。中医的原则是辨证施治、一人一方,体质不同,养生的方法也应该随之调整。如果读者朋友有与书中案例相似的病症,应仔细辨证,或去医院咨询有关医生,切勿自己随意开方用药。

　　由于编者水平有限,再加上时间紧迫,难免有遗漏和不当之处,还望广大读者不吝赐教,深表感谢。

编　者

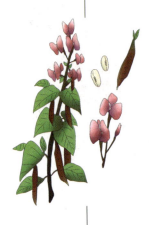

contents 目录

第一篇　序例

五味宜忌 …………… 002	服药禁忌 …………… 009
五味偏胜 …………… 003	妊娠禁忌 …………… 010
标本阴阳 …………… 003	七方 ………………… 010
相反诸药 …………… 004	十剂 ………………… 014
气味阴阳 …………… 004	有毒的果鱼禽兽 …… 020
升降浮沉 …………… 007	孙真人逐月调养事宜……
饮食相克 …………… 008	……………………… 021

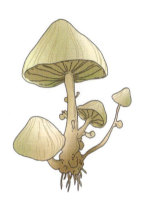

第二篇　本草图解

第一章　草部

山草类

人参 ………………… 024	天麻 ………………… 033
甘草 ………………… 025	远志 ………………… 034
黄芪 ………………… 026	三七 ………………… 034
桔梗 ………………… 027	柴胡 ………………… 035
萎蕤 ………………… 028	独活 ………………… 036
白术 ………………… 029	地榆 ………………… 037
黄精 ………………… 030	丹参 ………………… 038
知母 ………………… 031	防风 ………………… 039
肉苁蓉 ……………… 032	黄连 ………………… 040
	玄参 ………………… 041
	龙胆 ………………… 041

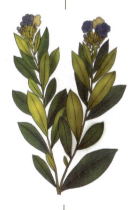

contents 目录

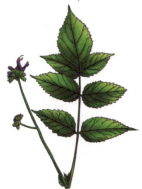

升麻 ········· 042

芳草类

川芎 ········· 043
当归 ········· 044
薄荷 ········· 045
豆蔻 ········· 046
白芷 ········· 047
茉莉 ········· 048
积雪草 ········· 048
郁金 ········· 049
马兰 ········· 050
泽兰 ········· 050
紫苏 ········· 051
薰草 ········· 052

湿草类

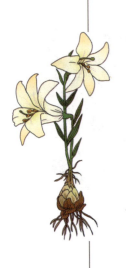

苍耳 ········· 053
白蒿 ········· 054
车前草 ········· 055
恶实 ········· 055
益母草 ········· 056
甘蕉 ········· 057
艾 ········· 058
地黄 ········· 059
鸡冠 ········· 060
菊 ········· 061
牛膝 ········· 062
苎麻 ········· 063
龙葵 ········· 064
灯芯草 ········· 065
款冬花 ········· 065
紫花地丁 ········· 066

败酱 ········· 067

蔓草类

寒莓 ········· 068
土茯苓 ········· 069
何首乌 ········· 069
木莲 ········· 070
覆盆子 ········· 071
五味子 ········· 072

苔草类

石蕊 ········· 073
干苔 ········· 073
卷柏 ········· 074

水草类

海藻 ········· 075
海带 ········· 076
水松 ········· 076
水萍 ········· 077
水藻 ········· 078

石草类

酢浆草 ········· 078
石韦 ········· 079
石斛 ········· 080

毒草类

凤仙 ········· 080
甘遂 ········· 081
半夏 ········· 082
大戟 ········· 083
附子 ········· 083

002

目录 contents

第二章　谷部

稻类
稻 ………………………… 085
粳 ………………………… 086
籼 ………………………… 087

稷粟类
黍 ………………………… 088
粱 ………………………… 089
秫 ………………………… 090
粟 ………………………… 091
罂子粟 …………………… 092
薏苡 ……………………… 093

麦类
小麦 ……………………… 094
荞麦 ……………………… 096
大麦 ……………………… 097
雀麦 ……………………… 098

麻类
胡麻 ……………………… 099
大麻 ……………………… 100

菽豆类
大豆 ……………………… 102
赤小豆 …………………… 103
白豆 ……………………… 104
绿豆 ……………………… 105
豌豆 ……………………… 106
扁豆 ……………………… 107
刀豆 ……………………… 108
蚕豆 ……………………… 109
豇豆 ……………………… 110
黎豆 ……………………… 110

造酿类
酒曲 ……………………… 111
糵米 ……………………… 111
陈廪米 …………………… 112
糕 ………………………… 113
饭 ………………………… 113
蒸饼 ……………………… 114
豆腐 ……………………… 114
粥 ………………………… 115
馒头 ……………………… 115

第三章　菜部

荤辛类
芥 ………………………… 116
白芥 ……………………… 117
芜菁 ……………………… 118
韭 ………………………… 119
葱 ………………………… 120

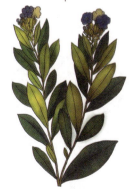

contents 目录

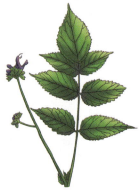

薤 …… 121
芸薹 …… 122
生姜 …… 123
胡萝卜 …… 124
芹菜 …… 125
莱菔 …… 126
大蒜 …… 127

柔滑类

马齿苋 …… 128
苜蓿 …… 129
苋 …… 129
竹笋 …… 130
苦菜 …… 131
萱草 …… 132
莴苣 …… 133
白苣 …… 134
荠 …… 134
菠菜 …… 135
鸡肠草 …… 136
地瓜 …… 137
蒲公英 …… 138
翻白草 …… 138
落葵 …… 139
蕺 …… 140
蕨 …… 141

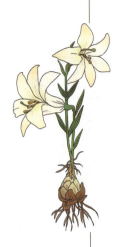

芋 …… 141
百合 …… 142
薯蓣 …… 143

瓜菜类

胡瓜 …… 144
冬瓜 …… 145
南瓜 …… 146
丝瓜 …… 147
苦瓜 …… 148
茄 …… 149
葫芦 …… 150

水菜类

紫菜 …… 151
石花菜 …… 152
鹿角菜 …… 152
龙须菜 …… 153

芝耳类

木耳 …… 153
土菌 …… 154
石耳 …… 155
地耳 …… 156
竹蓐 …… 156

第四章 味部

酿造类

酒 …… 157
糟 …… 159

砂糖 …… 160
米醋 …… 161
饴糖 …… 161

contents 目录

酱 ················ 162

芳香类

白檀 ················ 162
桂花 ················ 163
玫瑰花 ················ 163

调饪类

蜀椒 ················ 164
秦椒 ················ 165
莳萝 ················ 166
穰香 ················ 166
吴茱萸 ················ 167

胡椒 ················ 168
缩砂薯 ················ 169
益智子 ················ 169
高良姜 ················ 170

杂类

蜂蜜 ················ 171
麻油 ················ 171
食盐 ················ 172
酥 ················ 173
酪 ················ 173
茶 ················ 173

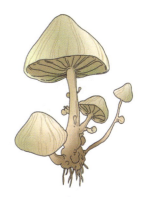

第五章　果部

五果类

李 ················ 175
梅 ················ 176
桃 ················ 177
桃枭 ················ 179
杏 ················ 179
枣 ················ 180
栗 ················ 182

山果类

梨 ················ 183
柿 ················ 184
山楂 ················ 186
柑 ················ 187
柚 ················ 188
橘 ················ 189

木瓜 ················ 190
安石榴 ················ 191
樱桃 ················ 192
核桃 ················ 192
枇杷 ················ 193
杨梅 ················ 194
银杏 ················ 195

夷果类

荔枝 ················ 196
橄榄 ················ 197
龙眼 ················ 198
槟榔 ················ 198
无花果 ················ 199
菠萝蜜 ················ 200
椰子 ················ 200

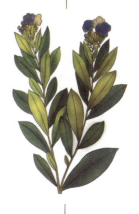

目录 contents

瓜果类

甜瓜 …………… 201
甘蔗 …………… 202
猕猴桃 ………… 203
葡萄 …………… 204
西瓜 …………… 204

水果类

莲藕 …………… 205
乌芋 …………… 207
芡实 …………… 207
慈姑 …………… 208

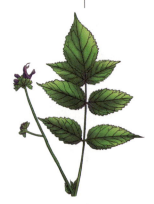

第六章　木部

香木类

松 ……………… 209
杉 ……………… 210
柏 ……………… 211
桂 ……………… 212
木兰 …………… 213
丁香 …………… 214
乌药 …………… 215
沉香 …………… 215
没药 …………… 216
檀香 …………… 217
芦荟 …………… 218
樟脑 …………… 218

乔木类

槐 ……………… 219
椿樗 …………… 220
白杨 …………… 221
榆 ……………… 221
梧桐 …………… 222

柳 ……………… 223
杜仲 …………… 224
皂荚 …………… 225
合欢 …………… 225
棕榈 …………… 226

灌木类

桑 ……………… 227
金樱子 ………… 228
冬青 …………… 229
巴豆 …………… 230
枸杞 …………… 230
五加皮 ………… 231
石南 …………… 232
酸枣 …………… 233

寓木类

琥珀 …………… 234
茯苓 …………… 234

苞木类

竹 ……………… 235

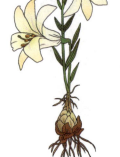

目录 contents

第七章 虫部

卵生类

蜜蜂	237
蚕	238
土蜂	239

湿生类

蚯蚓	240
蜗牛	240

第八章 鳞部

蛇类

蚺蛇	242
白花蛇	243
乌蛇	243
水蛇	244
金蛇	245
蝮蛇	245

鱼类

鲤鱼	246
鳜鱼	248
鲫鱼	248
金鱼	249
青鱼	250
鲢鱼	251
石首鱼	251
白鱼	252
鲫鱼	252
鲂鱼	253

无鳞鱼类

乌贼	253
鳝鱼	254
黄鱼	255
鲛鱼	255
泥鳅	256
虾	257
鲍鱼	257
鳢鱼	258
河豚	259
海马	259

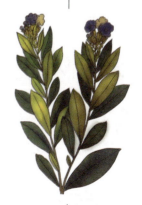

contents 目录

第九章 介部

龟鳖类
水龟 ………… 260
鳖 …………… 261
蟹 …………… 262

蚌蛤类
牡蛎 ………… 263

蚌 …………… 264
蛤蜊 ………… 265
田螺 ………… 266
蚬 …………… 266
紫贝 ………… 267
海螺 ………… 267
蜗螺 ………… 268

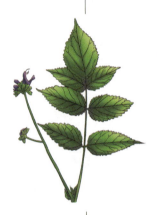

第十章 禽部

水禽类
鹅 …………… 269
鸭 …………… 270

原禽类
雀 …………… 271
鸡 …………… 272
雉 …………… 275

伏翼 ………… 276
蒿雀 ………… 277
鸽 …………… 277

林禽类
乌鸦 ………… 278

山禽类
鹗 …………… 279

第十一章 兽部

畜类
豕 …………… 280
羊 …………… 283
牛 …………… 286
驴 …………… 288

狗 …………… 289
马 …………… 291

兽类
兔 …………… 293
猫 …………… 294

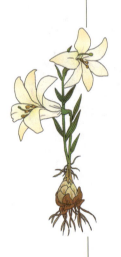

contents
目录

第十二章 水部

天水类

夏冰 ········· 296
冬冰水 ······· 296
半天河 ······· 297
腊雪 ········· 297
梅雨水 ······· 297
液雨水 ······· 298
明水 ········· 298
潦水 ········· 298
露水 ········· 298

地水类

井泉水 ······· 299
流水 ········· 299
温汤 ········· 300
寒泉水 ······· 300
磨刀水 ······· 301
节气水 ······· 301
盐胆水 ······· 302
生熟汤 ······· 302
浆水 ········· 302
地浆 ········· 303

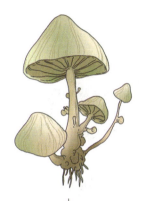

第十三章 火部

阴火、阳火 ····· 304
炭火 ········· 304
火针 ········· 305
烛烬 ········· 305

第十四章 土部

黄土 ········· 306
釜脐墨 ······· 306
墨 ··········· 307
烟胶 ········· 307
百草霜 ······· 308
梁上尘 ······· 308
冬灰 ········· 309
白垩 ········· 310
东壁土 ······· 310
石碱 ········· 311
甘土 ········· 311
蚯蚓泥 ······· 312
伏龙肝 ······· 313

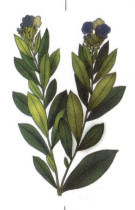

009

目录

第十五章　金石部

金玉类

金	314
银	314
铅	315
铅霜	315
粉锡	316
锡	317
铅丹	317
铁	318
玉	318
钢铁	319
铁锈	320
玉泉	320
云母	321
古镜	322
玛瑙	322
琉璃	322
水晶	323
玻璃	323
白石英	323
紫石英	323

石类

水银	324
石膏	325
水银粉	326
丹砂	327
粉霜	327
灵砂	328
银朱	328
石钟乳	329
石灰	329
雄黄	330
慈石	330
石炭	331
理石	331
长石	331
方解石	332
石脑	332

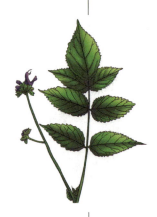

第十六章　人部

牙齿	333
人尿	333
爪甲	334
人血	334
人胞	335
妇女月水	335
胞衣水	335
乳汁	336
口津唾	336

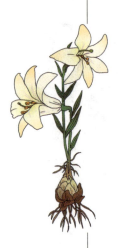

第三篇　百病主治

诸风

痉风	340
癫痫	340
暑	341
湿	342
火热	342
诸气	343
痰饮	343
脾胃	344
反胃	345
呕吐	345
喘逆	346
呃逆	347
噎膈	347
咳嗽	348
伤寒热病	349
痢	350
霍乱	352
疟	353
心下痞满	354
胀满	355
脚气	356
虚损	357
消渴	358
遗精梦泄	359
心腹痛	359
寒热	361
腰痛	361
泄泻	362
黄疸	363
惊悸	364
烦躁	365
失眠	365
诸疮	365
跌扑折伤	368
妇女经水	370
崩中漏下	370
赤白浊	371
溲数遗尿	372
小便血	373
阴痿	374
大便燥结	374
脱肛	375
痔漏	376

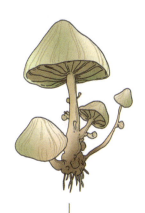
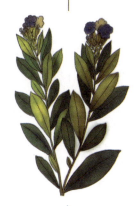

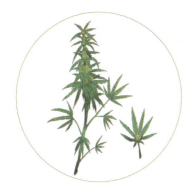
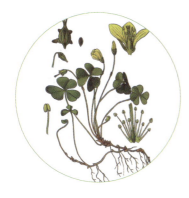
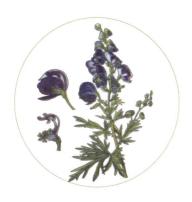
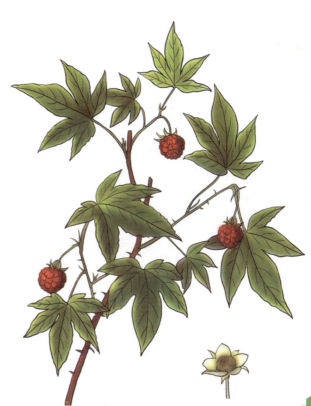

第一篇

序例

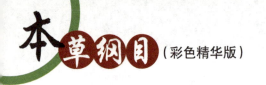

五味宜忌

【五欲】 肝欲酸,心欲苦,脾欲甘,肺欲辛,肾欲咸,这就是所谓的五味合五脏之气。

【五过】 如果味太酸的话,用肝气去滋养最好。脾气乃绝,所以肉厚而唇裂。如果说味太苦的话,那么,脾气不濡,胃气乃厚,所以说,皮肤枯干、毛发脱落。味过于甘,那么心气喘满,色黑,其肾气不平,因此,胃痛就会导致毛发脱落。味太辛的话,筋脉沮绝,精神乃失,筋急而手足干枯。味太咸的话,大骨气劳,肌肉消瘦,心气不舒,因此,血脉也自然就变色。

【五走】 酸从筋而走,筋病是不适合多食酸的,如果多食,那么必然会让人小便不畅。酸气涩收,膀胱得酸就会缩卷,因此,水道不通。甘从肉而走,肉病不适合多食甘,多食的话,必然会令人心中烦闷。甘气柔润,胃柔则缓,缓则虫动,因此,就会让人心中烦闷。辛从气而走,气病不适合多食辛,多食的话,那么必然令人辣心。辛从上焦而走,与气俱行,久留心下,所以令人辣心。咸走血,血病不适合多食咸,多食令人渴。血与咸相得则凝,凝则胃汁注入,因此就会咽路焦而舌干。《九针论》作咸走骨,说的就是骨病不适合多食咸。苦从血而走,血病不适合多食苦。

【五伤】 酸可以伤筋,辛可以胜酸。苦可以伤气,咸可以胜苦。甘可以伤肉,酸可以胜甘。辛可以伤皮毛,苦可以胜辛。咸可以伤血,甘可以胜咸。

【五禁】 肝病不适合食辛,适宜食甘,比如粳、牛、枣、葵。心病不适合食咸,适宜食酸,比如麻、犬、李、韭。脾病不适合食酸,适宜食咸,比如大豆、豕、栗、藿。肺病不适合食苦,适宜食辛,比如麦、羊、杏、薤。肾病不适合食甘,适宜食辛,如黄黍、鸡、桃、葱。

【五宜】 青色适合食酸,肝病适合食麻、犬、李、韭。而赤色适合食苦,心病适合食麦、羊、可、薤。黄色适合食甘,脾病适合食粳、牛、枣、葵。白色适合食辛,肺病适合食黄黍、鸡、桃、葱。黑色适合食咸,肾病适合食大豆、猪、栗、藿。

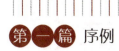

第一篇 序例

五味偏胜

岐伯说：五味进入胃以后，辛、甘、酸、苦、咸都会归到其所喜的脏腑。酸味进入肝，苦味进入心，甘味进入脾，辛味进入肺，咸味进入肾。等到五味归入五脏以后，那么，时间久了则增其本脏之气，这是物化的常理。实际上，五味偏胜，本味太过，气增太久，那么就会从其本脏的属性而化，因此，就发生了疾病。

王冰说：酸入肝表现为温性，而苦入心则表现为热性，辛入肺则表现为凉性，咸入肾则表现为寒性，所以说，甘入脾，寒、热、温、凉都会发生，这些实际上都是通过补五脏之味来增五脏之气的。时间久了，那么就会从本脏的属性而化。所以久服黄连、苦参反而会感到热，是从苦而化。其他的味也是这样的。气增太过，那么身体的脏气偏胜，有偏胜的，就一定会有偏衰之脏。五脏之中有偏衰，那么就一定会有大病所生。用药的时候如果不讲究五味、四气，并且久服之，虽然说有时可暂时获效，但时间长了必然会反致病患。

李杲说：养生的道理就是阴阳平衡，偏阴偏阳都会让人产生疾病。阳性的药物其性质一般来说刚燥，积在一起具有燎原之势，能够产生癫狂痛疽这样的疾病。如此一来，也就耗伤肝肾之阴而致营血干涸。阴性的药物性质较为柔润，积久如凝水一般，能够伤阳气而成中焦虚寒洞泻不止的疾病，则易导致肾阳不足卫气不固。所以大寒大热的药物，必然需要权衡来用，病去就应该停止。用得太过了，就会有偏助，这样一来使脏腑之气达不到平衡，非常容易发生疾病。

标本阴阳

李杲说：治病一定要知道标本之间的关系。就拿身体来说，外部是标，体内是本；阳是标，阴是本。所以说，六腑属阳为标，五脏属阴为本；脏腑在内为本，十二经络在外为标。也就是说，脏腑阴阳气血经络都有着自己的标本。就拿病来说，先得的为本，后传的为标。所以，百病一定要先治其本，后治其标。要不然邪气滋长，病情就更加严重。就算先生的是轻病，后生的是重病，那也是要先治轻病，然后再治重病，这样才可以制伏病邪。然而，对于中焦胀满及大小便不通的病，不管是先后标本如何，一定要先治其满及大小便不通，这是因为此种病属于急迫之病。因此，就有了缓则治其本，急则治其标的说法。

从五行来说，那些从前方来的称为实邪，从后来的称为虚邪。而在治疗方面，实证用泻其子的方法，虚证则用补其母的方法进行治疗。如果说，肝受心火所侵，是从前来的实邪，当在肝经刺荣穴以泻心火，这样可以治其本。而在心经用药最好用入肝经的药来引经，用泻心火的药作为君药。《内经》中说"本而标之"，说的就是先治其本，后治其标的意思。又比如说，肝受肾水的影响为虚邪，当在肾经刺井穴以补肝，为先治其标；后于肝经刺合穴以泻肾水，为后治其本。用药最好是用入肾经的药为引经，用补肝的药物为君药。

相反诸药

甘草 反大戟、芫花、甘遂、海藻。
大戟 反芫花、海藻。
乌头 反贝母、栝楼、半夏、白敛、白及。
藜芦 反人参、沙参、丹参、玄参、苦参、细辛、芍药、狸肉。
河豚 反煤炲、荆芥、防风、菊花、桔梗、甘草、乌头、附子。
蜜 反生葱。
柿 反蟹。

气味阴阳

《阴阳应象大论》说：宇宙中的阳气主要积聚在上方，也就是天；而阴气主要积聚在下方，也就是地。在自然界的万物当中，那些静止不动的属于阴，而那些躁动不息的则属于阳。而在自然界中，阳主蕴育，阴主成长；阳主肃杀，阴主收藏。所以说，人也就是阳主化生功能，阴主形体构成。可以通过用阴阳来表示出人与饮食五味的关系——人体功能属于阳，饮食五味属于阴。一般来说，饮食

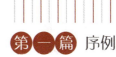

第一篇 序例

五味进入到形体，然后经过脏腑吸收进而转化为营养物质来进行滋养身体。营养物质会让人不断发育生长，进而维持生命的所需。当然，营养物质还可转化为各种功能，只是饮食不节反而会让人的身体有所损伤；如果机能活动得太过了，那么就会让精气耗伤。精气能够产生功能，实际上功能也可以因饮食不节，五味偏嗜而受到损伤。我们知道，味属于阴，主降，因此从前后二阴而出；气属于阳，主升，因此由眼、耳、鼻、口七窍而出。清阳之气循行于肌肤、皮表、纹理之间，而那些浊阴之物则主要内注五脏。清阳之气可以充实四肢的肌肉，而浊阴之物则是内走六腑。

在五味中，味厚腻的归属于阴，而味淡薄的则是阴中之阳；通常来说，气味浓郁的归属于阳，而气味淡薄的则是阳中之阴。味厚腻那么必然会下泄，味淡薄那么必然可以进行通利小便；那些气味淡薄的具有发泄宣散的作用，而气味浓郁的则有助阳发热之功。辛、甘味能发散，属于阳，淡味利渗，也属于阳；酸苦咸三味都能宣泄，属于阴。有一些主收涩，有一些主发散，有一些主润湿，有一些主软坚，有一些主散结，所以说，应根据其具体功能而选择使用，这样才可以调和机体，达到平衡。

张元素说：人的身体中，清气中之清的循行于肌表皮肤纹理之间，而对于清气中之浊的充实人体的四肢肌肉。在人体中，那些浊气中之浊的归于六腑，而浊气中之清的内注五脏。附子气厚，称之为阳中之阳。大黄味厚，称之为阴中之阴。茯苓气薄，称之为阳中之阴，因此能够达到通利小便的作用，入手太阳经，不离阳经之体。而麻黄味薄，称之为阴中之阳，因此可以发汗，入手太阴经，不离阴经之体。只要是同气的药物必然会有很多种相同的味，同味药物也必然会有多种相同的气。气味各有厚薄，所以说，功用也就会不同。

李杲说：味薄的药物能够通利，比如说酸、苦、咸、平；而那些味厚的药物能够下泄，比如咸、苦、酸、寒。对于那些气厚的，可以发热的药物，如味辛、甘、性温、热的药物就可以；对于那些气薄的，可以渗泄的药物，如味甘、淡，性平、凉的药物就可以。渗就是指出小汗，而泄指的是通利小便。

又说：药物具有温、凉、寒、热之气，辛、甘、淡、酸、苦、咸之味，升、降、浮、沉之性，厚、薄、阴、阳之不同。也就是说，一种药物中气味兼有，而且理性俱存。有的药物是气相同但是味不同，而又有些药物是味相同而气不同。这样一来，自然界中气温热的属于阳，而气凉寒的则属于阴。在自然界当中，即有阴、阳、风、寒、暑、湿、燥、火，这些都是遵循了三阴、三阳的变化规律的。

味主要是由地所生，辛、甘、淡味被称作是地之阳，酸、苦、咸味被称作是地之阴。地分为阴、阳、金、木、水、火、土，世间的万物生长、变化、收藏都是由地而来。气味薄的，轻清上升而形成天象，原因是本来属于天空的喜好向上。而那些气味厚的，重浊下沉而形成地貌，原因是本来属于大地的喜好向下。

王好古说：本草的味可以分为五种，而气有四种。不过，一味之中可能有四种气，如辛味就包含了石膏性寒、桂附性热、半夏性温、薄荷性凉等的不同。我们知道气是属于天的，而温热二气是天之阳，寒凉二气是天之阴。也就是说，阳主升，阴主降。味属于地，辛、甘、淡味为地之阳，酸、苦、咸味为地之阴。阳主浮，阴主沉。用药的病人，有用气的，也有用味的，有气、味一起使用的，还有先用气后用味的，有先用味后用气的。不同的药物，有不同的作用。有的药物是一种味，而有的药物则是三种味。有的药物是一种气，而有的药物则是两种气。有的药物主要是因生熟不同而气味有异，而有的药物则是因根苗不同而出现气味有异。有的药物温多而成热，有的药物凉多而成寒，有的药物寒热各半而成温。有的药物热多寒少，寒就无法发挥作用了。有的药物寒多热少，所以热又不能发挥作用了。因此，我们在用药的时候不能从一个方面去选用。有的药物寒热各半，白天服用那么就从热性而升，夜晚服用那么就从寒性而降。有的药物晴天的时候服用从热性，而在阴雨天服用则从寒性。变化并不只是这些，而是有着各种各样的原因。

《六节脏象论》说：天可以给人类提供臊、焦、香、腥、腐五气，还有酸、苦、甘、辛、咸五味。我们知道，五气是由鼻吸入体内的，从而贮藏于心肺二脏之间。心主荣润面部色泽，肺主发出声音。所以说，能够使面部的五色明润光泽，让人的声音洪亮。而五味则是从口腔进入体内。其主要是贮藏于肠胃之腑，经过消化、吸收其精微物质，以此来进行维持五脏生理功能。如果说，脏腑功能正常，那么在消化五谷的时候就产生津液，滋润五脏，补益精髓，所以说，人的神气也就慢慢变得健旺。又说：对于形体瘦弱的人，用气厚的药食温养；对于精血亏损的人，用味厚的药食补益。

王冰说：臊气进入肝，焦气进入心，香气进入脾，腥气进入肺，腐气进入肾。心荣养面色，肺主导声音，因此，气贮藏在心肺二脏之中，可以让面部色泽荣润光泽，发出的声音清脆洪亮。而气又是水之母，因此，味贮藏于肠胃之中，能够有效奉养五脏之气。

升降浮沉

李杲说：药物具有升、降、浮、沉、化这几种性质，它们可以来配合四季。在春季的时候主升，夏季的时候主浮，秋季的时候主收，冬季的时候主藏，而土居中主化。因此，味薄的通常是因升而生，气薄的则是因降而收，那些气厚的则是因浮而长，味厚的则是因沉而藏，气味平的则是因变化而成。假如说进补品用辛、甘、温、热，包括气味薄的药物，那么，就可以助春夏之升浮，与此同时也就是泻秋冬收藏之药。在人的身上，肝、心就是如此。如果说进补品用酸、苦、咸、寒，包括气味厚的药物，那么就可以助秋冬之降沉，同时那也就是泻春夏生长的药物。在人的身体上，肺肾就是如此。淡味药，渗就是升，泄就是降，也可以为诸药的佐使。对于用药的人来说，如果按照此法去做，那么就会使病愈，假如反其道而行，严重的可能会导致死亡。

王好古说：对于病证上升的一定要使其下降，这就要知道抑；而沉降的一定要使其上浮，这就要知道载。辛主散，因此在发挥作用的时候也可以横行；而甘主发，在发挥作用的时候也属于上行；苦主泄，因此在发挥作用时也下行；酸主收敛，其性缩；咸味药主软坚，其性舒。药物的味不同，所以说，药物的功能也就各不相同了。鼓掌可以发出声音，火能够让水沸，这两种东西相合，就好像一物在另一物之间一样。而五味相互制约，四气相互调和，其变化非常的多，一定不能够轻易地开处方药。《神农本草经》不谈淡味、凉气，这是因为缺文的缘故。

味薄者主升：甘平、辛平、辛微温、微苦平的药物。

气薄者主降：甘寒、甘凉、甘淡寒凉、酸温、酸平、咸平的药物。

气厚者主浮：甘热、辛热的药物。

味厚者主沉：苦寒、咸寒的药物。

气味平者，兼有四气、四味：甘平、甘温、甘凉、甘辛平、甘微苦平的药物就是。

李时珍说：在药物当中，如果含酸咸二味，那么这种药没有升的作用，如果含甘辛二味的，这种药没有降的作用，而那些寒性药物没有浮的作用，热性药物没有沉的作用。治疗上升的病证，用气味咸寒的药物引之，就可以让其沉而直达下焦；治疗沉降的病证，可以用酒来引之，这样一来就能使其上浮至巅顶。如果不是能洞察大自然的奥秘，并且有造化的人，那是无法达到这种境界的。在同一种药物当中，有根主升而梢主降，当然也就有生主散而熟主降的。药物升降的性能可以说是其固有的属性，然而，也会因为人的使用方法不同而有所不同。

饮食相克

猪肉 忌生姜、葵菜、胡荽、梅子、炒豆、牛肉、羊肝、鹌鹑等。

猪肝 忌腌鱼、鹌鹑、鲤鱼肠子等。

猪心肺 忌饴糖、白花菜、吴茱萸等。

鸡肉 忌胡蒜、芥末、生葱、糯米、李子、鱼汁、狗肉、鲤鱼、兔肉、鳖肉、野鸡等。

鸡蛋 忌鸡。

鲤鱼 忌猪肝、葵菜、狗肉、鸡肉等。

鲫鱼 忌芥菜、蒜、糖、猪肝、鸡和野鸡等。

黄鱼 忌荞麦。

鳅、鳝 忌狗肉和桑柴火煮。

鳖肉 忌苋菜、薄荷、芥菜、桃子、鸡蛋。

羊肉 忌梅子、小豆、豆酱、荞麦、鱼干。

羊心肝 忌梅、小豆、生椒、苦笋等。

牛肉 忌黍米、韭薤、生姜、猪肉、狗肉。

牛肝 忌鲇鱼。

牛奶 忌生鱼和一切酸物。

兔肉 忌生姜、橘皮、芥末、鸡肉、鹿肉。

犬肉 忌菱角、蒜、牛肠、鲤鱼、鳝鱼等。

野鸭 忌胡桃、木耳。

鸭蛋 忌李子和鳖肉。

雀肉 忌李子、酱和各种动物的肝。

鹌鹑 忌菌子和木耳。

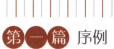

第一篇 序例

螃蟹 忌荆芥、柿子、橘子、酸枣等。

炒豆 忌猪肉。

黍米 忌葵菜、蜜、牛肉。

绿豆 忌榧子、鲤鱼。

虾子 忌猪肉、鸡肉。

李子 忌蜜、浆水、鸭、雀肉、鸡、獐等。

枣子 忌葱、鱼。

桃子 忌鳖肉。

橙橘 忌槟榔、獭肉。

杨梅 忌生葱。

各种瓜 忌油饼。

砂糖 忌鲫鱼、笋、葵菜。

胡荽 忌猪肉。

白花菜 忌猪心肺。

胡蒜 忌腌鱼、鲫鱼、狗肉、鸡。

生葱 忌蜜、鸡、枣、狗肉、杨梅等。

生姜 忌猪肉、牛肉、兔肉、马肉。

栗子 忌牛肉。

核桃 忌野鸭、酒、野鸡。

木耳 忌野鸡肉、野鸭、鹌鹑。

梅子 忌猪肉、羊肉、獐肉。

服药禁忌

白术、苍术 忌吃桃、李及雀肉、菘菜、青鱼。

巴豆 忌吃芦笋、酱、豆豉、冷水及野猪肉。

黄莲、胡黄连 忌吃猪肉和冷水。

半夏、菖蒲 忌吃饴糖、羊肉和羊血。

空青、丹砂和轻粉 忌吃一切血。

天门冬、紫苏、丹砂和龙骨 忌吃鲤鱼。

土茯苓和威灵仙 忌吃面汤和茶。

牡丹 忌吃芫荽和蒜。

鳖甲 忌吃苋菜。

常山 忌吃生葱和生菜。

商陆 忌吃狗肉。

藜芦和细辛 忌吃狸肉和生菜。

地黄和何首乌 忌吃葱、蒜、萝卜、一切血。

甘草 忌吃菘菜、猪肉和海菜。

妊娠禁忌

乌头、附子、天雄、乌喙、侧子、野葛、羊踯躅、桂、南星、半夏、巴豆、大戟、芫花、藜芦、薇衔、牛膝、皂荚、牵牛、厚朴、槐子、桃仁、牡丹皮、槲根、茜根、茅根、干漆、瞿麦、赤箭、草三棱、鬼箭、通草、红花、苏木、麦蘖、葵子、代赭石、常山、水银、锡粉、硇砂、砒石、芒消、硫黄、石蚕、雄黄、水蛭、虻虫、芫青、斑蝥、地胆、蜘蛛、蝼蛄、葛上亭长、蜈蚣、衣鱼、蛇蜕、蜥蜴、飞生、樗鸡、蚱蝉、蛴螬、猬皮、牛黄、麝香、雌黄、蟹爪甲、马肉、蛤蟆、鳅鳝、龟鳖、马刀。

七 方

岐伯说：运气分为多少，疾病分为盛衰，治疗分为缓急，用方有大小。又说，病位病程有远近的不同，证候有在内或者在外的区别，因此，治疗方法和选用方剂也就会发生轻重的不同了。病位近的或者是新患疾病的最好用奇方来进行治疗，而那些病位远的，或者说是病程长的慢性疾病最好用偶方治疗。对于发汗的方剂来说，是不能够用奇方的，而泻下之剂也是不能用偶方的。那些病位在上，补上治上，一定要用缓方来进行治疗；那些病位在下，补下治下，一定要用急方进行治疗。对于那些病近的人，不论用奇方还是偶方，所用制方服量一定要小；对于那些病远的人，不论用奇方还是偶方，所用制方服量一定要大。大方指

第一篇 序例

的就是药味少而用量大，小方指的则是药味多而药量少。药味多的通常能够到九味，而药味少的一般两味就足够了。用奇方治疗，疾病不去，这个时候就可以用偶方治疗，这就是重方，也就是复方。而如果用偶方治疗病依然不见效，那么就要用反佐之药从其病情来治，所谓反佐，实际上也就是药性的寒热温凉或服药的寒热，主要是从其病情入手，要和病情有所联系。

王冰说：通常来说，脏腑的位置可以有高下不同，而脏腑之气则有远近的不同，病证有表有里，那么在用药的时候就要针对病情有轻有重。在一方中，如果说药味是单数的那么就称为奇方，药味是双数的那么就称为偶方。而从五脏论远近，心肺为近，肝肾为远，脾胃居中。只有我们明白了脏腑的高下远近，这样我们在治疗中选药、用量就可以权衡适宜。方奇而用量为偶数，方偶而用量为奇数。通常来说，病位近的，组方一般为偶制，药味数量也要多一些来服用；而病位远的疾病，组方应进行奇制，药味少而用量大的来服用。比如在肺服九味药，在心服七味，在脾服五味，在肝服三味，在肾服一味，这些都是正常的制方规律。方药用量，不宜重用，适合轻用；不宜用含毒性药物，适合使用平和的药物。不宜剂量较大，适合剂量较小。当然了，奇方治病没有效果，还有偶方。偶方治病也没效果的话，那么就用反佐的方法进行，选用少量与病情性质相同的药物，然后配入方中进行治疗。微小热病可以用苦寒的药来进行直折其热。轻微的冷疾可以用温热之品来进行消其冷。假如是特别严重的大寒大热的疾病，这样一来就一定会表现出与病因相反的情况。和同声不同则不应，气不同则不相合是一样的道理，这个时候，用反佐之法，选用少量与病性相同的药物，如此再使药性寒热参合，让药性开始入口时与病性相同，到了最后和病性相反。

李时珍说：在治病的时候，如果是逆于病性治疗，那么就叫正治法，而从属于病性的治疗方法则被称之为反治法。反佐能够有效体现出久治的道理。通常来说，热在下而上有寒邪格拒，那么在治疗时，就可以在寒药中加入少量的热性药反佐，当药物下膈之后，那么热气既散失，寒性则发散。假如说寒在下而上有浮火的，那么，就在热药中加入少量寒性药反佐，等到下膈之后，寒气既消失，热性则发散。也就是说，这就是寒因热用，热因寒用的妙处。温凉之性的疾病也是如此。

刘完素说：病情的变化主要是在于病，而治病则主要在方，配方主要是在人。方一般分为七类：大、小、缓、急、奇、偶、复。我们在制方的时候，其的本质在于气味。寒、热、温、凉四气是天之气；而酸、苦、辛、咸、甘、淡六味是地之气。一般来说，有形的称为味，无形的称为气，气为阳，味为阴。也就是说，辛味、甘味的药相配主要是发散为阳，酸味药、苦味药相配能够涌泄为阴；咸味药主下行属阴，淡味药渗泄通利为阳。而那些采用药物或收或散，或缓或急，或燥或润，或软或坚的众多功效，患者需要通过自身脏腑的不同病证，进行选用药物的不同品味，然后按照七种不同的方制组成方剂。所以说，奇方、偶方、复方，可以说是三类不同的方剂。大方、小方、缓方、急方，这四者都是属于制方的方法。所以说，治病的方法可以分为缓急，方剂的组成可以分为大小。

【大方】岐伯说：如果用君药一味，臣药两味，佐药九味，如此而组成的方剂，那么就叫大方。如果用君药一味，臣药三味，佐药五味，如此而组成的方剂叫中方。如果用君药一味，臣药两味，如此而组成的药方就叫小方。对于病位远的疾病，不管是用奇方偶方，治疗全部都要按大方的配制来进行服用；对于病位近的疾病，不管是用奇方偶方，治疗都需要按小方的配制来进行服用。大方一般是数少而量大，小方一般是数多而量少。通常来说，药味多的能够用九味药，而少的话，用两味即可。

刘完素说：疾病如果发生在体表为远，在内里则为近。大小所指的是制奇方和偶方的方法。例如小承气汤（大黄、枳实、厚朴）、调胃承气汤（大黄、甘草、芒硝），这些都可以称作是奇方中的小方；而大承气汤（大黄、芒硝、枳实、厚朴）、抵当汤（水蛭、虻虫、桃仁、大黄），这些都可以称作是奇方中的大方，也就是因其攻下在里之邪而用的。桂枝汤（桂枝、芍药、甘草、生姜、大枣）、麻黄汤（麻黄、桂枝、杏仁、甘草），这些都是偶方中的小方；而葛根汤（葛根、麻黄、桂枝、芍药、甘草、生姜、大枣）、小青龙汤（麻黄、桂枝、干姜、甘草、细辛、半夏、五味子、芍药）则都是属于偶方中的大方，这是因为用它来发表的。因此，汗不以奇，下不以偶。

张从正说：大方可以分为两种，只有一味君药，三味臣药，九味佐药，所组成的大方，这是用于疾病有不同的兼证而病邪不一致，是没有办法用一两味药进行全面治疗的；另一种是用药量大并且一次服下的治疗急病重证的大方，肝肾经及下部的疾病部位都是非常适合的。

【小方】张从正说：小方分为两种，只有一味君药，两味臣药所组成的小方，治的病证是没有兼证的，而且病因专一，能够用一两味药进行治疗。还有用

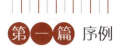

量较小但是服用次数较多的小方，其心肺的病及部位在上的疾病是非常适合的。

刘完素说：我们知道，肝、肾的位置比较远，但是数多量小的方剂药力较为缓和，是不可以迅速达于下焦，因此，一定要用数少量大的大剂，取其迅速急下进行治疗。心肺位置在上较近，药味数少量大的方剂通常都是急走于下，不能升发于上，就必须用药味数多而量小的小剂来进行治疗，取其容易发散而上行的特点。肺服九、心服七、脾服五、肝服三、肾服一，所说的就是五脏生成之数。

【缓方】 岐伯说：在治病中，补上治上，因此一定要用缓方；而补下治下，那么一定要用急方进行治疗。急方最好是选用一些气味厚的药物，而缓方最好是选用气味薄的药物，通过这样来适应疾病所在的位置。疾病的位置远而中部之气也不足，服药适合急过其中，不使药物耗散于其中，从而影响了治疗远部疾病的作用了。

张从正说：缓方分为五种，一是用甘味药缓急的方剂，比如说用甘草、饴糖、蜂蜜之类的药物，用这些药物组成的方剂，其疾病通常在胸膈。二是制成丸药来缓和的方剂，那些丸药比汤剂、散剂作用会缓慢很多。三是用组成药味来缓和的方剂，这种方剂的药物众多，如此就会相互制约，无法各自驰骋其性。四是用没有毒性的药物所组成的缓方，无毒性，无峻猛之性，这样的方剂药性纯正，并且其性缓和。五是用气味都比较薄弱的药物组成的缓方，这样的方剂药长于补上治上，等到了身体下部，药效已经非常的微弱了。

【急方】 刘完素说：对于味道纯厚的药物来说，一般属阴，而味道淡薄的药物，一般属阴中之阳。因此，那些味厚的药性质下泄，味薄的药物则基本上有行气之功。气厚的药物为阳，气薄的药物为阳中之阴，所以说，气厚的药物会发热，气薄的药物则具有发汗的效果。

王好古说：补虚的药物通常来说性缓，性缓的药物可以治病之本；而那些治疗外邪侵入的药物，适合用急方，急方则治其标，达到驱除外邪的作用。表证、里证、汗法、下法，都有可以用缓方的，也可以用急方的。

张从正说：急方分为四种，一是急性病用急方治疗的，比如说中风关格。二是用汤、散荡涤，这些作用猛烈的方剂，同时服入后易散，而且见效快。三是用作用峻猛的药物组成的急方，这种方剂的毒性能上吐下泄，可以很好地去疾病。四是用气、味都厚的药物组成的急方，气味俱厚，作用直趋于下，同时药力不减。

【奇方】也就是所谓的单方。张从正说：奇方分为两种，一是单独用一味药治病的奇方，病位在上而病位较近的比较适合。二是药味总数为阳数一、三、五、七、九的奇方，这种方剂用来泻下，对发汗没有作用。

刘完素说：比如说小承气汤、调胃承气汤，这些都属于奇方之中的小方；而大承气汤、抵当汤，这些则都属于奇方之中的大方，也就是说，其具有攻下作用的才算是奇方。桂枝汤、麻黄汤，这些都是偶方之中的小方。而那些葛根汤、小青龙汤，是偶方之中的大方，原因是它具有发汗的作用。

【偶方】张从正说：偶方分为三种，一是两味药组成的偶方；二是两方合为一方的偶方，古代叫它复方，全部都适合治疗病在下部位置较远的疾病；三是方剂的组成药味数合起来是阴数的二、四、六、八、十的偶方，这类方剂适合发汗，但是不适合泻下。汗药不适宜用偶方，原因是药效不足以外散；假如说，下药不用奇方，是因为怕药物的猛烈之性攻伐太过。其意思就是泻下本来就容易行，用单数药则药力单薄，疗效甚微；汗是比较难出的，因此，我们要用双数的药物合起来，这样的药物发汗作用强。

【复方】岐伯说：如果用奇方进行治病，而疾病没有消除，那么再用偶方治疗。原因是先奇后偶，因此，叫做重方。

王好古说：如果奇方治病不愈，再用偶方进行治疗，那么如果偶方治疗不愈，再用奇方进行治疗，那就是重复使用了，所以叫复。复实际上也就是再的意思，重复的意思。我们知道的十补一泻，数泻一补，实际上说的也是这个意思。当然，还有伤于寒邪而见有伤风的脉象，伤于风邪而见寒邪的脉象，这些都是脉证不符的表现，所以最好用复方进行治疗。

张从正说：复方分为三种，一是二方、三方，包括多方相合为一方的复方，比如说桂枝二越婢一汤、五积散等。二是一方之外另外加有其他药物的药方，比如说调胃承气汤加连翘、薄荷、黄芩、栀子成为凉膈散之类的方剂。三是用一方之中用药的分量基本上都是相等的复方，比如胃风汤各等分这类的药物。

十　剂

徐之才说：如果是按照功用进行分类，药物具有宣、通、补、泻、轻、重、涩、滑、燥、湿十种。以上是药物的基本分类，当然，还有《神农本草经》没

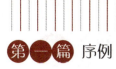

有提到过，后人也没有论述的。只要是用药物治病，就一定要详细地思考它，如此才可以没有遗失。

【宣剂】徐之才说：药物中如果具有宣散作用，那么就可以去掉壅滞之邪，比如说生姜、橘皮之类的药物。

张仲景说：春天所得的病，基本上都是发生在头部，而正确的治疗方法就是用宣剂，也就是涌剂。内经说：那些病位高的，最好用发越的方法，那些肝气郁滞的，则用疏泄条达的方法治疗。宣剂，实际上就是说上升的意思，古代君主召臣叫宣。只要是风痫、中风的疾病，胸中不同的实证，痰饮寒结，胸中郁热，上而不下，久则咳喘胀满，渐生水肿的疾病，这些病证只有宣剂才能治愈。在吐法之中也含有汗法，比如引涎、追泪、嚏鼻等法，只要是上行的，全部属于吐法。

刘完素说：那些郁而不得疏散的称之为壅，一定要通过宣剂进行发散治疗，比如脘腹痞满不通这样的疾病。如果要攻其里实，那么就用宣剂来进行治疗其上，用泄剂进行治疗其下，涌吐之剂的瓜蒂散、栀子豉汤就属于此类。用发汗的方法宣通表邪，也是相同的作用。

王好古说：《内经》中讲到有五郁，木郁达之、火郁发之、土郁夺之、金郁泄之、水郁折之，这些讲的都是宣剂。

李时珍说：壅，实际上就是堵塞的意思；宣，则是布散的意思。因此，郁滞堵塞的疾病，不升不降，传导失常，或者说郁久生病，或病久生郁，这些都需要用宣散的药物进行治疗。因气郁有余，所以就用香附、川芎之类的药物进行开郁。中气不足的则需要通过补中益气汤益气，如此来运气滞。对于火郁之证轻微的，可以使用山栀子、青黛以散之；火郁严重的，那么就需要用升阳解肌之法发散治疗。湿郁之证轻微的，那么就可以用苍术、白芷这样的药物燥湿；湿郁严重的患者，用祛风的药来胜湿。而那些痰郁轻微的，一定要用天南星、橘皮之类的药物进行化痰；痰郁重的，一定要用瓜蒂、藜芦这样的药物进行涌吐。血瘀轻微的一定要用桃仁、红花进行活血；严重的蓄血，那么就一定要用吐法或利法进行攻逐。食积轻那么就要用山楂、神曲来进行消食导滞，如果严重的话，还可以用吐法，下可用泻法进行去积。上面说的这些，都是宣剂。

【通剂】徐之才说：通剂能够起到去停滞之邪的作用，比如说通草、防己这类的药物。

刘完素说：一些停留并且不运行的疾病，必须要通过通剂来让其运行。比如说，水湿之邪停留就会形成痰湃之类的病证，如果我们用木通、防己之类的药物进行治疗，攻逐其里，则停留的病邪就会运行。还包括滑石、茯苓、芫花、甘遂、大戟、牵牛这些药物。

张从正说：通，实际上就是流通的意思。通常来说，前后阴不通畅，大小便不通，比较适合用木通、海金沙、琥珀、大黄这些药物进行治疗。而风寒湿邪所导致的痹证，气血郁滞，经脉不通，也适合用通剂治疗。

李时珍说：滞说的是留滞的意思。一般来说，湿热之邪留滞于气分而形成痛痹、癃闭之证的，需要用淡味类的药进行助肺气下降，通利小便，泄气分中的留滞之邪。比如说木通、猪苓之类的药物。湿热之邪留于血分，而形成痹痛、肿胀、流注、二便不通的，需要用苦寒泻下之药通二便，而泄血分中留滞的湿热之邪。比如说防己这类的药物。《内经》中说，味薄的药物可以通利，所以说，淡味之药也就叫通剂。

【补剂】徐之才说：补的方法能够有效去掉虚弱的疾病，比如说人参、羊肉之类药物。

李杲说：人参性味甘温，可以起到补气虚的作用。羊肉甘热，可以起到补血虚的作用。羊肉补益人的形体，人参补益人的元气。因此，气味与这两味药相同的都是补益气血的药品。

张从正说：在人体中，心、肝、脾、肺、肾五脏都有着补泻的病证，辛、甘、酸、苦、咸五味都有适合补益之脏。对于疾病来说，也有表虚、里虚、上虚、下虚、阴虚、阳虚、气虚、血虚的不同。内经说：精不足的人可以通过味来滋补，而形不足的人可以通过气来滋补。五谷、五菜、五果、五肉，这些都是非常有营养的补品。

李时珍说：内经说，不足的人需要补。又说，虚就要补其母。生姜之味辛，能够有效补肝，炒盐之味咸能够有效补心，而甘草之味甘能够有效补脾，五味子之味酸能够有效补肺，黄柏之味苦能够有效补肾。比如茯神的补心气，生地黄的补心血；人参的补脾气，白芍的补脾血；黄芪的补肺气，阿胶的补肺血；杜仲的补肾气，熟地黄的补肾血；川芎的补肝气，当归的补肝血，这些都是很好的补剂。不仅仅是人参、羊肉。

【泻剂】徐之才说：泻剂能够有效去掉闭塞之症，比如说葶苈、大黄这些药。

李杲说：葶苈子苦寒，并且其气味俱厚，性质不亚于大黄，可以有效泻肺气

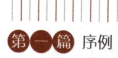

的闭塞,同时又能够泄大肠的积滞。大黄走而不守,可以有效泄血瘀,通肠胃积滞不通。如果一味泄气闭而利小便,一味泄血闭而通大便,只要是同这两味药气味相同的药都是这样的。

张从正说:实证就需要泻气。很多的疼痛性质的疾病都属于实证,疼痛能够随通利而进行减轻。芒硝、大黄、牵牛、甘遂、巴豆这些药物都属于泻剂。而其他的,比如说催生下乳,磨积逐水,通经泄气,只要是下行的功效,全部都属下法。

李时珍说:去闭实际上就是去实。《内经》说的"实者泻之,实则泻其子",指的就是这个意思。在人体的五脏中,药物之五味,它们里面都包含着泄的内容,不仅仅是指葶苈子和大黄。肝实,用酸味的芍药进行泄之;心实,用甘味的甘草进行泄之;脾实,用苦味的黄连进行泄之;肺实,用辛味的石膏进行泄之;肾实,以咸味的泽泻进行泄之。这些都说的是"实者泻之"。

【轻剂】徐之才说:轻剂能够去实,比如说麻黄、葛根这一类的药物。

张从正说:那些风寒的邪证,最开始都是侵袭于体表,表现为头痛身热,治疗上也应该以解表为主,《内经》说的"轻而扬之",指的就是此。痈、疮、疥、痤之疾,也都应该使用解表的方法,通过用发汗药泄壅滞,用解毒药进行熏洗毒邪,这些都是轻剂的内容。只要是熏、洗、蒸、炙、熨、烙、刺、砭、导引、按摩,这些都属于汗法。

李时珍说:轻剂能够去闭,主要分为表闭、里闭、上闭、下闭。表闭,指的是风寒之邪伤于营,腠理闭塞,阳气郁滞,不能外达,所以就会出现发热、怕冷、头痛、脊强等多种病证,这就需要用轻剂来进行发汗,表闭自解。里闭,指的是火热郁抑,津液不运行,皮肤干燥,表现为肌热、烦热、头痛、目肿、昏瞀、疮疡等各种疾病,一定要用轻扬的药物解其肌闭,从而火郁自散。上闭主要分为两种:一是外寒内热,上焦气闭,发为咽喉肿痛,这个时候需要用辛凉的药物疏散热邪,那么就会上闭自开;二是由于饮食生冷抑遏阳气在下,发为胸膈痞满闭塞的病证,这个时候应该扬其清阳之气而抑其浊阴之邪,这样一来,痞满之证才会自己解除。下闭也分为两种:一是清阳之气下陷,主要是发为里急而后重,屡欲登厕虚坐努责之证,只要是升其清阳之气,那么大便就会自调,也就是所谓下者举之。有热伤肺,肺气膹郁,窍闭于上,那么膀胱闭于下,发小便不利的症状。用升麻这样的药物服用,同时再配以探吐的方法,那么就会使上窍得通而小便自利，也就是所谓的病在下而取之上的意思。

【重剂】徐之才说：重剂能够镇怯，比如磁石、铁粉这类的药物。

李时珍说：重剂治疗方法分为四种：一是因惊恐气乱，魂魄飞扬，神志失常的；二是因大怒伤肝，肝气横逆，肝火旺盛，病发狂乱，急躁易怒的；这些都能够用铁粉、雄黄这样的药进行平肝息风，从而达到重镇安神的效果。三是神不守舍，多表现为惊悸健忘，精神迷惑不宁的，可以用朱砂、紫石英这类的药来重镇心神；四是由于恐则气下，精神失常，而心中自畏，如同人将捕捉的疾病，需要通过用磁石、沉香之类的药来进行安其肾。总体来说，重剂可以压浮火，坠痰涎，不仅仅是治神怯的疾病。所以说，诸风掉眩以及惊痫痰喘之疾，吐逆不止包括反胃等病证，全部都是浮火痰涎为害，都需要通过重剂来治疗。

【滑剂】徐之才说：滑剂能够去留着之疾，比如说冬葵子、榆白皮这类的药物。

刘完素说：涩就会使气留着而不去，那么一定要通过滑剂来治疗。滑剂可以濡养七窍，因此，具有滋润滑利的效果。

张从正说：如果病人出现大便燥结难通，那么就需要用麻子仁、郁李仁这样的药物；小便淋沥不畅的，则需要用冬葵子、滑石这样的药物。如果说前后二便不通，属于两阴俱闭，其病名叫做三焦约。约，实际上就是约束的意思。这种病需要先用滑剂润养进行燥邪，然后再治其下体。

李时珍说：着，指的是有形的病由于停留在经络脏腑之间而造成的，比如说二便不通、淋浊带下、痰涎、胞胎不下、痈肿等都属此类。这些病可以通过用滑剂药物去掉其留着病邪。这与木通、猪苓的通以去滞有点类似，但并不相同。木通、猪苓主要是淡渗利湿的药品，去湿热无形之邪；而冬葵子、榆皮等属于甘滑的药物，能够去湿热有形之邪。因此，后者治疗的是"滞"，而前者治疗的叫"着"。如果出现大便涩，那么用菠棱、牵牛这样的药物；小便涩的人，可以通过用车前子、榆皮这些药物；精窍涩的，可以通过用黄柏、葵花这样的药物；胞胎涩者，可以通过用黄葵子、王不留行这样的药物；引痰涎自小便去的人，那么可以通过用半夏、茯苓这样的药物；引疮毒从小便去者，需要用五叶藤、萱草根这样的药物，以上都属于滑剂。而半夏、天南星都是属于味辛而涎滑的药品，能泄湿气，通大便，这是因为辛能润燥、能行气、能化液。很多人都把它说成是燥药，这是不对的，湿去则燥生，并不是说半夏、南星的性质燥。

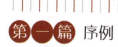

第一篇 序例

【涩剂】 徐之才说：涩剂能够固脱。比如说牡蛎、龙骨这些药物。

张从正说：盗汗不止的人，可以使用麻黄根、防风来进行固涩。滑泄不止的人可以用肉豆蔻、枯矾、木贼、罂粟壳来进行固涩。对于久咳虚喘、上气奔逆的患者，可以通过用乌梅、诃子敛肺止咳。只要是酸味药基本上都是和收涩药相同，全部都有收敛的作用。这类疾病，都是应该先治疗其邪，后进行收敛的。

李时珍说：脱，一般来说分为气脱、血脱、精脱、神脱。由于脱是散而不收的疾病，所以说，我们用酸涩温平的药物能够有效收敛其耗散。汗出不止那么阳气会损坏，精滑不禁，泻痢不止，大便不固，小便自遗，久嗽亡津，这些都是气脱的症状；而下血不止，崩中暴下，众多的大出血，也都是血脱的病证。牡蛎、龙骨、海螵蛸、五倍子、五味子、乌梅、石榴皮、诃子、罂粟壳、莲房、棕榈炭、赤石脂、麻黄根这些药物，全部是收涩的药物。气脱的可以补气，血脱的还可以进行补血和补气。阳脱的人会神志昏乱，阴脱的人会视物不清，这都是神脱，涩药是不能收敛的。

【燥剂】 徐之才说：燥剂能够有效祛除湿邪，比如桑白皮、赤小豆这样的药物。

刘完素说：如果一个人的湿气过胜，那么必然会生水肿胀满、脾湿泄泻的疾病，这个时候一定要通过燥剂除掉它，桑白皮是最常用的药品之一。湿邪胜于上部，可以用苦味药进行催吐，也可以用淡渗的药物进行治疗。

张从正说：人受寒太久会有疾病，比如呕吐泻痢腥秽的东西，吐泻所出水液，都是澄彻清冷的，这就是寒的病证，可以通过用干姜、附子、胡椒这样的药物进行温燥。比如说，因湿气而病，那么这个时候就一定要用白术、陈皮、木香、苍术这样的药进行治疗，也是燥剂的一种。

李时珍说：湿邪有的是因外感而得，有的则是因内伤而得。外感的湿邪，通常来说是由于雨露、风雾、地气、水湿之邪侵袭于皮肉、筋骨、经络之间而造成的；内伤的湿邪，通常来说是生于水饮、酒食以及脾气虚弱不能运化水湿，肾气虚弱不能排除水湿等各种不同的病因造成的，因此无法一概而论。祛风解表的药能够通过发汗去湿，而那些性质干燥的药物也是可以燥湿的，淡渗的药物可以渗湿，利尿的药则可以利湿，攻下之药能够进行逐湿，吐涌之药则可以吐湿。湿，同时也热的病人，能够用苦寒之药进行清热燥湿；湿而有寒的，能够用辛热之药散寒祛湿，不仅仅是独桑白皮、赤小豆属于燥剂。湿去则燥，因此才叫它燥剂。

【湿剂】徐之才说：湿剂能够起到润枯的作用，比如白石英、紫石英这样的药物。

张从正说：湿，也就是湿润的意思，它和滑类的药物是不相同的。内经中说辛可以润之，辛味药能够行气，所以说能运化津液。人的枯涸皱揭的病症，并不都是肺气不布津液的原因，其中也会有火邪乘入伤阴的缘故，因此，治这种病，除了湿剂，其他的方剂都治不了。

李时珍说：湿剂也可以叫做润剂。枯，就是燥的意思。阳明燥金之化，说的是秋令之气，而风热怫甚，那么就会出现阴血枯涸，造成燥病。上燥就会口干口渴，下燥就会出现热结便秘，筋燥就会出现强直，皮燥就会出现皱揭，肉燥就会出现干裂，骨燥就会出现骨枯，肺燥就会出现肺痿，肾燥就会出现消渴，凡是麻子仁、阿胶这样的药都属于润剂。养血可以用当归、地黄这样的药物，生津可以用麦冬、栝楼根这样的药物，补肾精可以用肉苁蓉、枸杞这样的药物。

刘完素说：在组方的时候，要想组成七方、十剂的方剂进行使用，那么就一定要依照药物气味来定。寒、热、温、凉，药物的四气主要生成于天之气。而酸、苦、辛、咸、甘、淡，药物的六味则主要是形成于地气。那些有形的为味，无形的为气。我们知道气为阳，味为阴。因此，阳气出于人体的上窍，而阴气出于人体下窍。气化就会生精血，味化那么就会形体长。所以说，地产之物能够养人的形体。然而形体的生长就一定要依赖于脏腑之气的化生，因此，对于那些形体不足的恶寒、羸瘦等疾病，一定要用补气的药物来进行温养；而气是构成人体生命活动最基本的物质。精是生之本，气化则精生，所以气能够养精。然而，精的来源还是需要依赖于地产之味化生，因此，精不足的要补之以味。对于药之五味来说，阴阳配合，辛味药、甘味药可以发散，属阳；而酸味药、苦味药能够涌泄，属阴；咸味药也能够涌泄，因此，也属阴；淡味药可以渗泄水湿，属阳。辛味主散，酸味收敛，甘味缓急，苦味坚阴，咸味软坚，都是要根据五脏的病情进行选用药物的性味。因此我们说，方有七种，药剂有十类。

有毒的果鱼禽兽

果类：那些有两个核仁的桃以及果中没有长核的水果都是有毒的，食用会害

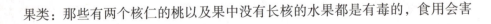

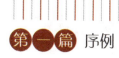

人。在五月的时候吃没有长成核的果，会让人发疮疖以及寒热。如果是在秋冬时节，果落地而且被恶虫喙蚀的，吃了会让人患久漏的疾病。

鱼类：那些在眼睛上长有睫毛的鱼、腹下有红字的鱼、没有腮的鱼、脑中连珠的鱼、眼睛可以开合的鱼、两个眼睛不同的鱼、眼睛为白色的鳖、颌下有骨的鳖、长白胡须的虾、腹下有毛的蟹、煮不弯的虾、两眼睛相向的蟹。这些鱼类都是有毒的。

禽类：那些眼睛是白色的鸭；爪后面突出像脚趾的部分有四个的鸡；黑乌白头、白乌黑头、乌脚不伸展、腹有八字纹、爪后面突出像脚趾的部分有四个或六个的鸟。这些禽类都是有毒的。

兽类：那些兽尾有叉、鹿长豹的花纹、羊心有孔、羊独角及多角、黑羊白头、白羊黑头、白马黑头、肉不沾土、曝晒的肉不干燥、米瓮中肉、犬悬蹄肉、肝有黑色、肉中多有黑星、马蹄夜目。这些兽类都是有毒的。

孙真人逐月调养事宜

正月，肾气受病，肺气微弱。适合减少咸酸，增加辛辣，以助肾补肺，安养胃气。

二月，肾气微弱，肝气旺盛。适合戒酸，增加辛味，可以助肾补肝。适合清膈，去痰，出微汗，用来散冬季蕴伏之气。

三月，肾气已息，心气渐临，木气正旺。适合减少甘味，增加辛味，补精益气，懒散形骸，意趣安泰，以顺应天时。

四月，肝气已病，心火渐壮。适合增加酸味，减少苦味，以补肾助肝，调养胃气。

五月，肝气休，心火旺。适合减少酸味而增加苦味，益肝补肾，以固精气。

六月，肝气微弱而脾气旺盛。适合节制饮食疏远女色。这个时候阴气内伏，暑毒外蒸，注意当风食冷，便多有暴泄疾患。一定要饮食温软，不要太饱，要多饮粟米温汤、豆熟水。

七月，肝心二脏少气，肺金初旺。适合性情安静，增加咸味，减少辛味，以助气补筋，养脾胃。

八月，心藏气微，肺金正旺。适合减少苦味食物，增加辛味食物，以助筋补血，养心肝脾胃。不要触犯邪风，那么就不会有疮疡疫痢。

九月，阳气衰，阴气盛。暴风时起，忌孔隙贼风伤人，不适合恣欲饱醉。适合减食苦物而增加甘物，以补肝益肾，助脾胃，养元气。

十月，心肺气弱，肾气强盛。适合减食辛物而增加苦物，以养肾气，助筋力。

十一月，肾气正旺，心肺衰微。适合增食苦物而杜绝咸物，静养以迎初阳。

十二月，土气旺相，水气不行。适合减少甜食而增加苦食，进行有效调理肾脏。

第二篇

本草图解

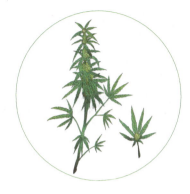
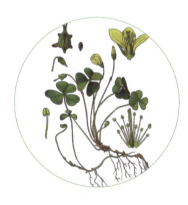
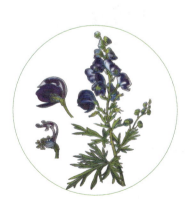
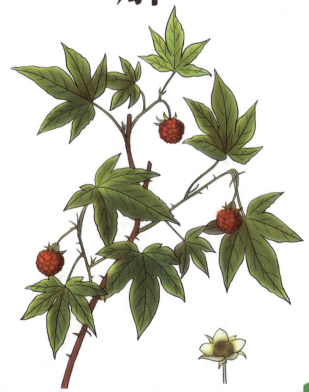

第一章 草部

山草类

人参

【别名】黄参、血参、人衔、鬼盖、神草、土精、地精等。

【释义】人参通常是在每年的2月、4月、8月上旬进行采根,用竹刀刮去泥土,然后晒干,最好不要让其见风。人参的根像人形,因此也称之为神草,其主要分布的地区是上党山谷、辽东地区。人参的茎直长,其上有四五片叶子相对而生,大部分都是润实甘美的。

【性味】味甘,性微寒,无毒。

【功效主治】治五劳七伤,虚损痰弱,补五脏六腑。大补元气,补脾益肺,生津,安神益智。消食开胃,调中治气,主治体虚,乏力,津伤口渴,糖尿病,小便频数淋沥,中风中暑等。

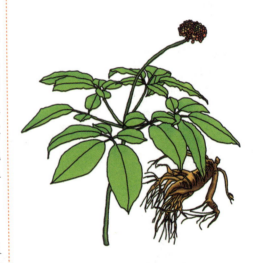

人参

附方

脾胃气虚 人参、茯苓各3克,白术6克,炙甘草1.5克,姜3片,枣1枚。共入锅中,加水2杯,煎至1杯,温服即可。

衄血不止方 人参、柳枝等份，研成末。用时取5克，用东流水服用，1日3次。如果没有柳枝，也可以用莲子心。

阴虚尿血方 人参焙干，黄芪用盐水进行炙，分成等份，然后共研末。取红皮大萝卜1个，切4片，然后用100克蜜，将萝卜逐片蘸炙，等到干了以后再炙，以蜜尽为度。每次用1片，蘸药末吃，然后用盐汤服用。

反胃呕吐 人参90克，切成小片，然后加水200毫升，煮至80毫升，趁热服用，并且用人参汁加鸡蛋清、薤白，共煮粥，食用。

妊娠腹痛吐酸，不能饮食 人参、炮干姜等份，研为末，然后加入生地黄汁，做成丸子，每次服50丸，用米汤服用。

甘草

【别名】生甘草、炙甘草、粉甘草、美草、灵通等。

【释义】甘草在每年春天长出青苗，其叶子如同槐树的叶一般；在7月的时候会开出紫色的花，其果实如同毕豆一般，根长大约有三四尺。在2月、8月除日采根，晒干后，10天后即成。甘草主要的分布地区为陕西、山西、内蒙古等。

【性味】味甘，性平，无毒。

【功效主治】主腹中冷痛，除腹胀满，补益五脏。补脾益气，治疗脾胃气虚症；心虚动悸脉结代症、脏燥症；润肺止咳，治疗气喘症；缓急止痛，治疗脘腹或四肢挛急作痛。

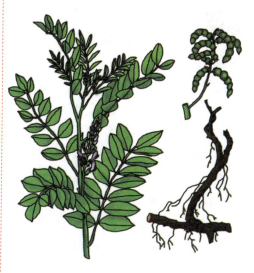

甘草

附方

阴下湿痒方 将甘草煎汤，每日外洗，3～5次为宜。

代指肿痛方 甘草煎汤，然后浸泡患处，即可。

治肺痿久嗽 把甘草150克炙好，然后捣为末，用小便调甘草末，服用即可。

阴头生疮方 蜜煎好，将甘草研为末，经常外涂，有神效。

冻疮发裂 甘草煎汤，用来外洗；也可以用黄连、黄檗、黄芩末，加入轻粉、麻油调好，外敷即可。

胃痛 甘草、延胡索各9克，水煎服。

尿崩症 甘草5克，研末，冲服，每日4次。

黄芪

【别名】棉芪、独椹、蜀脂、百本、百药棉等。

【释义】黄芪通常是独茎或成丛生长，其枝干距离地面大约有两三寸。叶和槐叶非常相似，在7月中旬会开黄紫色的花，它的果实长约有1寸。黄芪主要生长在陕西等地。

【性味】味苦，性寒，无毒。

【功效主治】治妇人子宫邪气，补男人虚损，五劳瘦弱；泻火解毒气，少阳症，肺热咳嗽，痈肿疮毒；止血，血热妄行。由于黄芪味苦性寒，因此可以清热，清肺、大肠、胃、胆诸经的湿热，对于清上焦之火，泄肺热、泻火解毒都有着非常好的效果。常用于湿热所致多种病证，如湿温、湿热中阻、黄疸、泻痢、热淋等。

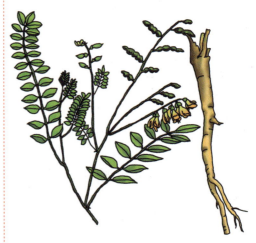

黄 芪

附方

肠风泻血 取适量黄芪、黄连，等份，共研末，然后用面糊丸。每次服用30丸。

阴汗湿痒 将适量黄芪（用绵黄芪），酒炒，研为末，然后用熟猪心蘸吃，效果很好。

> **尿血沙淋，痛不可忍** 取适量黄芪、人参等份，然后研为末。取1个萝卜，切成片，取蜜100克，淹炙，撒入末，然后放入盐汤中，服用。
>
> **吐血不止** 用黄芪12克，紫背浮萍25克，共研为末。每次服用，用姜蜜水送服。
>
> **白浊** 黄芪半两，放入锅中，用盐炒好，取茯苓50克，共研为末。每次服10克，用空心白汤送服。

桔梗

【别名】包袱花、铃铛花、僧帽花、白药、梗草。

【释义】到处都有，一般在每年的三四月开始长苗茎，高1尺多；其叶和杏叶相似，但是要稍长一些。在夏天的时候会开小花，紫绿色，和牵牛花非常的相似。8月份的时候采根，根有心。

根

【性味】味辛，性温，有小毒。

【功效主治】除腹中冷痛，治小儿真气衰弱，止霍乱抽筋，胸腹胀痛。利五脏肠胃，补血气，除寒热风痹，温中消谷，疗咽喉痛，下蛊毒，补五劳，养气，能除邪气，辟瘟，破腹内积块和肺脓疡，养血排脓，补内漏及喉痹，利窍，除肺部风热，清咽嗌，胸膈滞气及痛。治下痢，祛瘀积气，消聚痰涎，去肺热气促嗽逆。

芦头

【功效主治】吐上膈风热痰实，取芦头生研成末，白开水调服10克，探吐。

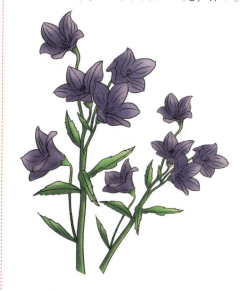

桔 梗

附方

> **治骨槽风痛方** 取桔梗适量，研为末，然后用枣瓤和成皂子大丸，绵裹好，然后咬在口中，同时用荆芥汤漱口即可。

喉痹 取桔梗、甘草各100克,水三升,放入锅中煮成一升,服用即可。

牙根溃烂 桔梗、茴香等份,烧研敷上。

少阴咽痛方 少阴证,服甘草汤,若不见效,再用桔梗汤主治,桔梗、甘草各100克,水三升,煮取一升,服用即可。

衄血不止 取适量桔梗,然后制成末,用水送服,每日4次。也可以加犀角屑,治吐血下血。

打击瘀血在胸腹中,久不消,时发痛 将适量桔梗研为末,和饭吃即可。

齿罿肿痛方 桔梗、薏苡仁等份,研为末,服用。

萎蕤

【别名】女萎、葳蕤、委萎、萎香等。

【释义】萎蕤的根横生,和黄精非常的相似,不过要稍微小一点,黄白色,性柔而且多须。其叶和竹的叶很像,一般是两两相对。能够采根来进行种植,非常容易繁殖。一般来说,嫩叶和根都能够食用。由于其生长在山谷中,所以也有玉竹之称。

根

【性味】味甘,性平,无毒。

【功效主治】主要治疗中风急性热病,跌筋结肉,长时间服用可以消除黄褐斑,令人容光焕发,面色润泽。疗胸腹结气,虚热湿毒腰痛,阴茎受寒,及眼痛眦烂流泪。补中益气,除烦闷,止消渴,润心肺,补五劳七伤虚损,腰热疼痛,天行热狂。服食不用忌讳。服诸石而有不适反应的,煮萎蕤水喝效果良好。同时还能改善干裂、粗糙的皮肤状况,起到美容护肤的作用。

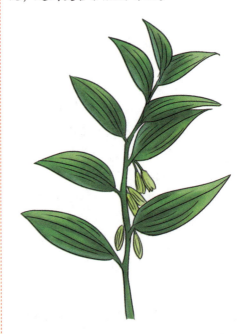

萎 蕤

附方

结膜炎 取葜蕤、赤芍、当归、黄连各适量，等份，放入锅中，煎汤，熏洗。

发热口干，小便涩 葜蕤250克，煮汁饮之。

赤眼涩痛 葜蕤、赤芍药、当归、黄连等份，煎汤熏洗。

小便猝淋 取葳蕤30克，芭蕉根120克，滑石6克，放入锅中，水煎，分3次服。

眼见黑花 取葳蕤，焙成200克，每次服10克，用水、薄荷、生姜、蜜少许，同煎七分，睡前温服，每日1次。

白术

【别名】山蓟、马蓟、山姜、山连等。

【释义】白术在每年的11月、12月采挖最好，它的苗高两三尺，可以当茶饮。其叶和棠梨的叶相似，环抱着茎梗生长。根的形状和老姜相似，通常为苍黑色，其肉白而且有油膏。白术到处都有，用其根来种植，1年就可以长得很茂盛。

【性味】味甘，性温，无毒。

【功效主治】健脾益气，燥湿利水，止汗，安胎。用于脾虚食少、腹胀泄泻、痰饮眩悸、水肿、自汗、胎动不安。治心腹胀满，腹中冷痛，胃虚下痢，多年气痢，除寒热，止呕逆、反胃，利小便。主五劳七伤，补腰膝，长肌肉。能够有效治潜匿于两胁之间的积块，妇人腹内积块，除湿益气，和中补阳，消痰逐水，生津止渴，止泻痢，消足胫湿肿，除胃中热、肌热。辅佐于枳实，可消气分痞满。

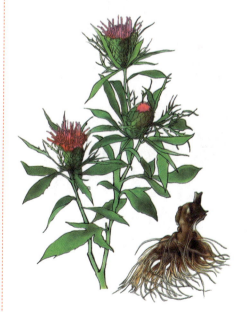

白术

附方

脾虚气滞 白术30克,枳实7个,水1000毫升,共入锅中,煮至600毫升,分3次服。

脾湿下血方 白术100克,地榆50克,分为2份,每份以水适量,放入锅中,煎煮,饭前温服。

妇女更年期综合征、贫血、月经不调 取白术、白茯苓、白芍各30克,甘草15克,共研细为散,然后用姜、枣煎汤,服用即可。

产后呕逆 白术36克,生姜45克,酒、水各400毫升,煎成200毫升,分3次服。

脾虚盗汗 取白术200克,切成片,取50克和黄芪一起炒,50克同牡蛎一起炒,50克同石斛一起炒,50克同麦麸一起炒,最后把白术拣出,研成末,每次服15克,用粟米汤下,每日3次。

脾虚泄泻 取白术25克,白芍药50克,然后在冬天的时候用肉豆蔻煨为末,用米饭做成丸。以米汤服下,每日2次。

湿气身痛方 白术泔浸切,水煎,取浓汁煎膏,用白汤点服。

黄精

【别名】黄芝、鹿竹、救穷草、野生姜、仙人余粮等。

【释义】黄精是服食的良药,由于它吸取了土地的精华,因此叫它黄精。黄精在每年的2月开始生长,3月生苗,高约一两尺。在4月的时候开青白色的花。它的根的形状像萎蕤,叶与钩吻相似;根的味道如嫩姜,苗可做菜,味道很好。

根

【性味】味甘,性平,无毒。

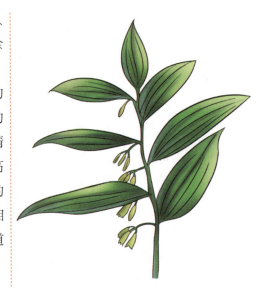

黄　精

【功效主治】长时间服用可以起到轻身延年的作用，而且不会感到饥饿。如果只吃九蒸九晒的黄精，能够起到驻颜的效果。同时，黄精还具有补气虚，止寒热，填精髓，补中益气，除风湿，安五脏，补五劳七伤，助筋骨，耐寒暑，益脾胃，润肺的作用。

附方

肝虚目昏 黄精1000克，蔓荆子500克，一起置于锅中，九蒸九晒，研为细末，每次6克，米汤送下。

麻风、疥癣 将黄精去皮，洗净，然后取1000克在太阳下晒干，放在米饭上蒸到饭熟时，把药保存好，经常服食即可。

补精益气 取适量黄精、枸杞子，等份，然后捣末，做成饼，晒干，再炼成梧桐子大小的蜜丸，用汤送服。

知母

【别名】虫氏母、连母、虫是母、货母、地参、水参、苦心。

【释义】知母的形状和菖蒲非常相似，很容易成活，掘出后还能够随时再生，也就只有须干枯之后才会慢慢死掉。在每年的4月，知母会开青花，到了8月的时候结果实。春、秋季都可以进行采收。

根

【性味】味苦，性寒，无毒。

【功效主治】治阴虚咳嗽，阴虚火旺。用于温病，邪在气分，高热、烦渴的气分实热证，有泻火除烦的作用。除了可以清热泻火治实热，同时又可以滋阴润燥以治虚热。用于热病烦渴、肺热咳嗽、燥咳、骨蒸潮热及消渴等证。

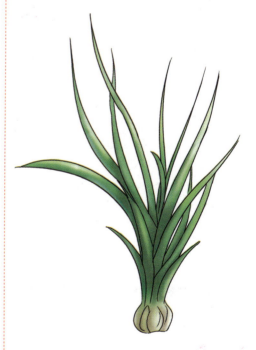

知母

附方

久近痰嗽 用知母、贝母各50克，研为末，然后取巴豆30枚，去油，研匀，服用即可。

久嗽气急 知母去毛，切片，隔纸炒过，杏仁用姜水泡，去皮、尖，焙好。然后一起煎服，另以萝卜子、杏仁，等份为末，加米糊做成丸子，每次50丸，姜汤送下，以绝病根。

紫癜风 用醋磨知母，外涂，即可，每日3次。

甲疽 用知母，烧存性，研末敷患处。

先兆流产、先兆早产 知母60克，研细，和蜜做成丸子，每次服用20丸，用米粥送服。

肉苁蓉

【别名】肉松蓉、黑司令、纵蓉。

【释义】其具有极高的药用价值，是我国传统的名贵中药材。其形状较扁且柔润，有很多花，而且其味道甜美。肉苁蓉通常生长在北方，其形状短小，而且花少。主要分布于内蒙古、宁夏、甘肃和新疆，有"沙漠人参"的美誉。

【性味】味甘，性温，无毒。

【功效主治】补肾阳，益精血，润肠通便。用于阳痿，不孕，腰膝酸软，筋骨无力，主治五劳七伤，补中，除阴茎寒热痛，养五脏，强阴益精气。长时间服用可以达到轻身益髓、益寿延年的作用。

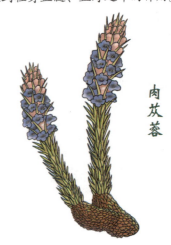

肉苁蓉

附方

发汗、利小便亡津液，大腑秘结 肉苁蓉（酒浸，焙）100克。研为细末，用麻子仁汁打糊为丸，如梧桐子大。每服70丸，空腹用米汤送下。

肾虚白浊 肉苁蓉、鹿茸、山药、白茯苓各适量,等份,共研细,然后用米糊做成丸,每次30丸,用枣汤服下即可。

糖尿病 肉苁蓉、山茱萸、五味子各等份,然后共研为末,加蜜,制作成丸子,每次服用20丸,用盐酒送服。

破伤风病 将肉苁蓉切片,在太阳下晒干,烧烟,放在疮上熏,有良效。

汗多便秘 肉苁蓉60克,沉香末30克,共研细,然后加麻子仁汁糊成丸子,制成和梧桐子大,每次用白开水送服8丸即可。

天麻

【别名】明天麻、赤箭。

【释义】天麻为多年生草本植物,主要分布在全国大部分地区。其叶子和芍药相似,高三四尺,在茎的顶端会结果实。它的根连一二十枚,形状和黄瓜差不多,大小不同。天麻是一味常用且较名贵的中药。

【性味】味辛,性温、平,无毒。

【功效主治】长时间服用可以起到益气力、滋阴壮阳、轻身增年的作用,可用于消痈肿、下肢肿胀、寒疝下血。主治杀鬼精物,蛊毒恶气。天麻质润多液,能养血息风,也可以治疗血虚肝风内动的头痛、眩晕,也可用于小儿惊风、癫痫、破伤风。治寒痹、瘫痪不遂、语多恍惚、善惊失志。

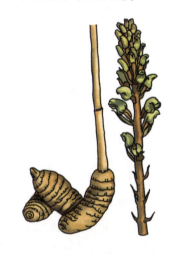

天 麻

附方

心烦胸闷,头晕项急,肩背拘倦 天麻60克,研细,炼蜜为丸,如芡实大小,每次1丸,饭后嚼食,茶或酒送下。

腰脚疼痛 天麻、半夏、细辛各60克,布袋2个,各盛药一半,边蒸热边熨,两布袋交互熨痛处,汗出则愈。

远志

【别名】细草、棘菀、远志肉、炙远志。

【释义】多年生草本，高20～40厘米。在每年的春、秋两季都可以进行采挖。它的根形状像蒿根，为黄色，苗较小，通常在每年的3月开白花。秦岭南北坡都有出产。

根

【性味】味苦，性温，无毒。

【功效主治】远志除了可以助心阳，益心气，同时还可以让肾气上交于心，心肾交而安神益智，对于惊悸失眠、迷惑善忘都有着非常好的疗效。散郁祛痰，治寒痰阻肺的咳嗽。另外，又可以消散痈肿止痛，治痈疽肿毒，证属寒凝气滞、痰湿者。

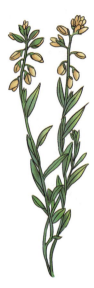

远 志

附方

喉痹作痛方 取远志肉适量，研为末，吹入喉中，涎出之后即止。

胸痹心痛 远志、桂心、干姜、细辛、蜀椒（炒）各90克，附子60克。将以上药材一起捣细，加蜜和成丸子，每次服用3丸，用米汁送服即可。

一切痈疽 用远志适量，然后用米泔浸洗，另外捶去心，研为末。每日服用15克，用温酒送服。

小便赤浊 远志250克，茯神、益智子各60克。将以上药材共研为末，加酒、糊做成丸，每次服用50丸，空腹用枣汤服下即可。

三七

【别名】山漆、金不换、参三七、田七。

【释义】三七长得和干的老地黄非常相似，在上面有节。通常来说，选用栽培3年以上的植株为好，在秋季结籽前进行采挖的一般称为"春三七"，而且其根饱满。如果是在冬季种子成熟后进行采挖的称为"冬三七"。其体形较为圆整坚实，等到晒干以后可以生用。主要分布于云南、广西、江西、四川等地。

第二篇 本草图解

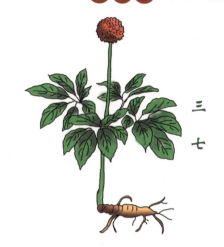

三七

【性味】味甘、苦,性温,无毒。

【功效主治】本品具有甘缓温通、苦降下泄的作用。另外对于化瘀止血、消肿定痛,人体各种出血症,跌打损伤,瘀血肿痛,胸痹绞痛,都有着非常好的效果。尤其对于吐血、衄血、便血、血痢、血崩等一切血症,疗效很好。如果是外用的话,可以起到止血的作用,因此,也可作为止血药。

附方

吐血、咯血不止 三七3克,放入口中,嚼烂,用米汤服下。

无名痈肿疼痛不止 三七磨米醋,调涂在患处,即散。已破的患者,可以研末干涂。

赤痢血痢 三七9克,研细,淘米水调服。

大肠下血、妇人血崩 三七研细,淡白酒调3~6克服。

柴胡

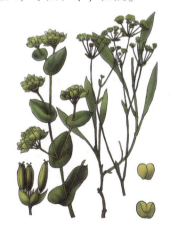

柴胡

【别名】芸蒿、山菜、茹草。

【释义】柴胡长大约有1尺多,每年的2月生苗,非常的香,其茎为青紫色,叶和竹叶非常相似,在每年的7月开黄花,其根为赤色。其入药非常好,可以食用。

根

【性味】味苦,性平,无毒。

【功效主治】治疗肝郁气滞,胸胁胀痛,脱肛,子宫脱落,月经不调。解表退热,疏肝解郁,升举阳气。主治外感发热,寒热往来,疟疾。

附方

虚劳发热 柴胡、人参，等份，每次服用15克，用姜、枣水送服即可。

小儿阴虚内热 用柴胡200克，朱砂150克，共同碾成末，然后取雄猪胆汁，搅和均匀，饭上蒸熟，制成绿豆大的丸。每次服1丸，用桃仁乌梅汤服下即可。

湿热黄疸 柴胡30克，甘草7.5克，白茅根适量，然后加水1碗，煎至七分，分次服完。

独活

【别名】羌活、羌青、独摇草、长生草。

【释义】独活是伞形科植物当归的干燥根。在春天的时候生苗，其叶子和青麻非常像，在每年的6月开花。以蜀地出产的最好。独活的主要产地为四川、湖北、安徽等地区。

根

【性味】味苦、甘，性平，无毒。

【功效主治】由于独活辛散苦燥，能够去湿、止痛，对于风湿痹痛、解表、风寒表证等都有着非常好的效果。另外，其又可以治风寒湿痹，尤其是腰膝痹痛，疗效非常好。

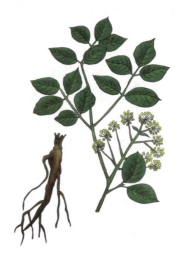

独活

附方

妊娠浮肿 羌活、萝卜子各等份，一起炒香，取羌活，研为末。每次服用10克，然后用温酒送服即可。

中风不语 取独活50克，酒2升，放入锅中煎至1升，大豆500毫升，炒好，以药酒热服，未愈再服。

风湿止痛 独活常与桑寄生、防风、杜仲、牛膝等药同用,如独活寄生汤。对于风湿痹痛,风寒湿邪痹着于肌肉关节者,都有很好的效果。

历节风痛 取独活、羌活、松节各适量,分成等份,用酒煮好,每天空腹服用。

地榆

【别名】玉豉、酸赭。

【释义】多年生草本,高30~120厘米。在每年的3月,其叶子会对分长出,为青色。在7月的时候开花,紫黑色。主要生长在草原、草甸、山坡草地、灌丛中、疏林下,路旁或田边。它的叶能够用来泡茶喝。

根

【性味】味苦,微寒,无毒。

【功效主治】凉血止血,解毒敛疮,对胆虚气怯、冷热痢、痔积有非常好的效果。能够治妇人乳产痓痛,带下五漏,止痛,止汗。同时还可以做金疮膏,消酒,除渴,聪耳明目、轻身,让人的肌肤润泽,精力旺盛,不易衰老。

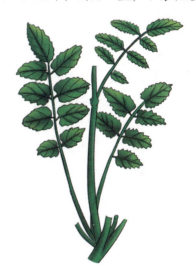

地 榆

附方

小儿湿疮 地榆煎成浓汁,然后每日用来洗疮,2次。

大便下血 地榆、鼠尾草各60克,水400毫升,放入锅中,煮成200毫升,顿服。

久病肠风 地榆15克,苍术30克,水300毫升,放入锅中,煎成150毫升,空腹服用,每日1次。

代指肿痛 地榆煮汁，用汁渍，半日即可治好。

赤白下痢 地榆500克，水600毫升，放入锅中，煮成300毫升，去渣，熬成膏，每日空腹服2次，每次60毫升。

丹参

【别名】赤参、山参、木羊乳、逐马、奔马草、紫丹参等。

【释义】在每年的2月开始发芽，大约有1尺高，其茎是方形的，而且有棱，青色。在每年的3到9月会开花，为红紫色。根有1尺多长，通常情况下，一棵上有几条根。主产于安徽、河南、陕西等地。

根

【性味】味苦，性微寒，无毒。

【功效主治】对治疗心、脑、血管疾病及肥胖、高脂血症有非常好的效果。能够起到活血调经、祛瘀止痛、凉血消痈、除烦安神的作用。主治月经不调、跌打损伤、热病烦躁神昏及心悸失眠等症。

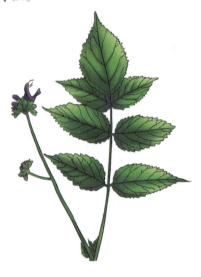

丹 参

附方

月经不调，产前胎动，血不下 将丹参适量，洗净、切片、晒干研成末，每次取6克，用温酒服下。

落胎下血 丹参360克，加酒1000毫升，放入锅中，煮成600毫升，每次温服200毫升，每日3次，不能饮酒的人也可以用水煎服。

寒疝腹痛 丹参30克，研为末，每次服用6克，用热酒服下。

乳痈 丹参、白芷、芍药各6克，切细，醋腌1夜，加猪油250克，微火煎成膏，去渣，敷乳上。

防风

【别名】铜芸、茴芸、茴草、屏风、百枝、百蜚。

【释义】防风是一种中药材,为伞形科多年生草本植物防风的根。在每年的春季呈嫩紫红色,5月的时候开花。其茎和叶均是青绿色。它的果实较大,根为土黄色,在每年的2月、10月采挖。主要产于黑龙江、四川、内蒙古等地。

根

【性味】味甘,性温,无毒。

【功效主治】主治外感表证,风疹瘙痒,风湿痹痛,破伤风。对于上焦风邪,泻肺火,散头目中滞气都有很好的效果。长时间服用可以让人身体轻盈。另外,还治疗三十六种风证,男子一切劳伤等病症。

叶

【功效主治】主治中风出热汗。

花

【功效主治】主治四肢拘急,不能走路,经脉虚羸,骨节间痛,胸腹痛。

子

【功效主治】治一身尽痛,恶风。调食之。

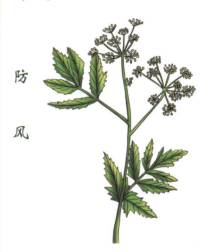

防风

附方

破伤中风,牙关紧急　将天南星、防风适量,等份,共研为末。每服2~3匙,童子小便5升,煎至4升,分2次服,即止。

盗汗　防风60克,川芎30克,人参15克,所有食材共研为末。每次服用3克,在临睡前服。

小儿解颅　防风、白及、柏子仁各等份,共研为末。用乳汁调好,外涂,1日1换。

偏正头风　防风、白芷等份,共研为末,每次2~3匙,用清茶分2次服下。

老人便秘　防风、枳壳(麸炒)各30克,甘草15克,共研为末,每次6克,饭前服,开水送下。

自汗不止 防风（去芦头），每次服用6克，浮麦煎汤，服下即可。

妇人崩中独圣散 用防风（去芦头），炙赤为末，每次服用5克，以面糊酒调下。

黄连

【别名】王连、支连。

【释义】多年生草本植物，喜冷凉、湿润之处。主要分为黄连、三角叶黄连、峨嵋野连、云南黄连4种。它的根须及叶都能够入药。主要产于四川、贵州、湖南等地。

【性味】味苦，性寒，无毒。

【功效主治】清热燥湿，泻火解毒。用于湿热痞满，呕吐吞酸，泻痢，黄疸，高热神昏，心火亢盛，心烦不寐，血热吐衄，目赤，牙痛，消渴，痈肿疔疮；外治湿疹，湿疮，耳道流脓。

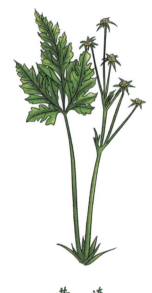

黄 连

附方

小儿疳热 取黄连150克，切成碎末，用水调湿，放入猪肚中，然后缝好，放在饭上蒸熟，连同少许饭捣烂做成丸子，如绿豆大，每次服用20丸，用米汤送下即可。

热毒血痢 黄连切好，焙至焦，当归30克，共研为末，然后放入麝香适量，每次服用6克，陈米汤送下。

肝火为痛 黄连适量，用姜汁炒好，研细为末，用粥糊成丸，每次服用30丸，用白开水送下。

白浊 取适量黄连、白茯苓，等份，共研为末，加酒、糊做成丸子，每次服用30丸，以补骨脂煎汤服用，每日服3次。

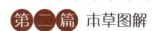

玄参

【别名】重台、正马、玄台、逐马、野脂麻、元参。

【释义】多年生草本。玄参的茎直立，为四棱形，其根长圆柱形或纺锤形。玄参的花期为7～8月，而果期为8～9月。主要分布在浙江、江苏、安徽、陕西等地。在每年的冬季茎叶枯萎时进行采挖。

【性味】性凉，味苦、微咸。

【功效主治】滋阴，降火，解毒。用于温邪入营，内陷心包，温毒发斑，热病伤阴等证。治热病烦渴，发斑，自汗盗汗，津伤便秘，吐血衄血，咽喉肿痛，痈肿，瘰疬等病症。

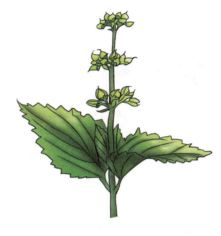

玄参

附方

瘰疬初起 玄参蒸好、牡蛎用醋煅，研为末，贝母去心，蒸好，共为末，炼蜜为丸。每次服15克，用开水送服，每日2次。

急喉痹风 玄参、鼠粘子炒好，共研为末，新汲水服下。

解诸热，消疮毒 玄参、生地黄各50克，大黄25克，煨好。共研为末，炼蜜为丸，灯芯、淡竹叶汤服下。

龙胆

【别名】陵游、草龙胆。

【释义】龙胆在中国大陆、俄罗斯、日本、朝鲜等地均有分布。龙胆是三花龙胆或东北龙胆的根，其根和根茎入药，具有清热、泻肝、定惊的功效。

【性味】味苦、涩，性大寒，无毒。

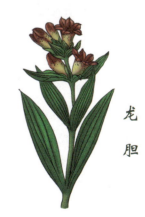

龙胆

【功效主治】长期服用可以起到益智不忘、轻身耐老的效果。可以治疗湿热黄疸，小便淋痛，阴肿阴痒，湿热带下，肝胆实火之头胀头痛，目赤肿痛，耳聋耳肿，胁痛口苦，热病惊风抽搐。对于小儿壮热骨热、热病狂语、疮疥都有很好的效果。

附方

蛔虫攻心刺痛，吐清水　龙胆50克，去头锉，水适量，煎煮，隔宿勿食，平日顿服即可。

一切盗汗　龙胆适量，研细，每次服用3克，加猪胆汁90克调服。

咽喉热痛　龙胆擂水，服用。

伤寒发狂　龙胆研为末，每次服用6克，入鸡蛋清、白蜜，用凉开水送服。

谷疸劳疸　龙胆30克，苦参90克，共研为末，然后加牛胆汁和成丸，每次服用5丸，每日3次。如果不能够痊愈，可增加药量。

尿血不止　龙胆适量，水5升，放入锅中，煮取2.5升，分为5次服。

升麻

【别名】周麻。

【释义】在每年的春天开始生苗，其叶子与麻叶相似，青色，高有3尺多，在每年的四五月开白色的花，像粟穗一样。其体轻，质坚硬，不容易折断，根为紫黑色，有很多须。在秋季的时候进行采挖。

根

【性味】味甘、苦，性平、微寒，无毒。

【功效主治】发表透疹，清热解毒，升举阳气。主治外感风热，头痛寒热，咽痛，麻疹不透，脱肛，内脏下垂，妇女带下等病症。滋阴降火，解斑毒，利咽喉，通小便等。长时间服用可以起到补虚明目、强阴益精的效果。

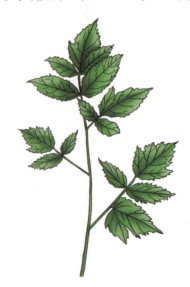

升　麻

附方

口舌生疮 升麻30克，黄连10克。将以上材料共研为末，将绵裹药末，含咽。

产后恶血不尽 升麻90克，加清酒1000毫升，放入锅中，煮成400毫升，分为2次，服下。

突发肿痛 升麻磨醋，随时外用，涂搽。

胃热齿痛 升麻片含咽，或以升麻15克水煎服，引吐即可。

芳草类

川芎

【别名】胡芳、芎䓖、香果、山鞠穷。

【释义】多年生草本植物。在每年的四五月长苗，它的茎非常的细，叶很香，可以当作茶来饮用。在每年的夏季，等到茎上的节盘突起的时候，并略带紫色时就可以进行采收了。到了七八月的时候，开白花。主要栽培于四川、云南、贵州、广西、湖北、湖南、江西、浙江、江苏、陕西、甘肃等地。

苗及叶

【性味】味辛，性温，无毒。

【功效主治】治疗头痛的最佳药物。主治咳嗽、肠寄生虫病，长时间服用可以达到安神的效果。另外，可以治疗月经不调，经闭痛经，产后瘀滞腥痛，癥瘕肿块，胸胁疼痛，头痛眩晕，风寒湿痹，跌打损伤，痈疽疮疡。能定惊气，避邪恶。作饮料喝，可治腹泻。

花

【功效主治】有养颜功能。

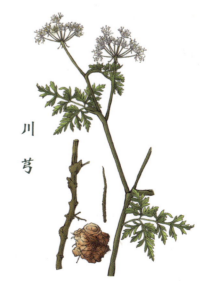

川芎

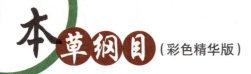

根

【性味】味辛，性温，无毒。

【功效主治】主要治疗的病症包括中风后头痛，寒痹痉挛缓急，金属外伤，妇女月经不调所导致的不孕。除此之外，还可以治受寒后面部冷、流泪流涕、胸胁腹胀痛、半身不遂等病症。同时还具有止腹泻、补肝血、宽胸开郁的作用。同蜜一起可以做成丸服，对于风邪产生的瘕证有特殊的效果。

附方

妇女经血不止　取川芎50克，酒1盏，放入锅中，煎到剩一半时，徐缓服下即可。

跌伤致胎死腹中　川芎适量，捣碎，研末。每次用酒服用，以1~2付药，能够将死胎引出。

产后急性乳腺炎　川芎、当归各500克，混合均匀，分2次用，每次取其中250克锉散，然后放在瓦器中用水浓煎，可代茶频繁服用。

头痛　大川芎1个，研为末，用白酒服下，服1个其效可持续1年，服2个可维持2年。

当归

【别名】干归、山蕲、白蕲、文无。

【释义】当归可以调血，是女人重要的药物。其主要生长在川蜀、陕西等地区。在每年的三四月份开始生苗，它的绿叶非常特别，有三瓣。在每年的七八月份开花，浅紫色，根为黑黄色。肉厚而且不干枯的当归最好。

【性味】味甘，性温，无毒。

【功效主治】补血，活血，调经止痛。主血虚诸证，月经不调，经闭，痛经，癥瘕结聚，崩漏，虚寒腹痛，痿痹，肌肤麻木，肠燥便难，赤痢后重，痈疽疮疡，跌扑损伤。

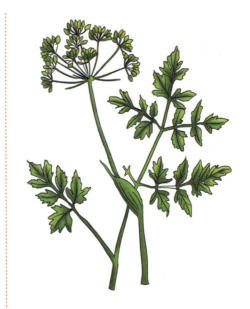

当　归

附方

小便出血 取当归200克，然后捣碎，再取酒1500克，放入锅中，煮至1升时服下，即可。

大便不通 当归、白芷等分为末，每次服10克，用米汤送服。

胎儿死于腹中不出 当归末，用酒服10克。

鼻中流血不止 当归用微火烘干，研碎成末，每次服5克，米汤调后服下。

少女闭经 用当归尾、没药各5克，共研为末，红花泡酒送服，每天1次。

胎位不正 当归150克，川芎50克，研成末，先用黑豆炒焦，同流水、童尿各1盏，煎服。

薄荷

【别名】蕃荷菜、南薄荷、吴菝荷。

【释义】薄荷是多年生的草本植物，在每年的2月份长苗，其茎具有4个棱，叶子对生，花一般为红、白或淡紫色，其茎和叶子还具有清凉的香味，可以作为药用，也可以作为食品。

茎叶

【性味】味辛，性湿，无毒。

【功效主治】疏散风热，清利头目，利咽透疹，疏肝行气。主要治疗风邪导致的伤寒发汗、胸腹部胀满、腹泻、消化不良等病症，如果将其煮成汁服用，可以发汗。长时间作菜生或熟吃，能够起到祛肾气、祛邪毒、除劳气、解劳乏的作用，除此之外可治因中风而失语、吐痰及各种伤风头脑风，对于小儿风涎的治疗效果非常好。

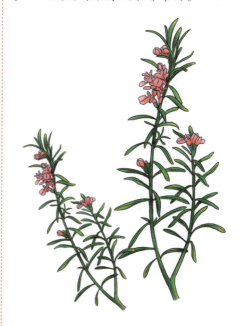

薄　荷

附方

衄血不止 薄荷汁适量，滴用，或以干者水煮，绵裹塞鼻即可。

火毒成疮 薄荷煎汁，不拘时，涂搽即可。

清上化痰 薄荷研细，然后加入炼蜜和成丸，每次噙含1丸，效果很好。

眼弦赤烂 薄荷在生姜汁中浸1夜，取出后晒干，研为末，泡入汤中，用来洗眼。

血痢不止 薄荷叶煎汤，经常服用即可。

豆蔻

【别名】草豆蔻、漏蔻、草果。

【释义】豆蔻分为3种，有草豆蔻、白豆蔻、红豆蔻。豆蔻的大小和龙眼差不多，其形状要更长一点，外皮主要呈黄白色，薄而且棱峭，具有辛香的气味。它还可以作为菜肴、肉制品及酱腌菜的调味料进行食用。

仁

【性味】味辛、涩，性温，无毒。

【功效主治】用于湿阻中焦，不思饮食，湿温初起，胸闷不饥，寒湿呕逆，胸腹胀痛，食积不消。能够起到下气、止霍乱、治一切冷气、消酒毒的作用。调中补胃，健脾消食，去客寒，治心与胃痛。温中去臭气，除寒燥湿，开郁破气，杀鱼肉毒，制丹砂。

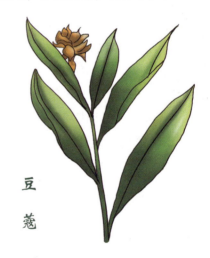

豆蔻

附方

脾肾不足 取豆蔻50克，然后用茴香50克炒香，将茴香挑出；吴茱萸汤泡7次，以破故纸50克，用来炒香，去故纸不用；葫芦巴50克，然后用山茱萸50克炒香，去茱萸不用。将以上3味为末，酒糊成丸。每次服用60丸，用盐汤送服即可。

霍乱烦渴 豆蔻、黄连各7.5克，乌豆50粒，生姜3片。将上药共置于锅中，水煎服之。

虚疟自汗 豆蔻1枚，面裹煨熟，然后连面研为末，入平胃散10克，用水煎服。

白芷

【别名】芳香、泽芬、苻蓠、莞。

【释义】主要分布在中国大陆的东北及华北地区，多生于河岸、溪边，以及沿海的丛林砾岩上。它在每年的春天开始生叶，相对而生，为紫色。花期6～7月。果期7～9月。根长约尺余，白色。在每年的2月、8月进行采根，晒干后呈黄而润泽的最好。

根

【性味】味辛，性温。无毒。

【功效主治】解表散寒，祛风止痛，祛风湿，活血排脓，生肌止痛。用于头痛、牙痛、鼻渊、肠风痔漏、赤白带下、痈疽疮疡、皮肤瘙痒。主治眉棱骨痛、牙痛、鼻渊等病症。

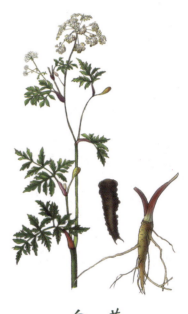

白芷

附方

伤寒、风邪 白芷30克，生甘草15克，姜3片，葱白3克，枣1枚，豆豉50粒。加水2碗，共入锅中，煎药服下，取汗即可。

偏正头风 白芷75克，川芎、甘草、川乌头各30克。以上食材炒好，共研为末，每次3克，用细茶、薄荷汤服用，即可。

眉棱骨痛 白芷、黄芩用酒炒好，等份，共研为末，每次服用6克，用茶清调下。

茉莉

【别名】奈花。

【释义】茉莉为果球形,其直径约1厘米,等到成熟的时候为紫黑色。花期在5~8月,果期在7~9月。茉莉花通常情况下都是在夜晚开放,香甜可爱。在初夏的时候可以开出白色的小花朵,等到秋天的时候,花谢,不结果。

花

【性味】味辛,性热,无毒。

根

【性味】性热,有毒。

【功效主治】理气和中,开郁辟秽。主治下痢腹痛、目赤肿痛、疮疡肿毒等病症。只要是跌损骨节,脱臼接骨的,用茉莉治疗不会感觉到痛。

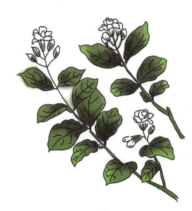

茉莉花

附方

目赤肿痛 茉莉花、金银花各10克,菊花15克,放入锅中,用水煎服。

续筋接骨止痛 茉莉根适量,捣碎,用酒炒好,包患处即可。

积雪草

【别名】胡薄荷、地钱草、连钱草、海苏。

【释义】主要生长在阴湿荒地、村旁、路边、水沟边等。其叶子为圆形,和铜钱差不多大,夏季开花,茎细并且刚劲。在每年的8~9月可以进行采摘苗叶,同时还可以当作生菜吃。

茎叶

【性味】味苦,性寒,无毒。

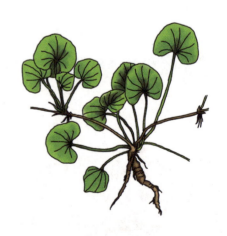

积雪草

【功效主治】清热解毒，利湿消肿。单用可以治颈淋巴结核以及溃烂、皮肤浮肿、风疹等。主治湿热黄疸，中暑腹泻，泌尿系结石，痛肿疮毒，跌仆损伤。研成汁可以治红眼病。

附方

齿痛　用积雪草，水沟污泥一起捣烂，然后在左右耳塞入即可。

女子小腹痛，月经初来　在夏天的时候，5月采积雪草，晒干，捣为末，每次服用10克，用好醋和匀，服用效果佳。

郁金

【别名】马莲。

【释义】郁金是外黄而内赤的一种植物，其浸入水中可以用来染色，而且会有微微的香气。它的苗和姜黄非常的像，花白而质红，秋末出茎心而无实。它的根是赤黄色，大小如指头，长约1寸。姜黄的花期在4~6月。

【性味】味辛、苦，性寒，无毒。

【功效主治】活血止痛，行气解郁，清心凉血，疏肝利胆。主治气血瘀滞之痛证，癫痫，吐血，尿血，闭经，胆石症，湿热黄疸。

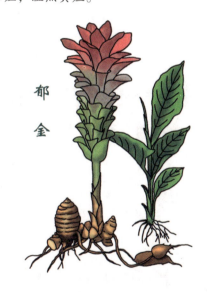

附方

产后心痛　郁金适量，研为细末，取6克，用米醋调灌好即可服用。

衄血吐血　郁金适量，研细，每次服用6克，开水送服。

风痰壅塞　郁金0.3克，藜芦3克，共研为末。每次取少许，然后用温浆水调下，同时，以凉水1碗，漱口吐涎即可。

痔疮肿痛　郁金适量，研细，加水调匀，然后搽患处。

马兰

【别名】紫菊、田边菊、路边区、散血草。

【释义】马兰，多在潮湿近水处生长，每年2月长苗，赤茎白根，叶有刻齿边，与泽兰相似，但没有香味。夏季开花，花为紫色。

根、叶

【性味】味辛，性平，无毒。

【功效主治】治鼻衄、吐血、外伤、便血、疟疾，而且对于饮酒过多引起的黄疸及各种菌毒、药毒有非常好的效果。生捣为末，治蛇咬伤。另可治各种疟及腹中急痛、痔疮。

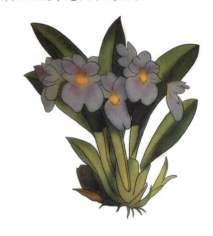

马　兰

附方

外伤出血　马兰、旱莲草、松香、皂树叶各适量，共同研细，外敷或搽入伤口即可。

疟疾　马兰适量，捣汁，加入水少许，在发作之前提早服用。也可以入砂糖调味。

水肿尿涩　马兰、黑豆、小麦各适量，加酒、水各300毫升，煎至150毫升，在饭前温服。

白血病　马兰、生地、马鞭草、白花蛇舌草、葵树子、白花丹各30克，夏枯草15克。水煎2次，早、晚分服。

泽兰

【别名】水香、都梁香、虎兰、虎蒲、孩儿菊、地笋。

【释义】其茎为紫色，叶子和马兰非常的相似。一般生长在比较潮湿的地方。叶子能够用来煎油及作浴水，现在已作为景观植物种植。

叶

【性味】味苦，性温，无毒。

【功效主治】能够起到通九窍、利关节的作用，对于养血气、消腹部肿块都有非常好的效果。治金疮，痈肿脓疮，产后腹痛，产后血气衰冷和积劳瘦弱及妇人产前产后百病。

根

【性味】味甘、辛，性温，无毒。

【功效主治】排脓，治血证，可以很好地止鼻血、吐血，对于产后心腹疼痛非常的有效。

子

【功效主治】主治妇人三十六种疾病。

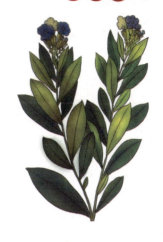

泽 兰

附方

产后水肿，血虚浮肿 取泽兰、防己适量，等份，研为末，每次取用6克，醋酒送下即可。

疮肿初起 泽兰捣烂，敷患处即可。

紫苏

【别名】赤苏、桂荏。

【释义】紫苏高60～180厘米，有香味。它的茎方而叶圆，并且有尖。在每年的二三月份进行下种。在五六月份会连根一起进行采收。全国各地均有栽培，长江以南各省有野生，见于村边或路旁。

茎叶

【性味】味辛，性温，无毒。

【功效主治】解表散寒，行气宽中，消痰利肺，温中止痛，定喘安胎。用于感冒风寒、胸闷、呕恶等症。

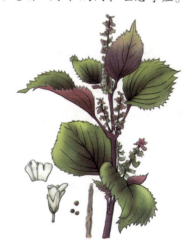

紫 苏

附方

伤寒气喘不止 紫苏1把,水600毫升,放入锅中,煮至400毫升,徐徐服之。

金疮出血 以嫩紫苏叶、桑叶适量,一起捣碎,外敷患处,即可。

乳痈肿痛 紫苏水煎服,渣敷患处。

薰草

【别名】蕙草、香草、燕草、黄零草。

【释义】一般多生长在湿地中,在每年的7月中旬开花,它的花特别的香,叶如麻,茎是方的。常用火炭进行焙干,色黄的最好。

【性味】味甘,性平,无毒。

【功效主治】明目止泪,疗泄精,去臭恶气,止伤寒头痛、上气腰痛。用于伤寒下痢、伤寒狐惑、头风旋晕、小儿鼻塞头热等症。

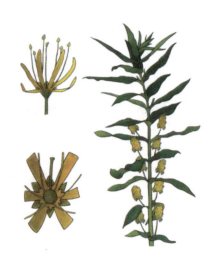

薰 草

附方

梦遗失精 用薰草、人参、白术、白芍药、生地黄、茯神、桂心、甘草(炙)各100克,大枣12枚,水8升,所有食材放入锅中,煮至3升,分2次服。

头风白屑 取薰草、白芷各等份,然后用水煎汁,同时加入鸡子白,搅匀。外敷,数十次,终生不生。

牙齿疼痛 薰草梗叶适量,放入锅中,煎水,含漱。

伤寒下痢 用薰草、当归各2两,黄连4两,加水6升,煮成2升服下。1天服3次。

湿草类

苍耳

【别名】胡巢、常思、卷耳、猪耳、羊负来、地葵、道人头。

【释义】一年生草本，高可达1米。苍耳的叶子通常为青白色，而茎枝非常的柔软，蔓延生长，能够用来煮着吃。在每年的4月中旬会长子，在八九月结果实。生于山坡、草地、路旁，我国各地广布。

茎叶

【性味】味苦、辛，性寒，有小毒。

【功效主治】主治中风伤寒头痛，麻风癫痫，腰膝风毒。在每年的六七月采来，进行晒干研末，可以用水送服，在十一、十二月可以用酒送服。可以让人减少睡意，除各种毒螫，杀寄生虫毒。长时间服可耳聪目明，轻身强志。

实

【性味】味甘，性温，有小毒。

【功效主治】长时间服用可以达到益气、去风补益的效果。主治风寒头痛，风湿麻痹，四肢拘挛痛，恶肉死肌的疼痛。对于治肝热，耳聪明目、轻身都有非常好的效果，使人肌肤润泽，精力旺盛，能够治疗一切风气，填髓，暖脚，治瘰疬疥疮。

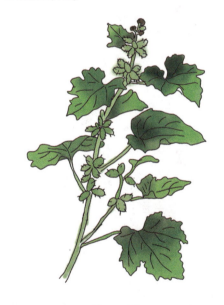

苍耳

附方

牙齿痛肿 苍耳子5升，水适量，煎煮，冷后吐去，再含1剂。或用茎叶也可以，入盐少许，有良效。

久疟不瘥 苍耳子适量,培研末,用酒糊丸,每次酒服30丸,每日服2次,生者捣汁服亦可。

一切风证 苍耳嫩叶1石,然后切碎,同麦蘖5升一起做块,在蒿艾中放20天。取米1斗,煮饭,加入3升曲酿酒。14天后,成熟,每次空腹服,即可。

女人血虚,风邪攻脑,头旋闷绝,忽然倒地,不知人事 取苍耳草的嫩心,阴干,然后研为末,用酒送服5克。也可以治男子各种眩晕。

白蒿

【别名】蘩、由胡、蒿、蒌蒿。

【释义】一年或二年生草本,高30~100厘米。根粗壮,支根多数。茎直立,叶有白色柔毛,茎下部叶与中部叶具长柄,叶片为宽卵形。一般来说从初生到八九月,都会比其他蒿要白很多。花、果期为6~10月。

苗根

【性味】味甘,性平,无毒。

【功效主治】治风寒湿痹,黄疸,热痢,疥癞恶疮。少食常饥,久服轻身,令人耳聪目明,不衰老。主治五脏邪气,生发乌发,疗心虚。

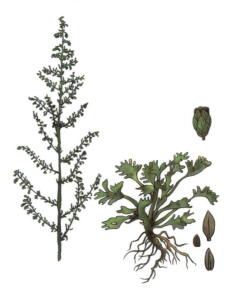

白蒿

附方

黄疸和胸痛 将白蒿适量,捣汁,服用即可。

淋沥病,利膈开胃,解河豚毒 将白蒿烧成灰,然后淋汁煎取,即可。

六七月的突发性水痢 白蒿晒干后,碾成末,空腹服用,用米汤送服。

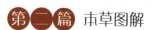

车前草

【别名】当道、牛遗、牛舌草、车轮菜、地衣。

【释义】多年生草本，连花茎高达50厘米。在每年的春初生苗，叶全部为根生，有长柄，而且有的可能会达到1尺多长。花开得很细密，青色稍有点红。5月采草，七八月采实。花期6～9月。果期7～10月。

子

【性味】味甘，性寒，无毒。

【功效主治】渗湿止泻，清肝明目，清肺化痰。具有利尿、清热、明目、祛痰的功效。主治淋证，水肿，泄泻，目赤肿痛，痰热咳嗽，热毒痈肿。

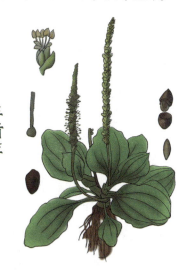

车前草

附方

风热目暗涩痛 将车前子、黄连各30克，共同研为末，每次服用3克，在饭后用温酒送服，每日2次。

小便不通 车前草500克，水600毫升，放入锅中，煎至300毫升，分3次服用即可。

小便血淋作痛 车前子适量，晒干后研为末，每次服用6克，车前草煎汤送服。

阴下痒痛 车前子适量，煮汁，经常用来洗患处有良效。

恶实

【别名】鼠粘子、牛蒡、大力子、蒡翁菜、便牵牛。

【释义】我国自东北至西南各地均有野生种分布。它的根粗的有手臂大，长可以达到1尺。每年的3月长苗，茎的高度可以达到三四尺。4月开花，淡紫色。7月采子，10月采根。主要食用部分为肉质根，叶和叶柄也可食用。

子

【性味】味辛，性平，无毒。

【功效主治】治疗糖尿病、高血压、高血脂等症。有抗癌的作用。聪耳明目、轻身，使人肌肤润泽，精力旺盛，不易衰老。将其研末浸酒服，每天服二三盏，可以治疗各种风证，去丹石毒等。将其炒研煎饮，可以起到通利小便、润肺散气、利咽膈的作用。

根茎

【性味】味苦，性寒，无毒。

【功效主治】可以治疗齿痛劳疟，对于各种风证所引起的双脚无力、慢性湿疹等有着非常好的效果。对于伤寒热出汗、中风面肿、口渴、尿多也有一定的作用。长时间服用可以起到轻身耐老的作用。用茎叶煮汤，洗浴身体，可以消除皮肤瘙痒。

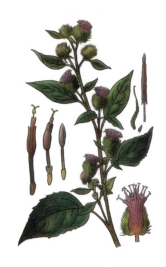

恶实

附方

老人风湿 恶实根1升，切好，生地黄1升，切好，大豆2升，炒好，用绢袋盛，浸1斗酒中，过五六日后，空腹温服，每日2次。

咽喉肿痛 牛蒡子0.8克，马蔺子0.6克，共研成末，空腹用温水服，隔日再服。

一切风疾 恶实根1升，生地黄、枸杞子、牛膝各3升，所有药材用袋盛，浸无灰酒3升内，不拘时，任意饮用。

水蛊腹如瓮大 鼠粘子50克，微研末，然后制成面糊丸，每次用米汤送下19丸即可。

益母草

【别名】茺蔚、益明、贞蔚、野天麻。

【释义】中国大部分地区均有出产，生用或熬膏用均可。在每年的初春生苗，等到进入了夏季后，高可达三四尺，茎呈方形，它的叶和艾叶非常的像，但背面是青色的。每年的四五月间开小花，通常为红紫色，也有淡白色。

茎叶

【性味】味苦、甘，性寒，无毒。

【功效主治】活血破血，调经解毒。主治荨麻疹，消恶毒疔肿、乳痈及丹毒等。捣汁服用，主治浮肿下水。另外，服汁具有下死胎的作用，可治产后血胀闷。如果将汁滴入耳内，还可以治疗耳聋。用来做驻颜的药，能够让人容颜光泽，具有除粉刺的效果。

子

【性味】味甘、甜，性温，无毒。

【功效主治】具有补中益气、通血脉、增精髓的作用，长期服用可以达到止渴润肺，使人肌肤润泽、精力旺盛的效果。另外，可以聪耳、明目、轻身，不易衰老，益精，除水肿。治血逆高热，头痛心烦，产后血胀。

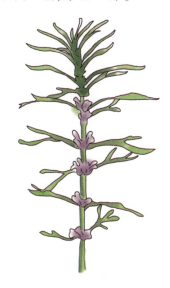

益母草

附方

用于产褥期 选取干益母草500克，加水，放入锅中，然后煎成100毫升，每日服3次，每次20毫升，产后连服3天即可。

赤白痢 益母草（干）、陈盐梅（烧存性），等份为末，每次服15克。

尿血 益母草，捣汁服用1升。

甘蕉

【别名】芭蕉。

【释义】多年生草本，高3~7米。叶宽有2尺多，它的根像芋头，为青色。多为栽培，分布于广西、广东、云南、福建、台湾、四川等地。

【性味】味甘，性寒，无毒。

【功效主治】甘蕉性冷不利人，经常食用可以动冷气。生吃会起到止渴润肺、止金疮溃烂流脓的作用。另外，甘蕉还有解酒精中毒的作用。晒干的甘蕉能够治疗小孩咳嗽、发热、口渴、舌红、便秘等症。

根

【性味】味苦，性寒，无毒。

【功效主治】根捣烂后有清热解毒的作用。能够治疗产后出血、下腹胀闷等疾病。另外，对于黄疸以及天行热狂、消渴烦闷、痈疽热毒等都有着非常好的效果。

叶

【功效主治】主治疮肿热毒初发，研成粉末和生姜汁涂在疮肿处。

花

【功效主治】主治胸闷心痛。

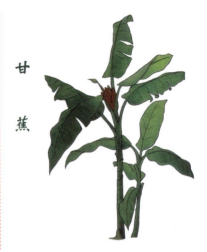

甘蕉

附方

小便血淋涩痛　甘蕉根、旱莲根各等份，放入锅中，加水煎熬，口服，每日2次。

消渴饮水　用甘蕉根适量，捣成汁，常饮。

产后宫内血胀　捣烂甘蕉根，绞汁，温服。

艾

【别名】冰台、医草、黄草、艾蒿。

【释义】多年生草本，植株有非常浓烈的香气。在每年的初春遍地生苗，茎似蒿，叶的背部呈白色。全国各处都有，分布广，除极干旱与高寒地区外，遍及全国。

叶

【性味】味苦，性温，无毒。

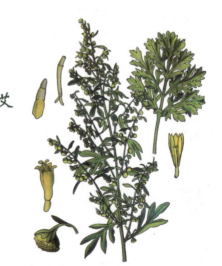

艾

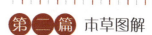

【功效主治】主要治疗吐血腹泻、阴部生疮、妇女阴道出血等症，能够起到利阴气、生肌肉、避风寒的功效，能增强生育能力。

实

【性味】味苦、辛，性温，无毒。

【功效主治】可以起到助肾强腰膝、暖子宫的作用。聪耳、明目、轻身，能够让人肌肤润泽，精力旺盛。

附方

中风口吃 取艾叶适量，一头放入耳内，四面密封，用艾灸数次。患左灸右，患右灸左。

产后泻血不止 取干艾叶、老生姜各15克，灸熟，然后用水煎服。

盗汗不止 用熟艾10克、白茯神15克，乌梅3个，水适量，放入锅中煎，临睡前温服即可。

妊娠胎动 艾叶20克，酒800毫升，放入锅中，煮至400毫升，然后分2次服用。

诸痢久下 艾叶、陈皮等份，用水煎服即可。

地黄

【别名】地髓、芑。

【释义】多年生草本植物，高可达30厘米。它的苗初生时贴地，叶为深青色。叶中撺茎，茎上有细毛，茎梢开小筒子花，红黄色。花冠外紫红色，内黄紫色，花果期4~7月。生食有土气味。生于山坡及路旁荒地等处。

干地黄

【性味】味甘，性寒，无毒。

【功效主治】具有通血脉、益气力的作用，还有利耳目、助心胆气、强筋壮骨、提神、安魂定魄的效果。可以起到凉血生血、润肤的作用，对于皮肤疾病，各种湿热都有非常不错的效果。治跌打损伤，长时间服用能够轻身不老。治惊悸劳伤、心肺损、吐血、鼻出血、妇女阴道出血、产后血虚腹痛。

生地黄

【性味】性大寒。

【功效主治】主治伤身胎动下血，妇女崩中血不止。通月水，利水道，治产后血上薄心闷热。解诸热，能消除瘀血。

本草纲目（彩色精华版）

熟地黄

【性味】味甘、微苦，性微温，无毒。

【功效主治】治内伤引起的虚弱，女子伤中气、子宫出血、月经不调、产前产后百病。同时还治男子五劳七伤。滋肾水，滋补五脏，生精补血，治病后胫股酸痛，双眼模糊。又忌铜铁器，否则损肾。

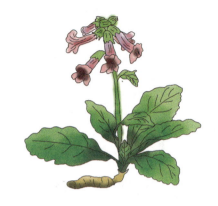

地　黄

附方

尿血、吐血、鼻出血　生地黄汁0.5升，生姜汁50毫升，蜜100毫升。共同调匀，服下即可。

月经不止　用生地黄汁、酒各1盏，在锅中煎后服用，每日2次。

产后百病　将地黄汁浸曲2升，糯米适量，进行发酵。等到酿熟后密封7天，取清澈的部分服用，经常食用。

鸡冠

【别名】鸡枪花、鸡公花。

【释义】在每年的3月长苗，等到夏天的时候，会长到五六尺。它的叶青而柔，穗和秕麦的形状非常的相似。可以用油盐进行炒食，味道很好。在每年的六七月，茎梢间开花，花朵和鸡冠很像。

苗叶

【性味】味甘，性凉，无毒。

【功效主治】主治疮痔及血病。

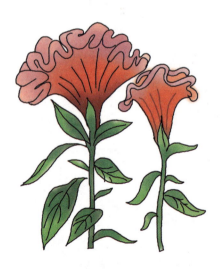

鸡　冠

子

【性味】味甘，性凉，无毒。

【功效主治】主治便血、痢脓血，赤白相杂者，尤其对于妇女非经期阴道出血的治疗效果非常好。

花

【功效主治】主治痔疮出血，妇女非经期阴道出血。

附方

月经不止 红鸡冠花一味，用来晒干，研为末，每次服用10克，空腹，用酒送服。同时，忌鱼腥猪肉等食物。

吐血 将白鸡冠花适量，放入锅中，用醋泡后煮7次，研末，每次服用10克，用热酒送下即可。

便血 用鸡冠花、椿根皮，等份为末，加炼蜜和成丸，如梧桐子大。每服30丸，黄芪汤送下。1日2次。

菊

【别名】节华、女节、女华、女茎、日精、更生等。

【释义】多年生宿根草本植物，菊花的适应性强，对气候和土壤条件要求不严，品种遍布中国各城镇与农村。味有甘、苦、辛之辨，有夏菊、秋菊、冬菊之分。

花、叶、根、茎、实

【性味】味甘，性平，无毒。

【功效主治】把菊作为枕头使用，可以起到聪耳、明目、轻身，使人肌肤润泽的效果。同时还可以起到养目血、去翳膜的效果。对于各种风证以及头眩肿痛、流泪等病症也有一定的作用。长时间服用，可以利血气，治腰痛，除胸中烦热。

白菊

【性味】味苦、辛，性平，无毒。

【功效主治】主治风眩，可以让人头发不变白。同巨胜、茯苓一起制作成蜜丸，服用后能够延年，益面色。

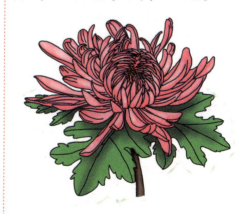

菊

附方

妇女阴肿　用甘菊苗适量，捣烂，放入锅中熬汤，先熏后洗。

痘疮入目生翳　用白菊花、谷精草、绿豆皮各等份，共捣成末，每次取适量，用干柿饼1个，淘粟米水放在一块煮，待水煮干的时候吃柿饼，每日吃3个。

饮酒过量，大醉不醒　取用秋天采的菊研末，饮服。

疗肿恶疮垂死之症　用菊花适量，捣汁，放入口中即可。

牛膝

【别名】山苋菜、以节菜。

【释义】多年生草本植物，高70~120厘米。在每年的三四月可以种植，嫩苗能够当蔬菜食用。种子矩圆形，长1毫米，黄褐色。

根

【性味】味苦、酸，性平，无毒。

【功效主治】逐瘀通经，补肝肾，强筋骨，利尿通淋，引血下行。用于经闭，痛经，腰膝酸痛，筋骨无力，淋证，水肿，头痛，眩晕，牙痛，口疮，吐血，衄血。

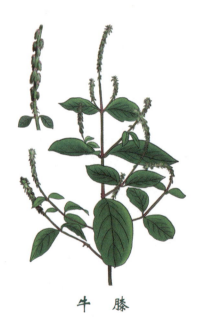

牛　膝

附方

女人阴部肿痛　牛膝250克，酒3升，放入锅中，然后煮取1升半，去掉滓，分3次服。

堕胎　牛膝1把，捣碎，然后用无灰酒煎，空腹服。

胞衣不出 牛膝 400 克，葵子 100 毫升，水 9 升，共同放入锅中，然后煎至 3 升，分 3 次服用。

消渴不止，下元虚损 牛膝 250 克，研末，然后用生地黄汁 5 升浸泡，日晒夜浸，汁干即可，然后制成蜜丸，每次空腹，用温酒送下 30 丸。

扁桃体炎 新鲜牛膝根适量，艾叶 7 片，和人乳一起捣后取汁，然后将汁灌入人鼻内，一会儿痰涎从口鼻中流出，病即愈。

苎麻

【别名】野麻、野苎麻、家麻、苎仔、青麻、白麻。

【释义】苎麻属半灌木，高 1～2 米；茎、花序和叶柄密生短或长柔毛。苗高可达七八尺，叶如楮叶但没有分叉，叶面青背白，有短毛。瘦果椭圆形，长约 1.5 毫米。花果期 7～10 月。

根

【性味】味甘，性寒，无毒。

【功效主治】清热利尿，安胎止血，解毒。用于感冒发热、麻疹、尿路感染、肾炎水肿、孕妇腹痛、胎动不安、先兆流产、跌打损伤、骨折、疮疡肿痛、出血性疾病。

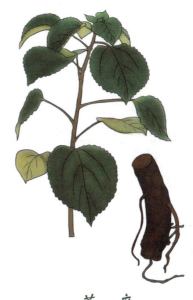

苎　麻

附方

痰哮咳嗽 取苎麻根适量，然后煅烧存性，并且研为末，用生豆腐蘸 15～25 克，食用，效果佳。

脱肛不收 苎麻根适量，捣烂，放入锅中煎汤，倒入盆中坐浴，效果良好。

小便不通 用苎麻根、蛤粉各 25 克，共研为末，每次服 10 克，空腹服用，用新鲜水送服。

龙葵

【别名】 苦葵、苦菜、天茄子、水茄、天泡草等。

【释义】 一年生草本植物，全草高 30～120 厘米。每年的 4 月生苗，可以食用。在 5 月的时候会开小白花。结的果实浑圆形，大如五味子，果上长有小蒂，数颗同缀。果实味酸，里面有细籽，像茄子的子。几乎全中国均有分布。喜生于田边、荒地及村庄附近。

苗

【性味】 味苦、甘滑，性寒，无毒。

【功效主治】 食用后可以起到解除疲劳、减少睡眠的作用，对于风证、补益男子元气虚竭有一定的效果。消热散血，压丹石毒。

子

【功效主治】 可以使人耳聪明目、轻身，同时对于人的肌肤润泽有一定的效果。让人精力旺盛，不易衰老。主治疗肿、风疾。

茎、叶、根

【功效主治】 主治痈疽肿毒、跌打损伤，可以起到清肿散血的作用。如果将根与木通、胡荽煎汤服，对于通利小便有不错的效果。

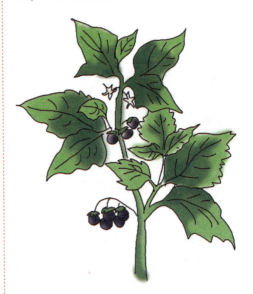

龙 葵

附方

脊背痈疽 取用龙葵 50 克，然后研为末，麝香 0.1 克，研匀后，外涂。

临产时产妇直肠脱出，肠出不收 龙葵 1 把煎水，先熏后洗，肠收而愈。

火丹 用龙葵的叶子，加入醋，研细为末，然后外敷即可。

跌打损伤，从高处坠下垂死的人 龙葵叶捣汁服，再用滓敷患处即可。

灯芯草

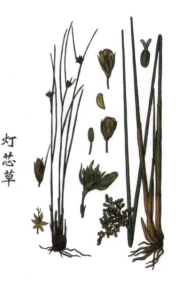

灯芯草

【别名】灯芯、灯草。

【释义】多年生草本水生植物，生用、朱砂拌用、煅炭用均可。夏末至秋季割取茎，晒干，取出茎髓，理直，扎成小把。灯芯草也是药用植物，其茎髓或全草可入药。

【性味】味甘、淡，性寒。

【功效主治】清心火，利小便。用于心烦失眠、尿少涩痛、口舌生疮。

附方

热证小便不利、淋沥涩痛 灯芯草配伍栀子、滑石、甘草梢等，一起煎服。

心经有热的烦躁、小儿心热夜啼 灯芯草可与淡竹叶配伍，用开水泡好，代茶喝；也可配伍车前草，煎汤服用。

款冬花

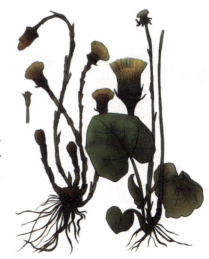

款冬花

【别名】款冻、颗冻、菟奚、虎须。

【释义】多年生草本，高10～25厘米。在每年的12月开黄花，高可达一两寸，不结种子。花茎长5～10厘米，具毛茸，叶像葵而大，根呈紫色。各种草木中只有它不畏冰寒，就算是被冰雪覆盖，也依然可以发芽生长。

【性味】味辛，性温，无毒。

【功效主治】润肺下气，止咳化痰。用于新久咳嗽，喘咳痰多，劳嗽咯血。

附方

咳嗽痰中带血 将款冬花、百合一起蒸好，然后焙干，各取等份，研成末，用蜜制成龙眼大的丸，每天临睡时嚼1丸，用姜汤送下即可。

口中疳疮 款冬花、黄连各等份，研为细末，然后用唾液调成饼子，先用蛇床子煎汤漱口，然后用饼敷，疮即愈。

紫花地丁

【别名】地丁草、地丁、箭头草、独行虎、羊角子、米布袋。

【释义】多年生草本，无地上茎，高4~14厘米，花果期4月中下旬至9月。

【性味】味苦、辛，性寒，无毒。

【功效主治】主要治毒蛇咬伤。对疔肿疗效较好，内服外敷均可。苦泄辛散，寒以清热，消痈散结。

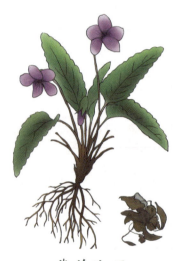

紫花地丁

附方

一切恶疮 紫花地丁根晒干，然后用罐盛，烧烟对疮熏，等到出黄水后，即可愈。

稻芒粘咽 稻芒入咽不得出的患者，服用紫花地丁咽下。

痈疽恶疮 紫花地丁（连根）、苍耳叶等份，一起捣烂，用酒搅汁，服用。

尿路感染 紫花地丁15克，金钱草、板蓝根各30克，车前子15克，玉米芯3个。水煎分2次服，每日1剂。

黄疸内热 用紫花地丁研末，每服15克，酒送下。

疔疮肿毒 用紫花捣汁服。或者用紫花地丁草、葱头、生蜜一起捣烂敷患处。还可以将紫花地丁根去粗皮，与白蒺藜共研为末，加油调匀涂患处。

败酱

【别名】苦菜。

【释义】多生长于山坡草地等地方，初生时，叶铺地而生，有锯齿，绿色。在每年的春天生苗，到了深冬才凋谢。除西北外，中国各地均有分布。

根

【性味】味苦，性平，无毒。

【功效主治】清热解毒，排脓破瘀。治肠痈，下痢，赤白带下，产后瘀滞腹痛，目赤肿痛，痈肿疥癣。

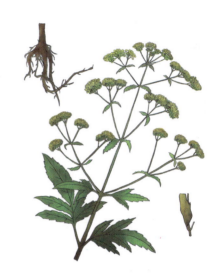

败 酱

附方

产后子宫余血不止 败酱、当归、续断、芍药、芎䓖、竹茹、生地黄（炒）各适量，水2升，煎取，空腹服用即可。

肠痈有脓 用米仁50克，败酱25克，附子10克，共捣为末，然后选用适量药末，加水2升，煎取1升，服下，脓会从小便尿出。

产后腰痛，即血气流入腰腿，疼痛不能转动 败酱、当归、川芎、芍药、桂心各适量，水2升，煎取，分2次服完。

子宫内膜炎 败酱草15克，野菊花10克，加水煎煮，滤去药渣，将药汁与粳米50克煮粥，粥熟后加适量糖即可。每日2次。

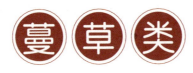

蔓草类

寒莓

【别名】寒刺泡、山火莓、岂陈晃、水漂沙、大叶漂、乔果。

【释义】以根、叶入药,全年可采,洗净切片,晒干或鲜用。藤蔓繁衍,茎有倒刺,叶子正面呈绿色而背面呈白色,在每年的六七月份开小白花,到了冬天苗叶也不凋落。生中低海拔的阔叶林下或山地疏密杂木林内。

【性味】味酸,性平,无毒。

【功效主治】清热解毒,活血止痛,安五脏,益精气,增强体魄。用于黄疸型肝炎,胃痛,月经不调,产后发热,小儿高热,痔疮。另可治疗严重的中风、身热大惊。长期服用能使人年轻不老。

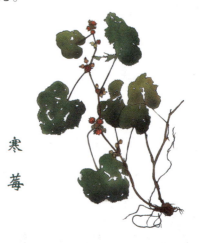

寒莓

附方

胃痛吐酸水 鲜寒莓根100克,鸡1只。放入锅中,加水、酒各适量,炖2小时,服用即可。

妇女腰痛,白带过多,月经不调 将鲜寒莓根200克,煎取汁,炖白鸡1只,服用即可。

痔疮 寒莓干根100克,猪直肠1节,一起放入锅中,炖服。

黄疸 寒莓根、虎刺、阔叶十大功劳、白马骨各25克,共放入锅中,水煎服用。

上呕下泻 鲜寒莓根50克,酸浆25克,积雪草15克。放入锅中,煎水,白糖引服。

土茯苓

【别名】禹余粮、刺猪苓、过山龙。

【释义】为多年生常绿攀援状灌木，多生于山坡或林下。蔓生，茎上有细小的斑点。它的叶不对生，根圆而大，连缀而生。肉柔软，可以生吃。浆果直径7~10毫米，熟时紫黑色，具粉霜。花期7~11月，果期11月至次年4月。

根

【性味】味甘、淡，性平，无毒。

【功效主治】解毒，除湿，健脾胃，调中止泻，强筋骨，舒通血脉，降胆固醇，解毒消肿，去风湿，利关节，解汞粉、银朱毒。

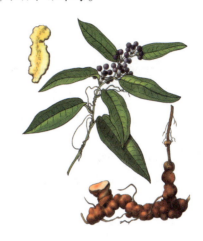

土茯苓

附方

小儿杨梅疮　土茯苓末用乳汁调服，月余自愈。

血淋　土茯苓、茶根各25克，水煎服，白糖作引。

风湿骨痛　土茯苓500克，去皮，猪肉适量，炖烂，分数次连渣服。

何首乌

【别名】野苗、交藤、交茎、夜合、地精、桃柳藤、赤葛、九真藤。

【释义】多年生缠绕藤本植物，茎为紫色，叶叶相对。在每年的三四月生苗，夏、秋季节开黄白花。其所结的籽有棱角。秋冬采根，有赤色和白色两种。花期8~9月，果期9~10月。生山谷灌丛、山坡林下、沟边石隙。

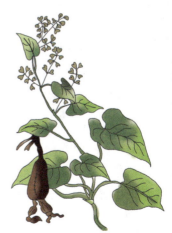

何首乌

茎叶

【性味】味甘，性温，无毒。

【功效主治】可以起到益精髓、壮气的效果，对于驻颜、延年益寿有良效。主治各种内外痔、腰膝之病。对于妇人恶血萎黄，产后各种疾病，白带带血，久痢不止有非常好的效果。养血滋阴，润肠通便，截疟，祛风，解毒。

根

【性味】味苦、涩，性温，无毒。

【功效主治】治各种内外痔，止心痛，益精髓，益血气，悦颜色。也治妇人产后及带下各种疾病。久服可使人延年不老。

附方

久疟阴虚，热多寒少，以此补而截之 何首乌适量，研为末，鳖血制成为丸，黄豆大，用五更白汤送下，服用2丸。

骨软风，腰膝疼，行履不得，遍身瘙痒 首乌和牛膝各500克。好酒1升，浸7宿，曝干，然后在木臼内捣末，制成蜜丸。每日空腹服用。

遍身疮肿痒痛 防风、苦参、何首乌、薄荷适量，各等份。共研为粗末，每用药半两，水、酒各一半，共用16升，煎数十沸，热洗。

木莲

【别名】黄心树。

【释义】木莲属常绿乔木，高可达20米。在树木墙垣上蔓延生长，一年四季都不会凋零。叶片厚实坚硬，不开花就结果。每年的六七月，果实里空而红。8月后里面就结满了细小的籽，味道微微有点涩。产长江流域至两广、云贵等省区。

【性味】味甘，性平，无毒。

【功效主治】壮阳，固精，消肿，暖腰脚，散毒排脓，催乳。治久痢，肠痔，心痛，背上恶疮。把叶研末服用，下利即愈。

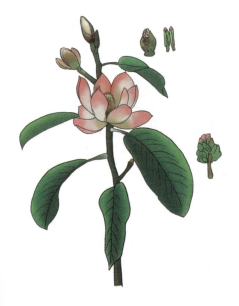

木莲

汁

【功效主治】主治风疬疥癣，用汁涂患处即可。

附方

疝如斗 木莲适量，烧研为末，然后用酒送服，每次服用10克。

主治血淋痛涩 可用藤叶1把，炙甘草，每天用水煎服。

乳汁不通 木莲2个，猪前蹄1个，共入锅中，煮烂食用，同时要将汤喝完，1日即好。

治脱肛 木莲连皮、子切炒，茯苓、猪苓各等份，共研末，每次服用10克，用米汤送下。

覆盆子

【别名】节、毕楞伽、大麦莓。

【释义】蔷薇科悬钩子属的木本植物，它的味酸甜，外形像荔枝。四五月份变红成熟，果实味道甘甜，植株为灌木，高1～2米。植物可入药，有多种药物价值。

【性味】味甘，性平，无毒。

【功效主治】益气轻身，令头发不白。治男子肾精虚渴、阳痿，补虚，强阴健阳，疗痨风虚，补肝明目。益肾脏，缩小便，悦泽肌肤，温中益力。

叶

【性味】味酸、咸，性平，无毒。

【功效主治】绞取汁滴在眼里，能够有效去肿赤。聪耳明目、轻身，使人肌肤润泽，精力旺盛，不易衰老。

根

【功效主治】治伤后疤痕，可以取根进行洗捣，澄粉晒干，加入少量的蜜糖，然后点入眼中，每天坚持，1星期即可消散。

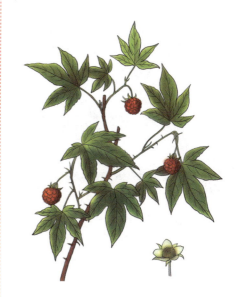

覆盆子

附方

阳事不起 取覆盆子适量，用酒浸泡，焙干，然后研为末。每天早晨用酒送服，每次服15克。

牙疼点眼 用覆盆子嫩叶适量，捣汁，点目眦，每日3~4次。

臁疮溃烂 覆盆子叶为末，然后用酸浆草洗好，1日1次。

五味子

【别名】荎藸、玄及、会及。

【释义】五味子分北五味子和南五味子，在每年的春天生苗，叶尖而圆。三四月份开花。秋季果实成熟时采摘，晒干或蒸后晒干，除去梗及杂质，生用或经醋、蜜拌蒸晒干用。北五味子主要产地为东北地区及内蒙古、河北、山西等地。南五味子粒较小。

【性味】味酸，性温，无毒。

【功效主治】主要用于养五脏，治中下气，止呕逆，消水肿心腹气肿，补虚劳，令人体润泽，止渴，除烦热，明目，暖水脏，治泻痢，补元气不足，收耗散之气，壮筋骨，治风消食，反胃霍乱转筋，痃癖奔豚冷气，解酒毒。

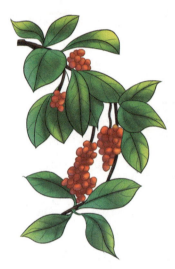

五味子

附方

久咳不止 用五味子15克，甘草7.5克，五倍子、风化硝各10克。为末，干噙。

阳事不起 新五味子500克，为末，酒服方寸匕，日三服。忌猪鱼蒜醋。尽一剂，即得力。四时勿绝，药功能知。

#

石蕊

【别名】石濡、石芥、云茶、蒙顶茶。

【释义】它的气味芳香，味道甘涩，和茶水差不多。主要生长在兖蒙山石上。植株矮小，呈白色。通常人们在初春刮取，曝晒干后馈赠他人，由于烟雾熏染，因此，也叫作云茶。

【性味】味甘，性温，无毒。

【功效主治】清热，润燥，凉肝，化痰，利湿。聪耳明目、轻身，使人肌肤润泽，精力旺盛，不易衰老。

附方

肺热咽喉有痰 石蕊花、麦冬、黄芩各15克。共入锅中，煎汤泡服即可。

肝热眼目昏障 石蕊花15克，木贼、薄荷各10克。共入锅中，煎汤泡服。

心热烦闷 石蕊花25克，莲子15枚。共入锅中，煎汤泡服。

脾热口疮 石蕊花15克，川黄连五分。共入锅中，煎汤泡服。

肾热小便淋闭，及湿热五疸诸疾 石蕊花25克，车前子、木通各15克。共入锅中，煎汤泡服。

咯血、吐血 石蕊花50~100克，煨水，服用即可。

干苔

【别名】海苔菜，苔菜。

【释义】干苔为石莼科植物条浒苔的藻体，长1尺多。主要生长于内湾或在平静的内湾泥底滩涂上。在中国的沿海地区均有分布，浙江、福建沿海生长较多。

【性味】味咸，性寒，无毒。

【功效主治】主治瘿瘤、瘰疬、痈肿、疮疖、瘿瘤结气。治痔杀虫。下一切丹石，杀诸药毒。

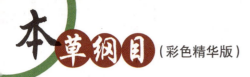

附方

心腹烦闷 干苔用冷水研如泥,然后饮用,即止。
杀虫 把干苔放入木孔中,可以杀虫。
止衄血 干苔研末,然后吹入鼻中,即可。
手背肿痛 将干苔捣烂,外敷,即可。

卷柏

【别名】万岁、长生不死草、豹足、交时等。

【释义】主要在石土上面生长,叶非常细,呈青黄色。分布于东北及内蒙古、陕西、福建、台湾、湖北、四川、贵州、云南、西藏等地。在每年的5~7月采,阴干。

【性味】味辛,性温,无毒。

【功效主治】卷柏用于经闭痛经,癥瘕痞块,跌扑损伤;卷柏灰用于吐血、崩漏、便血、脱肛。

附方

大肠下血 卷柏、侧柏、棕榈各适量,等份,烧存性,然后研为末。每次服15克,用酒送服,也可饭丸服。

远年下血 卷柏、地榆适量,焙好,等份,每次用50克,水1碗,煎数十沸,口服即可。

崩漏 卷柏15克,研成粗末,在锅中稍炒后,用沸水冲泡,1次喝完。

膀胱炎 卷柏100克,掺冰糖少许,2碗水煎成八分服用,数次即愈。

吐血、衄血 炒卷柏60克,白茅根30克,用水煎服。

因输卵管阻塞造成的不孕症 卷柏、铁刺铃各60克,用水煎服。

跌打损伤,局部疼痛 鲜卷柏每次50克(干25克)。每日1次,煎服。

腹痛、喘累及吐血 卷柏、小血藤、白花草、地胡椒各适量。用酒泡1周,中午空腹服。

癫痫 垫状卷柏100克,淡竹叶卷心50克,冰糖100克。水煎服。

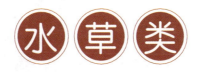

水草类

海藻

【别名】大叶藻、大蒿子、海根菜、海草。

【释义】海藻主要有两种。一种是马尾藻,长在浅水;另外一种是大叶藻,主要生长在深海中。无维管束组织,没有根、茎、叶的分化现象;另外,海藻不开花,没有果实和种子。生长在海岛上,黑色和乱发一样。

【性味】味咸,性寒,无毒。

【功效主治】软坚,消痰,利水,退肿。用于瘰疬,瘿瘤,积聚,水肿,脚气,睾丸肿痛。

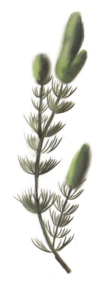

海 藻

附方

蛇盘瘰疬,头项交接者 将海藻菜用荞面炒好、白僵蚕炒好,各等份。研为末,以白梅泡汤,制成丸,每次服60丸,用米汤送服。

颌下瘰疬如梅李 海藻1斤,酒2升。渍数日,稍稍饮之。

石瘿、气瘿、劳瘿、土瘿、忧瘿 海藻、龙胆、海蛤、通草、昆布、矾石、松萝各0.3克,麦曲0.4克,半夏0.2克。上为末,酒服方寸匕,每日3次。

颌下卒结囊,渐大欲成瘿 海藻1斤,清酒2升。将以上2味,以绢袋盛海藻,酒渍,稍稍含咽之,每日3次。

本草纲目（彩色精华版）

海带

【别名】江白菜，昆布。

【释义】海带是一种在低温海水中生长的大型海生褐藻植物，主要出产于东海水中的石头上。和海藻非常的相似，有些粗，人们喜欢吃，营养价值很高，可入药。病及风下水。

【性味】味咸，性寒，无毒。

【功效主治】主治地方性甲状腺肿大。消痰软坚，泄热利水，止咳平喘，祛脂降压，散结抗癌。主催生，治妇人

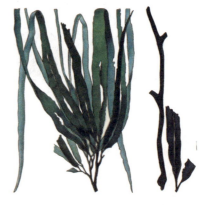

海带

附方

高血脂 取海带、绿豆各150克，红糖适量。把海带、绿豆共煮至熟烂，用红糖调味，每日服用2次，经常服用效果较好。

便秘 取海带60克，然后将其浸泡煮熟，加调味品适量，顿服，每日服用1剂。

高血压 取海带、草决明各30克，水煎，吃海带喝汤，或取海带适量，将其烘干研末，开水冲服，每日3次，每次5克，连用1~3个月为1个疗程。

慢性咽炎 取海带300克，白糖适量。将海带洗净、切丝，用沸水烫一下捞出，加白糖腌3日，每日早、晚各食30克。

水松

【别名】水松柏。

【释义】喜光，从幼苗开始就要求全光照。形状如松，海边的人常采它来吃。长期浸淹在水中虽能正常生长和开花结实，但生长缓慢，树干有扭纹。主要生长在海水中。花期2~3月，球果9~10月成熟。

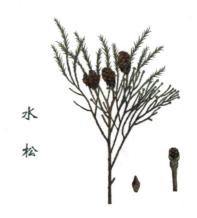

水松

【性味】味甘、咸，性寒，无毒。
【功效主治】利水消肿，杀虫解毒。用于中暑、小便不利，还有催生作用。

附方

风湿性关节炎，高血压　水松枝叶25克，用水煎服即可。
皮炎　鲜水松叶适量，用水煎，外洗。

水萍

【别名】浮萍。

【释义】在每年的三四月开始生长，到了5月的时候开白色的花。在叶子下面有微须。

【性味】味辛，性寒，无毒。

【功效主治】捣成汁服，可以治疗水肿，利小便。对风湿麻痹、脚气、跌打损伤等疾病均有效果。研成末能够治人中毒。主治暴热身痒，口舌生疮、下水气、眼红视物不清、吐血衄血、癞风丹毒。用来沐浴能够起到生毛发的作用。另外，还能够治疗热毒、风热症、疔疮肿毒、风疹。

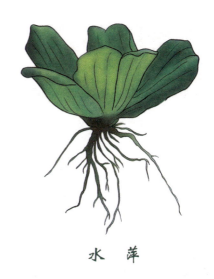

水　萍

附方

背部痈疽红肿　浮萍适量，捣烂，同鸡蛋清一起调匀，外涂即可。
鼻中衄血不止　浮萍适量，研为末，吹入鼻中即可。
面生黑斑　用紫背浮萍、防己各200克，煎浓汁擦于黑斑上，每日擦5次。
麦粒肿　浮萍适量，阴干为末，用生羊肝半个，同水一起煮熟，捣烂绞汁，然后调成末服。
消渴多饮者　浮萍适量，捣汁服用即可。

水藻

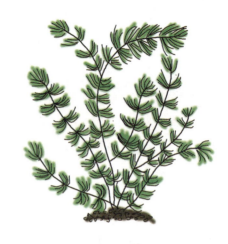

水藻

【别名】马藻。

【释义】属于藻的一种,在水中有很多。水藻的叶子大概有3寸长,两两对生,也叫做马藻;叶子较细,和鱼鳃相似。

【性味】味甘,性寒、滑,无毒。

【功效主治】可以起到去暴热、热痢的效果,捣成汁服具有止渴功能。小儿赤白风疹,捣烂外敷即可。也可用于感冒、高血压等症。

附方

热毒肿并有丹毒 取水藻适量,捣烂,外敷,治丹毒效果非常好。

##

酢浆草

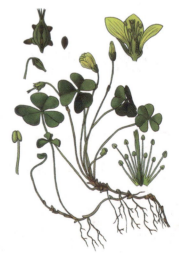

酢浆草

【别名】酸浆、三叶酸、三角酸、酸母、醋母等。

【释义】多年生草本植物,冬季不凋谢。它的苗高1~2寸,丛生,非常容易繁衍。通常一枝会有3叶,而且每叶会分成2片。在每年的4月开黄花。夏季有短期的休眠,全草可入药。

【性味】味酸,性寒,无毒。

【功效主治】清热解毒,消肿散瘀。洗后研末可以治疗妇人血结。

捣烂后敷涂，能够治疗恶疮痔瘘，对于烧伤、烫伤及蛇蝎咬伤有一定的效果。煎汤洗痔、脱肛有良效。

附方

牙齿肿痛 酢浆草1把，洗净，川椒49粒，去籽。2种食材共同捣烂，再用绢布裹成如筷子大小，切成如豆粒大，每次用一块塞痛处，效果很好。

二便不通 酢浆草、车前草各适量，共捣汁，然后加砂糖5克，调服。不通再服即可。

小便血淋 用酢浆草适量，捣汁，煎五苓散，服用。

石韦

【别名】石皮、石兰。

【释义】属中型附生蕨类植物，植株可达30厘米。多生在背阴的崖缝处，附生于低海拔林下树干上，或稍干的岩石上。它的叶子大的长近尺，宽有寸余，和树皮一样，在背面有黄毛。

【性味】味苦，性平，无毒。

【功效主治】利水通淋，清肺泄热。治淋痛，尿血，尿路结石，肾炎，崩漏，痢疾，肺热咳嗽，慢性气管炎，金疮，痈疽。

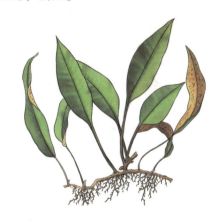

石韦

附方

小便淋痛 将石韦、滑石等份，研为末，每次饮1匙，效果较佳。

便前有血 石韦为末，茄子枝煎汤服用，每次服用10克。

气热咳嗽 石韦、槟榔等份，为末，姜汤服10克。

崩中漏下 石韦适量，研为末，每次服15克，温酒服，很有效果。

本草纲目（彩色精华版）

石斛

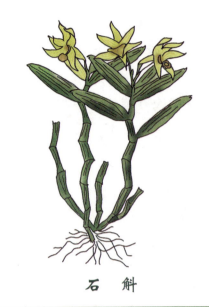

石 斛

【别名】 金钗、禁生、林兰、杜兰、霍石斛等。

【释义】 5月生苗，茎直立，肉质状肥厚。7月开花，10月结果实。它的根细长，为黄色。多生长在山谷中，生长在石头上的最好。

【性味】 味甘，性平，无毒。

【功效主治】 养阴清热，生津利咽。治疗热病伤津、胃阴不足证；聪耳明目、轻身，使人肌肤润泽，精力旺盛，不易衰老；治虚热不退、消渴、强腰。

附方

睫毛倒入 川石斛、川芎各等份，研为末，然后在口内含水，随左右搐鼻，每日2次。

飞虫入耳 石斛数条，去根，一边插入耳中，四边用蜡封闭，用火烧石斛，尽则止。

毒草类

凤仙

【别名】 急性子、早珍珠、金凤花、小桃红、夹竹桃等。

【释义】 一年生草本花卉，叶子长而尖，有锯齿，花有黄、白、红、紫等，从夏初到秋末，连续不断开花。花期7~10月。每年的2月下种，苗高二三尺。结的果实较大，和樱桃差不多大。

子

【性味】 味微苦，性温，有小毒。

【功效主治】 行瘀降气，软坚散结。有软坚、消积之效，用于治噎膈、骨鲠咽喉、腹部肿块、闭经。

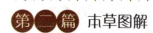

第二篇 本草图解

花

【性味】味甘,性温,无毒。

【功效主治】可以治疗蛇伤。晒干后研成粉末,用酒服可以活血消积。另外,治疗男性腰胁引痛不可忍。

根叶

【性味】味苦、辛,性平,有小毒。

【功效主治】散血,通经。对于鸡、鱼骨刺卡喉,误吞铜、铁,跌打肿痛等,都有着非常好的效果。

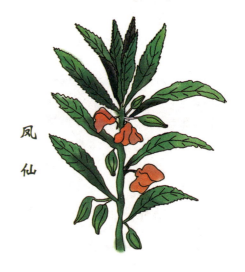

凤仙

附方

风湿卧床 金凤花、柏子仁、朴硝、木瓜各适量,然后共同煎汤洗浴,每日2~3次。

咽喉骨鲠 金凤花根适量,嚼烂噙咽,骨自下,鸡骨最为有效。随后用温水进行漱口,避免损伤牙齿。

骨鲠得很危险的人 白凤仙子适量,研为末,然后放入水中,将药液用竹筒灌入咽喉中,不能够碰到牙齿。

甘遂

【别名】甘藁、陵藁、甘泽、重泽、苦泽、白泽等。

【释义】多年生草本,高25~40厘米。苗像泽漆,茎短小,叶有汁液,根为红色。分布于中国大陆的甘肃、山西、陕西、宁夏、河南等地,多生在低山坡、荒坡、沙地、田边和路旁。

根

【性味】味苦、性寒,有毒。

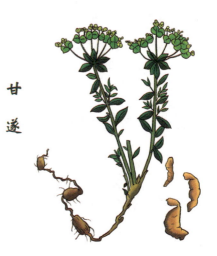

甘遂

【功效主治】泻水逐肿，消肿散结。外用可消肿结以治痈肿疮毒。内服治喘咳，大小便不通，痰饮积聚，胸满气喘，癫痫，腹水，水肿。

附方

麻木疼痛 用甘遂100克，蓖麻子仁200克，樟脑100克。以上所有药材捣做饼，外敷。内饮甘草汤。

耳卒聋闭 甘遂半寸，用绵裹好，然后插入两耳中，在口中嚼少量的甘草，耳卒自然通。

大小便不畅，胀急欲死 可以选用甘遂25克，然后用胭脂坯子十文，研为末，调匀，每次服用5克，即可。

半夏

【别名】守田、水玉、地文、和姑。

【释义】每年的2月生苗，块茎圆球形，直径1~2厘米，具须根。5月、8月采根，以灰裹2日，汤洗晒干。广泛分布于中国长江流域以及东北、华北等地区。

根

【性味】味辛，性平，有毒。

【功效主治】降逆止呕，消痞散结。用于痰多咳喘，痰饮眩悸，风痰眩晕，胸脘痞闷，梅核气，痈疽肿毒。另外，还治疗胃不和、卧不安等。

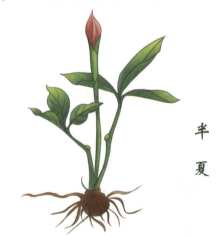

半夏

附方

化痰镇心 选取半夏1斤，用汤泡7次，然后研为末筛过，用水浸3日，生绢滤去滓，澄清晒干，姜汁与糊制成丸。

老人风痰 半夏适量，泡7次，焙好，消石各2.5，研为末，入白面50克，捣匀即可，水和丸，用姜汤服下50丸即可。

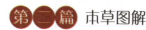

大戟

【别名】下马仙、邛巨。

【释义】多年生草本植物，高可达80厘米。春天生芽，红色，慢慢地长成一丛，高有1尺多，每年的三四月开黄紫色的花。秋、冬季可采根，阴干。生长于山坡、路边、荒坡或草丛中。

根

【性味】味苦，性寒，有小毒。

【功效主治】主治水肿胀满、痰饮积聚、痈肿疔毒、二便不通。具辛散之性，苦寒下泄；为泻水逐饮之峻药。用治痈肿疮毒、瘰疬痰核，内服、外用均可。

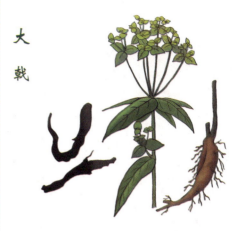

附方

牙齿摇痛 大戟适量，外敷于痛处，非常有效果。

水肿喘急 大戟炒100克，干姜炮25克，为散，每次服用15克，用姜汤服下。

水气肿胀 大戟50克，广木香25克，研为末，五更酒服7.5克，取河水后，以粥补之，忌咸物。

附子

【别名】乌头。

【释义】多年生草本，高0.6~1.5米。果实较小，黑色。苗高三四尺，茎为四棱，叶像艾叶，紫青色的花是穗状的。花期9~10月份，果期10~11月份。生于山地草坡或灌丛中；多为人工栽培。

【性味】味辛，性温，有大毒。

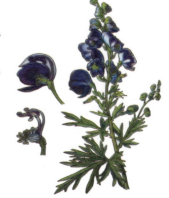

【功效主治】 补火助阳，逐寒除湿，止痛。治小便白浊，小便虚闭，适用于脾肾阳虚证、阳虚水肿证、阳虚外感证。主治亡阳欲脱，肢冷脉微，阳痿，宫冷，寒厥头痛。

附方

十指疼痛 感到麻木不仁的患者，用生附子去皮脐，木香等份，生姜5片，共入锅内，然后用水煎，温服。

小便白浊 熟附子为末，每服10克，姜3片，水1盏，煎六分，温服。

小便虚闭 附子1个，炮去皮脐，盐水浸良久，泽泻50克，每服20克，水1盏半，灯芯半茎，煎服即愈。

经血不调 熟附子去皮，当归等份，每次服15克，水煎服即可。

第二章 谷部

稻类

稻

【别名】徐、糯。

【释义】一年生水生草本，秆直立，高 0.5～1.5 米。多在南方的水田中种植。米性黏，性温，能够用来酿酒，同时也可以蒸糕或者炒食。稻的种类非常的多。

【性味】味甘，性温，无毒。

【功效主治】益气，止烦渴。治霍乱，解毒。可以让人气血充足、通畅。能够起到益气、止泻的功能。做成粥服食，具有消渴的作用。

米泔

【性味】味甘，性凉，无毒。

【功效主治】益气，解毒。食鸭肉不消化者，饮 1 杯就能够消除病症。

稻花

【功效主治】可以起到白牙和乌须的效果。

稻秆

【性味】味辛、甘，性热，无毒。

【功效主治】主治黄疸，煮成汁和酒服用效果较好。如果将它烧成灰，还可以治疗跌打损伤。而烧成灰浸水喝，又能够治疗消渴。

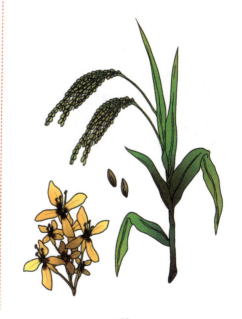

稻

糯糠

【功效主治】对于牙齿发黄有非常好的效果,方法是烧后取白灰,然后天天用来擦牙。

谷芒

【功效主治】治黄疸病。煎成汁饮用能够起到解虫毒的效果。

附方

噤口痢 用糯谷1升,爆出白花,去壳,然后用姜汁拌湿,再炒,研为末。每次用白开水服用,3次即可。

鼻衄不止,服药没有效 糯米炒成微黄,研为末。用新井水调服,吹少许入鼻中即可。

疯狗咬伤 糯米1碗,斑蝥黄去之,再入7个,蝥黄又除去,又入7个,等到米出烟,去斑蝥,然后研为末,用油调敷,即可痊愈。

竹刺入肉 用糯米3升,用冷水浸。1日换2次水,取出阴干,用绢袋盛好,挂通风处。每次用时即取,炒黑研为末,然后用冷水调如膏药,外敷即可。

粳

【别名】杭。

【释义】中国各地均有栽培,有早、中、晚三季,通常来说,软而黏的被称为是糯稻,硬而不黏的称为是粳稻。粳被认为是谷稻的总称,南方水土肥美,因此非常适合种植。

盛,不易衰老。经常食用干粳饭,人不容易噎。陈米可以下气,对于患者来说非常的好。

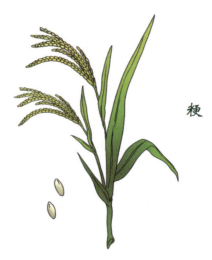

粳

粳米

【性味】味甘,性平,无毒。

【功效主治】主治泻痢、胃气不足、口干渴、呕吐、诸虚百损等。健壮筋骨、益肠胃、通血脉、调和五脏、聪耳明目、轻身,使人肌肤润泽,精力旺

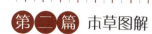

浙二泔

【释义】就是第2次的淘米水，清澈可用，因此叫浙二泔。

【性味】味甘，性寒，无毒。

【功效主治】可以起到清热、止烦渴、利小便的作用。

红莲米

【性味】色赤，味甘，性平，质软。

【功效主治】健胃消食，和脾，补气。

光粳米

【性味】味甘，性平。

【功效主治】健胃，消食，益精。

炒米汤

【功效主治】益胃，除湿。

禾秆

【功效主治】能够解砒霜毒。可以先把它烧成灰，用水淋汁，过滤清澈后冷服，毒马上就可以排除。

附方

感冒，身不恶寒而心发热者　生石膏100克，粳米150克。石膏研细，加水与粳米同煮至米烂熟，得米汤2碗，趁热饮

小儿初生无皮，全身发红，受孕不足　用早白米粉扑胎儿全身，肌肤自然就会长出。

气动心痛　粳米1升，然后加入水6升，煮沸，温服即可。

吐血不止　陈放的红色米泔水，温服，1日3次。

籼

【别名】早稻、占稻。

【释义】通常来说，在地势较高的旱地均可种植。根据稻谷的收获季节，分为早籼米和晚籼米。和粳相似，不过要比粳米小。现在的品种较多，一般有红、白两种颜色。

籼米

【性味】味甘，性温，无毒。

【功效主治】能够起到温中益气的作用，另外，也可以养胃和脾，除湿止泻。

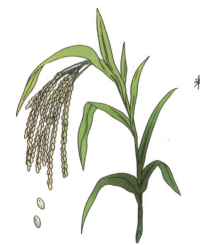

籼

秆

【功效主治】反胃,用火烧成灰,然后再淋水成为灰汁,温服,达到使人呕吐的地步,如果胃中有虫,也可杀死。

舂杵头细糠

【性味】味辛、甘,性热。

【功效主治】治疗呃噎。将它烧成灰,然后用水服下,能够让孕妇顺产。

附方

开胃、助食 将粳米和芡实一起煮粥,至乳汁状,适量喂食初生婴儿,有开胃的效果。

稷粟类

黍

【别名】黍米。

【释义】中国小杂粮的一种,一年生粮食作物,主要有红、白黄、黑几个品种。白黍米黏性次于糯米,红黍米的黏性最强,用来煮粥非常的好。

【性味】味甘,性温,无毒。

【功效主治】食用太多的话容易让人发热、心烦,严重的话会导致瞌睡、筋骨乏力。如果把它嚼成浓汁,外用,可以治疗小儿鹅口疮。小儿吃的太多,会延迟行走能力。

丹黍米

【性味】味甘,性寒,无毒。

【功效主治】主要治疗咳嗽、哮喘、霍乱等病症。另外也可以止泻痢,除热,止烦渴。

丹穰、茎并根

【性味】味辛,性热,有小毒。

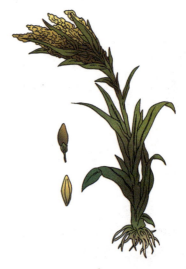

黍

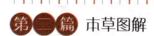

【功效主治】如果煮成汁喝，可以解苦瓠毒。用来洗浴身体，能够起到去水肿的效果。把它烧成灰，然后和酒服，对于妊娠尿血有很好的效果。

附方

食鳖引起的包块 新收的红黍米的淘米水，每日生服1升，2~3天后即可治愈。它不可以和蜜及葵菜一起食用。

饮酒不醉 赤黍渍以狐血，阴干。在饮酒的时候，取1丸放在舌下含，令人不醉。

脚气冲心 黍穰1石，放入锅中煮汁，入椒同1升，煮沸10次，渍泡全脚，大约3~4次即可治愈。

全身水肿 用黍米的腐茎煮水洗浴，能够有效治疗遍身水肿。

心痛久不愈 黍米淘汁即可服用。

骨关节脱臼 用黍米粉、铁浆粉各半斤，葱1斤，一起放入锅中炒存性，研成末。用醋调服。

男子阳萎 黍米100克，放入锅中煮成稀粥，然后和酒同饮，发汗即可。

梁

【别名】黄粱、白粱、红粱。

【释义】一年生草本植物，在谷类中营养价值较高。须根粗大，秆粗壮，直立，高0.1~1米。可以供食用，也可入药。中国黄河中上游为主要栽培区，其他地区也有少量栽种。

白粱米

【性味】味甘，性寒，无毒。

【功效主治】能够起到和中、止烦渴的效果。可以达到除热、益气的目的，而且能够舒缓筋骨。对于患有胃虚呕吐的人，用粱米汁、姜汁一起服，有非常好的效果。

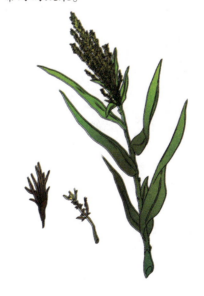

梁

青粱米

【性味】味甘，性寒，无毒。

【功效主治】煮粥食用可以健脾，治泄精。它的谷芒多而米少，对病人的治疗效果非常好。可以治疗胃痹，热中消渴。同时还具有止泻痢、利小便的作用，能够让人长寿。

黄粱米

【性味】味甘，性平，无毒。

【功效主治】具有益气、和中的作用。止泻痢，治霍乱，除烦热。

附方

脾虚泻痢 用青粱米半升，神曲100毫升，每天都煮粥食，即愈。

老人血淋 用车前子500毫升，然后用绵裹好，煮汁，加入青粱米400毫升，煮汁，食用即可。

中一切药毒，烦闷不止 用甘草150克，水5升，放入锅中，然后煮剩2升，去渣，加入青粱粉50克，煎食即可。

手足生疣 取白粱米粉，铁铫炒红，然后研为末，以众人唾沫调好，厚1寸，涂上立即消。

秫

【别名】糯秫、糯粟、黄糯。

【释义】一年生草本。秆实心，中心有髓。有赤、白、黄三色，均可酿酒、熬糖。秫米似黍米，较小，不适合作饭，但是是酿酒的好原料，花果期6～9月。

米

【性味】味甘，性寒，无毒。

【功效主治】可以利大肠，并且可治疗漆疮等病症。对于筋骨挛急、疮疥毒热都有效果。

根

【功效主治】用其来煮汤，能够用来治疗风疾。

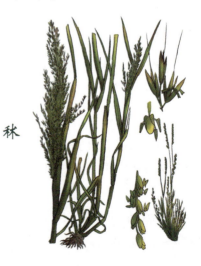

秫

附方

肺疟寒热，痰聚胸中，病时令人心寒，寒热交替伴惊恐不安 常山15克，甘草五分，秫米35粒。以上药材共入锅中，水煎，发病时分作3次服。

妊娠下水，黄色如胶 秫米、黄芪各50克，水7升，放入锅中煎成3升，分3次服。

赤痢 秫米1把，鲫鱼1条，煮粥食用。

筋骨挛急 用秫米1石，曲3斗，地黄1斤，茵陈蒿（炙黄）半斤。酿酒，服用即可。

被狗咬伤或冻疮 将秫米嚼啐，然后放入伤口处，有利于早愈。

粟

【别名】籼粟。

【释义】为单子叶植物，茎细直，中空有节。有青、赤、黄、白、黑诸色。没有黏性，北方人称它为小米。花期5~8月，11月至次年1月盛产。

粟米

【性味】味咸，性寒，无毒。

【功效主治】能够起到养肾气、益气的作用。治疗胃热消渴，止痢，抑制丹石毒。加水服用后可以治热腹痛。制成粉末，然后再用水过滤成汁，可以解多种毒。用它煮粥，食用后有利于丹田，补虚损，益肠胃。

粟奴

【功效主治】粟苗在抽穗的时候，通常会长出煤黑色，这就是粟奴。具有利小肠、除烦闷的功效。

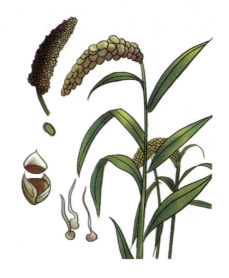

粟

粟泔汁

【功效主治】主治霍乱，发热，心烦渴等，粟泔汁服用后，马上可以病愈。

粟糖

【功效主治】治疗痔漏、脱肛，同时可以配合不同的药薰患处，有很好的

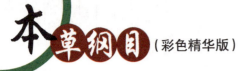

效果。

酸泔和淀

【功效主治】用它煎水洗浴，能够起到杀虫的目的。服用可以治痔。将它和臭樗以煎熬服用，能够治小儿消化不良以及腹泻。

附方

胃热消渴 以陈粟米放入锅中，煮饭，等到干后再食用，治疗效果非常好。

汤火灼伤 将粟米炒焦，然后加水，澄清后取汁，煎稠，频敷患处，即可止痛，消瘢痕。

小儿丹毒 嚼粟米，然后敷到患处即可。

反胃吐食，脾胃气弱，消化不良，汤饮不下 用粟米半升，磨成粉，加水调成丸，加入少量盐，空腹和汁吞下，即可。

鼻衄不止 粟米粉同水煮，服用。

罂子粟

【别名】像谷、御米。

【释义】在每年的三四月间出茎，结青苞，等到花开了以后，青苞脱落。花有四瓣，果在花中。它的果实中有非常小的白米，不仅能够用来食用，同时也可以用来榨油。

米

【性味】味甘，性平，无毒。

【功效主治】驱风通气，驱逐邪热。可以将罂粟米同竹沥一起煮粥食用，治疗的效果特别好。然而，不能多吃，否则会导致动膀胱气。对于泻痢、润燥有一定的作用。

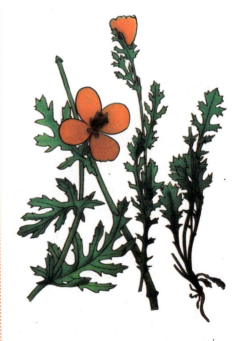

罂子粟

壳

【性味】味酸、涩，性寒，无毒。

【功效主治】可以起到止泻痢、固脱肛的作用，对于遗精、喘咳都有效果，同时还可以敛肺涩肠，止心腹筋骨各处的疼痛。

附方

大便溏泄不止 罂粟壳1枚，乌梅肉、大枣肉各10枚，然后放入锅中，加水适量煎取温服。

泻痢赤白 把罂粟子炒干，罂粟壳烤干，各取等份，研为末，炼蜜丸，每次服用30丸，用米汤饮下即可。

反胃吐食罂粟粥 白罂粟米300毫升，人参末15克，生山药细切，研末，将以上3物以水300毫升，煮至600毫升，用生姜汁以及盐花少许，服用。

薏苡

【别名】薏珠子、回回米。

【释义】一年生粗壮草本，须根黄白色，相互交结，味甜。在每年的春季生苗抽茎，高三四尺。秆直立丛生，高1～2米，开红白色花。五六月结实，主要为青白色，通常情况下在平泽及田野种植。

仁

【性味】味甘，性寒，无毒。

【功效主治】健脾利湿，清热排脓，美容养颜。治小便不利，水肿，脚气，脾虚泄泻，风湿痹痛，筋脉挛急，肺痈，肠痈，白带。

根

【性味】味甘，性寒。无毒。

【功效主治】治疗淋病，水肿，白带，虫积腹痛，胸胁痛，黄疸。

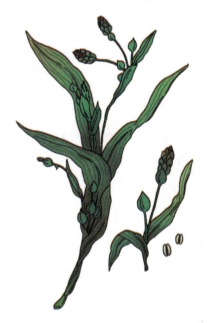

薏 苡

叶

【功效主治】将它作成饮料,味道甘美,对于中空膈有效。夏季的时候,煎熬饮服,可以起到暖胃、益气血的作用。

附方

筋急拘挛 薏苡仁适量,研为末,同粳米煮粥,食用即可。

肺痈咳唾,心胸甲错者 用醇酒煮薏苡仁,等到微温时顿服,对于肺有血的患者,咯出后即愈。

肺痈咯血 米仁300毫升捣烂,水2大盏,煎为1盏,入酒少许,分2次服用。

肺脓肿咯脓血 薏苡仁500克,然后加水3升,放入锅中煎至1升,用少量酒送服。

天阴后风湿身疼 麻黄100克,甘草、薏苡仁各50克,水4升。以上药材共入锅中,煮至2升,分3次服。

肺肿喘急 用郁李仁100克,然后研为末,以水滤汁,煮薏苡仁饭,常食用。

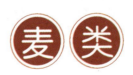

麦类

小麦

【别名】麸麦、浮麦、浮小麦、空空麦、麦子软粒、麦。

【释义】一种在世界各地广泛种植的禾本科植物,一年生草本,高30~120厘米。花果期7~9月。是五谷中价值最高的。

【性味】味甘,性寒,无毒。

【功效主治】可以起到除热、止烦渴、利小便的作用。另外,还可以补养肝气,治咽喉干燥,止漏血唾血等。非常适合有心病的患者。把它烧成灰,再用油调和,可涂治不同的疮及汤火灼伤。煎熬成汤,进行食用,能够治疗淋病。

浮麦

【性味】味甘、咸,性寒,无毒。

【功效主治】益气,除热,对于止

自汗盗汗有一定的效果。治大人、小孩结核病，虚热，妇女劳热等。

面

【性味】味甘，性温，有微毒。

【功效主治】养气，补不足，补虚，养肠胃，治疗中暑、马病肺热。长时间食用，使人肌肉结实，增强气力。敷在痈疮伤处，能够起到散血止痛的作用。

麦麸

【功效主治】醋蒸后，用来熨手脚，可以有效治疗风湿痹痛、寒湿脚气，效果非常的好。瘟疫、热疮、汤火疮溃烂、跌伤折伤等均可使用。另外，研成末服用还能够止虚汗。

麦粉

【性味】味甘，性凉，无毒。

【功效主治】能够起到益气脉、和五脏、调经络的作用。炒麦粉，然后用汤送服，可以去痈疾。麦粉和醋熬成膏，能够消痈肿，治火汤伤。

面筋

【性味】味甘，性凉，无毒。

【功效主治】具有宽中益气的作用。解热和中，对于劳热患者非常适合。它可以作为素食，人们多用来炒食。

麦

【性味】味甘，性寒，无毒。

【功效主治】消渴，止烦。

麦苗

【性味】味辛，性寒，无毒。

【功效主治】能够起到解除瘟疫狂热、除烦闷、消胸膈热、利小肠的作用。同时还可以消除酒毒暴热、黄疸目黄等症状。将它捣烂，然后绞成汁，每天饮用即可。除此之外，制成粉末食用，可以让人肌肤红润。

麦奴

【功效主治】清热毒，解丹石毒，包括不同的阳毒温毒、发热口渴温疟等病症。

麦秆

【功效主治】主要治疗疣痣，去除坏死组织。

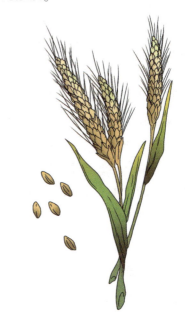

小　麦

附方

颈上长瘤 用小麦1升,醋1升,浸泡后取出,晒干,研为末,海藻磨末,和匀,用酒送服,每日3次。

白癜风 小麦摊在石上,烧铁物压出油,搽患处,即可。

消渴 小麦作饭,或者熬粥食用。

老人小便五淋 小麦1升,通草100克,水3升。放入锅中,煮至1升,服用即可。

小便尿血 麸皮炒香,然后用肥猪肉蘸食即可。

衄血,口、耳、鼻皆出者 白面加盐少许,用冷水调服,每次服用15克。

中暑猝死 井水和面,调服。

荞麦

【别名】乌麦、花荞。

【释义】一年生草本植物,生育期短,抗逆性强。苗高达一两尺,开白色的小花,每年立秋的时候播种,到了8月的时候收割,可以食用。

【性味】味甘,性平、寒,无毒。

【功效主治】能够起到充实肠胃、消积滞、消热肿风痛、增长气力的作用。用醋和粉一起调好后,外敷可以治小儿丹毒红肿热疮。另外,用砂糖水进行调和可以治疗痢疾。

叶

【功效主治】可以起到下气的作用,对耳目有好处。但吃的太多容易导致轻微的腹泻。

秸

【功效主治】主要治溃烂的痈疮,对于去除坏死组织以及面痣有非常好的效果。

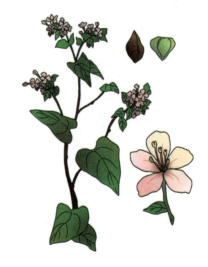

荞麦

背部痈疽及一切肿毒 荞麦面、硫黄各100克，共研为末，然后用井水和做饼，晒干收藏。每次吃1个饼，磨水后外敷。

主治水肿喘满 生大戟5克，荞麦面10克，和水一起混合，做饼，烘熟研末，空腹用茶服。

汤火伤 取荞麦面，研为末，用水调和，外敷。

男子白浊，女人带下 用荞麦炒焦，然后研为末，鸡蛋清调和，制成丸。每次服用50丸，用盐汤送服，每日3次。

痘疮溃烂 荞麦粉适量，反复敷涂即可。

肠绞痛 荞麦面1撮，炒好，加水调服。

痘黑凹陷不起 荞麦面适量，煮食，即发起。

大麦

【别名】牟麦。

【释义】是一种主要的粮食和饲料作物，由于麦粒较大，因此得名大麦。有黏性的大麦叫做糯麦，能够酿酒和做糖。中国的大麦现多产于淮河流域及其以北地区。

【性味】味咸、甘，性温、寒，无毒。

【功效主治】主消渴，除热毒，止泻，滋补虚劳，益气调中。能够使血脉强壮，肌肤红润，同时还可以消化谷食，不动风气。长时间食用大麦，还能够让人肌肤滑腻、饱满。

大麦苗

【功效主治】把大麦苗捣汁服用，对于各种黄疸都有效果。冬季手脚长冻疮，能够通过大麦苗煮汁浸洗治疗，效果很好。

大麦奴

【功效主治】主治发热，消除药毒等疾病。

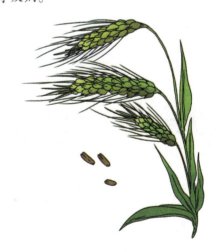

大麦

附方

刀剑椎戳，腹破肠出 大麦5升，水9升，放入锅中，煮取4升，然后用绵布过滤取汁，等到冷了，令患者卧席上，含汁喷肠，肠渐入，再喷他的背即可。

麦芒偶入目中 大麦煮汁，洗目，即出。

雀麦

【别名】燕麦。

【释义】多年生禾草，须根入土深，呈棕黄色。雀麦的皮去掉，然后和面蒸吃，味道香甜。它的苗叶较小，果实要比麦细很多。花、果期4~6月。

米

【性味】味甘，性平，无毒。

【功效主治】可以起到充饥滑肠的作用。

苗

【性味】味甘，性平，无毒。

【功效主治】煮汁服用后能够治疗女人难产。

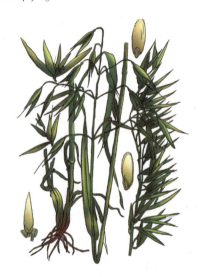

雀 麦

附方

胎死腹中及胞衣不下 用雀麦1把，水5升，放入锅中，煮为2升，温服即可。

动脉粥样硬化 将15克玉竹用冷水泡发，煮沸20分钟后取汁，再用清水煮沸20分钟取汁；合并2次药汁，加入100克麦片，用文火熬煮成稠粥，加适量蜂蜜食用。

色斑 牛奶配适当的雀麦敷于脸部20分钟，每天睡前敷面。

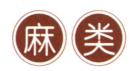

麻类

胡麻

【别名】巨胜、方茎、脂麻、油麻。

【释义】一年生草本，苗梗如麻，叶子圆而有光泽，开黄花。中国主要分布在黑龙江和吉林两省。

【性味】味甘，性平，无毒。

【功效主治】具有润养五脏、利大小肠、耐寒暑、驱湿气、滋实肺气、止心惊、补产后体虚疲乏的作用。研成细末后涂抹在头发上，能够让头发生长。同时也能够将它煎成汤，这样可以洗恶疮以及妇女阴道炎。对于精神错乱的患者来说，长时间食用有非常好的效果。

白油麻

【性味】味甘，性寒，无毒。

【功效主治】将其调成汁，服用后能够治外来邪热。治疗体虚，舒经络，通血脉，滑肠胃，使肌肤红润。生嚼胡麻，然后用它来外敷，可以治疗小儿各种疮。

胡麻油

【性味】味甘，微寒，无毒。

【功效主治】能够起到去头面热风的作用，下三焦热毒气，除一切恶疮疥癣、肠内结热，治蛔虫腹痛。用陈油煎膏，可以让人的肌肉生长，同时还能够消痈肿，补皮裂，治产妇胞衣不落。

胡麻苗

【性味】味甘，性寒，无毒。

【功效主治】主要治疗五脏邪气，对于风寒湿疹也有一定的作用。益气血，补脑髓，长时间服用能够让人聪耳明目，同时不感到饥饿，延长寿命。将其熬成汁洗头，能够达到去头屑的作用，还能让肌肤红润、有光泽。

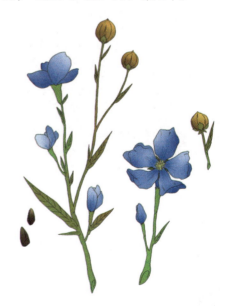

胡　麻

胡麻花

【功效主治】可以使秃顶生发,起到润滑大肠的作用。另外,还能够治疗人的赘肉,用它擦洗,效果非常好。

青蘘

【性味】味甘,性寒,无毒。

【功效主治】可以起到补脑髓的作用,使人耳聪目明,延长寿命。治疗五脏邪气,去头屑,润滑肌肤。另外,还可以治疗月经不调。

附方

妇女外阴生疮作痒 胡麻嚼烂,外敷,效果佳。

牙齿痛肿 胡麻加水,在锅中煮汁,含漱吐出即可。

疗肿恶疮 用胡麻烧灰,然后加针砂等量,研为末,醋调和敷,每日3次。

小便尿血 胡麻3升,研为末,以东流水浸1夜,绞汁,热服。

腰脚疼痛 选取新胡麻1升,炒香,然后研成末。温酒、蜜汤服,每日服100毫升。

手脚酸痛,微肿 用胡麻5升,炒研后,加酒1升,浸泡1夜,随时可以饮用。

风寒 用胡麻炒焦,趁热加入酒,饮服,出汗则愈。

中暑 炒黑胡麻,摊冷,然后研末,用新汲水调服15克即可。

小儿胎毒 婴儿初生时,嚼生胡麻,然后用绵包好,让儿吮吸,毒自下。

呕吐不止 取白油麻1升,清酒半升,煎到300毫升,温服。

解河豚毒 一时仓促无药时,可以用清麻油多灌,直到吐出毒物即可。

全身白囊 用酒送服胡麻油,1日3次。

大麻

【别名】火麻、黄麻、汉麻、牡麻。

【释义】一年生草本植物,形状和益母草叶非常相似。在每年的五六月开花,花期5~6月,果期为7月。用大麻可以榨油。

麻

【性味】味辛,性平,有毒。

【功效主治】主治五劳七伤。可以破积下血,止痹散脓。服用过多的话容易让人产生幻觉。

麻仁

【性味】味甘，性平，无毒。

【功效主治】主要治疗中风出汗，疏通血脉，治水肿，补中益气，利小便，治妇女产后的疾病。长时间服食，可以起到轻身、舒活筋骨的效果。男子使用太多容易阳痿。妇女食用太多会引起白带异常。

麻勃

【性味】味辛，性温，无毒。

【功效主治】可治疗一切恶血，对于人身体发黑发痒有非常好的效果，另外，可以治疗女子月经不调。

叶

【性味】味辛，有毒。

【功效主治】捣成汁服用后能够驱蛔虫；捣烂外敷，可以治疗蝎毒；浸泡后用来洗头，能够起到滋养头发的作用。

根

【功效主治】能够起到通小便的作用。捣汁或煮汁服用后，对于瘀血、尿路结石有非常好的效果。水煮服，能治疗难产、破血壅胀等病症。

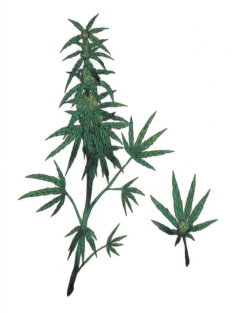

大　麻

附方

腹水，腰脐重痛，不能转动　用麻子半升，然后研碎，水滤取汁，加入粳米煮稀粥，下葱、椒、豉，空腹食用。

使人不饥耐老　麻子仁1升，白羊脂350克，蜜蜡250克，白蜜100毫升。共杵成饼，蒸食。

产后便秘　用大麻子仁、紫苏子各200毫升，洗净后用水研细，然后滤取汁，分2次煮粥服食。

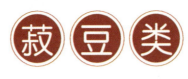

菽豆类

大豆

【别名】菽。

【释义】一年生草本植物，通常是在夏至前后播种，苗长达三四尺，植株直立，有分枝，叶有尖。秋季开白花。花期6～7月，果期7～9月。做成豆腐，营养价值非常的高。另外还可以榨油、炒食等。

黑大豆

【性味】味甘，性平，无毒。

【功效主治】可以起到治水肿、去瘀血、去五脏内寒、消除胃中热毒等作用。研碎后外敷，可以治疗疮肿。煮汁喝具有杀邪毒的作用。长时间服用，可以润肌肤、耳聪明目、轻身，让人长生不老。炒黑后放入酒中饮用，对于风痹瘫痪、产后伤风头痛效果非常好。

大豆皮

【功效主治】生用效果很好，可以治疗痘疮以及视物不清等症。嚼烂外敷，可以治疗小儿痘疮。

大豆花

【功效主治】主治目盲、翳膜。

大豆叶

【功效主治】对于蛇咬伤有非常好的效果，捣碎后外敷，经常更换即可治疗。

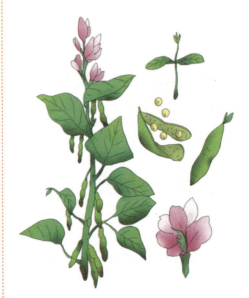

大豆

黄大豆

【性味】味甘，性温，无毒。

【功效主治】宽中下气，消肿，解毒。

豆油

【性味】味辛、甘，性热，微毒。

【功效主治】具有驱虫、润肠的作用。可治肠道梗阻、大便秘结不通、疥癣青瘀等。

附方

突然腰痛 大豆6升,放入锅中,加水湿炒热,然后用布熨,冷后立即换敷。

身面水肿 用黑豆1升,水5升,一起放入锅中煮汁,剩余3升,然后加入酒5升,再煮,剩余3升的时候分3次温服。

腰胁疼痛 大豆炒2升,加入酒3升,然后放入锅中煮,剩余2升的时候顿服。

中风入脏 选用大豆1斗,水5斗,共放入锅中,煮取1斗2升,过滤去滓。再加入美酒1斗5升,在锅中煎至9升。在每天的早晨服用,以汗出愈。

阴毒、伤寒笃者 用黑豆炒干,放入酒,热饮或灌,如果发生呕吐,那就再次饮用,汗出为宜。

赤小豆

【别名】赤豆、红饭豆、饭豆。

【释义】一年生草本植物,高可达90厘米。通常用来做豆包。在每年的夏至后播种,秋季开花,银褐色。全国各地普遍栽培,主产吉林、北京、天津、河北、陕西、山东、安徽、江苏、浙江、江西、广东、四川。

【性味】味甘,性平,无毒。

【功效主治】下水肿,消热毒,利小便,消渴,催乳汁,排除痈肿和脓血。经常食用能够让人虚弱无力。和鲤鱼煮食,可以起到治疗脚气水肿的功效。

叶

【功效主治】去烦热,止尿频。煮食能够起到耳聪明目、轻身,使人肌肤红润、延年益寿的作用。

芽

【功效主治】主治漏胎、房事伤胎。

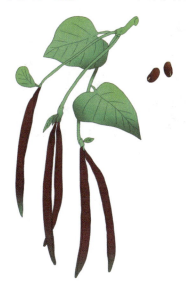

赤小豆

本草纲目（彩色精华版）

附方

热毒下血 赤豆适量，研为末，加水调和，服用即可。

尿痛、尿血 选取赤豆300毫升，放入锅中炒，然后研末，再加葱，用微火煨好，加酒擂和，调服10克。

痔疮出血 选用赤豆2升，苦酒5升，等到煮熟后，在太阳下晒，直到酒干了为止，研成末，然后和酒一起服用，每日3次。

小儿鹅口疮 将赤豆研为末，同醋调和，涂于患处即可。

水肿 用赤豆半升，蒜1颗，生姜25克，陆根1条。以上所有材料一起研碎，加水煮烂，然后将药除去，空腹服用，吃赤豆，喝红汁，治疗效果非常好。

丹毒如火 将赤豆研为末，同鸡蛋清一起调和，经常涂于患处即可。

乳汁不通畅 选用赤豆适量，放入锅中，加水煮汁，服用即可。

肋颊热肿 用赤豆适量，研为末，然后用蜂蜜调和涂于患处，1夜就能消肿，如果可以再加蓉叶末，效果更好。

风疹瘙痒 将赤豆、荆芥穗等量，共研成末，然后用鸡蛋清调和，外敷于患处即可。

遗尿 用赤豆适量，捣汁，服下即可。

白豆

【别名】饭豆。

【释义】一年生直立草本，高20～40厘米。四五月间下种，苗嫩可以吃。有的是白色，也有的是土黄色。分布于中国河北、江苏、四川、云南等省。

【性味】味甘，性平，无毒。

【功效主治】用于脾虚有湿，体倦乏力，水肿，可补五脏，暖肠胃，调中。白豆是补肾食物，因此，对于肾病患者非常有效。

叶

【功效主治】煮食，能够调养五脏。

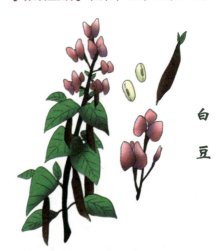

白豆

附方

脾虚水肿 炒白豆30克，茯苓15克，共同研为细末。用时每次取3克，加红糖适量，用沸水冲调，服用即可。

呕吐腹泻，小便不利 白豆30克，香薷15克。加水煎汤，分2次服。

脾虚带下，色白 白豆60克，放入锅中，以食油、食盐煸炒，然后加水煮熟食。每日2次，连食1周即可。此方具有健脾除湿、止带的效果。

绿豆

【别名】青小豆、菉豆、植豆。

【释义】绿豆是常见的一种食物，可以生绿豆芽，是非常不错的食物。在每年的三四月间下种，它的苗可达1尺，叶小，到了八九月的时候会开花。绿豆还能够做粥、酒、面等。

【性味】味甘，性寒，无毒。

【功效主治】做枕头能够让人的眼睛清亮。消肿通气，消除呕吐，补肠胃，清热解毒。把生绿豆研碎绞汁，服用后能够治疗丹毒、烦热风疹。长时间服用可以补益元气，滋润皮肤，和调五脏，延年益寿。

绿豆粉

【性味】味甘，性凉、平，无毒。

【功效主治】主治痈疽疮肿、烫伤烧伤、痘疮等病症。治霍乱抽筋，解毒，清热，补益元气。

皮

【性味】味甘，性寒，无毒。

【功效主治】清热解毒，对于去除眼内白翳非常有效。

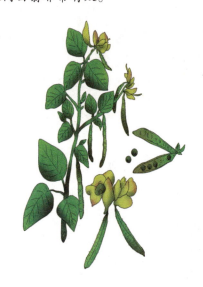

绿　豆

荚

【功效主治】主治长期血痢，将绿豆荚蒸食，有非常好的效果。

花

【功效主治】能解酒毒。

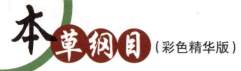

芽

【性味】味甘，性平，无毒。

【功效主治】解酒毒、热毒，滋养三焦。

叶

【功效主治】主治呕吐，用绿豆叶绞汁，加醋温热服，效果很好。

附方

解毒药中毒将死 只要心窝是热的，立即用绿豆粉加水调服即可。

解砒霜之毒 取绿豆粉、寒水石等量，然后同蓼蓝的根一起榨汁，用水调服即可。

一切肿毒初发 用绿豆粉适量，炒至黑色，用醋调和，外敷。

眼中目翳 取绿豆皮、白菊花、谷精草等量，共研为末，用时每次取5克，再用干柿1枚，粟米水1盏，共同放入锅中，煮到水干，然后吃饼，每天服3次，半个月即可见效。

跌打损伤 把绿豆粉适量放入锅中，炒成紫色后，用刚打来的井水调和，外敷在受伤处，外面用杉木绑好，效果很好。

豌豆

【别名】胡豆、青小豆、回鹘豆。

【释义】一年生草本植物，在每年的三四月份开花，淡紫色。在八九月的时候种下，苗生性柔弱，长有须，嫩叶能够食用。豌豆原产自西域，现在北方种植得很多。

【性味】味甘，性平，无毒。

【功效主治】具有益中气、止泻痢的作用，调颜养身，催乳汁，治呃逆呕吐、心腹胀痛。通常来说，煮成汤喝，能够驱除毒心病。研末对于痈肿痘疮的治疗效果很好。

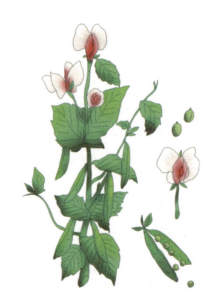

豌 豆

附方

治黑疔 用豌豆49粒，烧存性，再选用头发灰三分，珍珠14颗，共研为末，然后同油燕脂一块捣成膏。先用针挑破疔疮，然后除去恶血，少量点上，很快血色会变成鲜红色。

霍乱吐痢 豌豆300毫升，香茅150克，共研为细末，然后加水3盏，煎至1盏，每天分2次服。

白内障 豌豆20克，菠菜根15克，乌梅3个。洗净后一起放入锅中，加水煮沸后，以小火煨热，去渣取汁，每天分2次服用。

扁豆

【别名】蛾眉豆、沿篱豆。

【释义】豆科扁豆属多年生缠绕藤本植物，在每年的2月下种，枝叶缠绕生长。子有黑、白、赤、斑四色，只有子粗圆而且是白颜色的可作药用。中国主产于山西、陕西、甘肃、河北、河南、湖北、云南、四川等省。

【性味】味甘，性温，无毒。

【功效主治】补养五脏，止呕吐，解酒毒，消除暑热，去湿热，止消渴。长时间服用，可以让头发不白。研末和醋服用，能够治疗霍乱。治女子白带过多，痢疾，温暖脾胃，解一切草毒。

花

【功效主治】将干花研末，和米服用，能够治疗女子月经不调、白带过多。干花粉和水服用，解一切药毒。

叶

【功效主治】主治霍乱、呕吐不止，将其捣烂，绞汁服用，马上就见效。杵烂外敷，能够治疗蛇咬伤，解毒。

藤

【功效主治】主治霍乱。

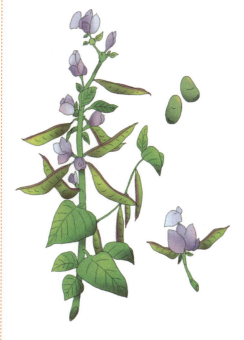

扁豆

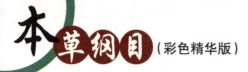

毛豆

【性味】味甘，性平，无毒。

【功效主治】具有驱除邪气、通瘀血、止痛、解药毒、消肿、除胃热的作用。吃得太多，容易出现腹胀、腹痛或腹泻。

附方

吃各种家畜鸟类肉中毒　白扁豆适量，烧存性，然后研为末，可以用冷开水调和，服下，效果良好。

妇女血崩不止　白扁豆花适量，焙干为末，每次服10克，可以放入米汤中煮，同时加入少量盐，空腹喝下即可。

腹痛　妇女腹部疼痛的患者，用生白扁豆适量，去皮，研细为末，用米汤送服。

刀豆

【别名】挟剑豆、野刀板藤、葛豆、刀豆角。

【释义】一年生缠绕性草本植物。由于豆荚像刀，因此叫刀豆。在每年的3月下种，藤蔓有一两丈长，五六月开紫色的花，结豆荚。我国长江以南各省区均有栽培。

【性味】味甘，性平，无毒。

【功效主治】温中通气，止呃逆，调养肠胃，益肾，补元气。

种子

【功效主治】温中下气，用于虚寒呃逆，肾虚，呕吐，腰痛，胃痛。

果壳

【功效主治】通经活血，止泻。用于腰痛，久痢，闭经。

根

【功效主治】散瘀止痛。用于跌打损伤，腰痛。

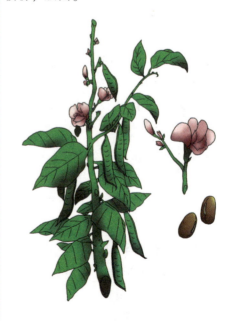

刀豆

附方

久痢 鲜刀豆荚，放饭上蒸熟后白糖蘸食。

鼻渊 老刀豆，放入锅中，用文火焙干，研为末，每次酒服15克。

小儿疝气 刀豆子适量，研为粉，每次5.5克，开水冲服。

肾虚腰痛 刀豆子2粒，包于猪腰子内，用叶子裹好，烧熟后食用。

百日咳 刀豆子10粒，将其打碎，甘草5克。以上食材放入锅中，加冰糖适量，水1杯半，煎至1杯，去渣，经常服用。

蚕豆

【别名】胡豆、佛豆、川豆、倭豆、罗汉豆。

【释义】一年生草本，高30~100厘米。在每年的8月份下种，十一二月的时候长出嫩苗，能吃，茎中空。2月开花。豆角非常像蚕，因此叫蚕豆，在全国大多数省份都可种植，四川蚕豆最多。

【性味】味甘、微辛，性平，无毒。

【功效主治】健脾和胃，调和五脏六腑。

苗

【性味】味苦、微甘，性温。

【功效主治】主治酒醉不醒，效果良好。

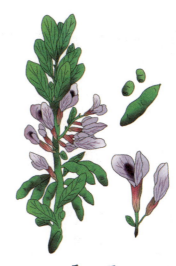

蚕豆

附方

水肿 蚕豆60克，冬瓜皮15克，共入锅中，水煎服用。

酒醉不醒 蚕豆苗适量，在锅中加油、盐，煮汤灌服。

水泻 蚕豆茎30克，放入锅中水煎，服用即可。

肺结核咯血 蚕豆适量，洗净，捣烂取汁，每次服20克，1天2次。

豇豆

【别名】角豆、豆角。

【释义】一年生植物,在每年的三四月间下种。有2种,一种是蔓生的,另一种是藤蔓较短的。嫩叶可吃。花有红、白2种。主要分布于热带、亚热带和温带地区。

【性味】味甘、咸,性平,无毒。

【功效主治】理中益气,健胃补肾,调养颜身,和五脏,治呕吐、痢疾,止尿频,止消渴,解鼠蛇之毒。

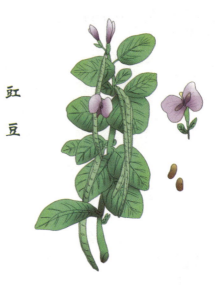

豇豆

附方

食积腹胀,嗳气 生豇豆适量,细嚼咽下,也可以捣蓉,泡在冷开水中服用。

白带,白浊 豇豆、藤藤菜各适量,放入锅中,炖鸡肉,服食即可。

蛇咬伤 豇豆、山慈姑、樱桃叶、黄豆叶各适量,一起研为末,外敷。

黎豆

【别名】狸豆,虎豆。

【释义】一年生缠绕草本。枝藤上结豆荚,有白色的茸毛。它的果实像刀豆的果实一样大,食用味道鲜美。花、果期10月。生长在原野中。

【性味】味甘、微苦,性温,有小毒。

【功效主治】温中益气,吃得过多容易让人感到腻闷。

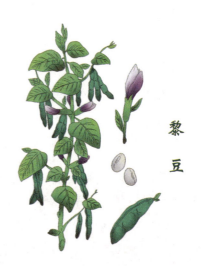

黎豆

附方

消渴 取适量藜豆，内服，也可以煮食。

造酿类

酒曲

【别名】酒母。

【释义】用麦、面、米等粮食制作，酒曲的种类非常多，主要用来造酒、醋。

【功效主治】消积化食，健脾暖胃。

小麦曲

【性味】味甘，性温，无毒。

【功效主治】消积食，止痢疾，去烦热，破结石，平胃气。治小儿不消化、吃不下食物，霍乱，积痰，除落胎，解河中鱼毒。

大麦曲

【性味】味甘，性温，无毒。

【功效主治】消食和中，能催生、破血。

附方

腹中胀气、胃中堵塞、不思饮食 鸡肚皮30克，生酒曲15克，共煎饮服。每日早、晚各1次，连饮数天。

蘖米

【别名】粟蘖。

【释义】一年生栽培植物。丛生，高约1米左右。花、果期6～10月。皆用水浸胀，生芽后曝干取米，用来研面。可以用来酿酒。

【功效主治】消积化食。

麦蘖

【性味】味咸，性温，无毒。

【功效主治】消食和中，止霍乱，消痰饮，破冷气，除烦闷，去心腹胀满，破癥结，能催生落胎。

粟蘗

【性味】味苦,性温,无毒。

【功效主治】开胃,消宿食,清热除烦。

稻蘗

【性味】味甘,性温,无毒。

【功效主治】健胃和脾,下气和中,消食。

附方

启脾进食谷神丸 用谷蘗200克,研为末,然后在锅中加入姜汁、盐各少许,一起调和作饼,焙干,然后加入炙甘草、砂仁、麸炒白术各50克,研为末。用白汤点服,或做丸服均可。

产后回乳,产后欲断乳而乳不消,且令人发热恶寒 用大麦蘗100克,炒后研末。每次服25克,白汤送下,效果很好。

腹中虚冷 大麦蘗5升,小麦面半斤,豆豉500毫升,杏仁2升,全部都熬成黄香,捣筛成糊,制成丸。每次服用1丸,用白汤送下即可。

陈廪米

【别名】陈仓米、老米、火米。

【释义】用它进行酝酿,要比新粳米效果更好。由于是粳米长期存放,所以称为廪米。

【性味】味咸、酸,性温,无毒。

【功效主治】调养肠胃,通气,利小便,止下泄,去湿热,除烦躁口渴。吃得过多容易出现饥饿的感觉。陈廪米煮汤不浑,滋养肠胃。烧饭吃能够治愈痢疾,可以达到补中益气、壮骨、壮阳的效果。用饭和醋,捣碎外敷,可以治疗毒疮。研碎服下,治心绞痛。

附方

反胃膈气不下食者,消化道癌症病人用太仓散 用仓米或白米,在日西时用水微拌湿。等到第二天晒干,袋盛挂风处。每次取用1撮,水煎,和汁服用。

暑月吐泻,夏天上吐下泻 用陈仓米2升,麦芽、黄连各200克,一起放入锅中,蒸熟后焙研为末,做成丸。每次服用百丸,用白汤送下。

脾胃饥饱不时生病 陈仓米200克，以巴豆21粒，去皮同炒，等到米香豆黑，不要让米焦，然后择去豆，入去白橘皮200克，为末，糊成丸。每姜汤服5丸，每日服2次。

糕

【别名】粢。

【释义】主要材料是糯米粉，将黍、糯米加上粳米蒸成，就是糕。用米粉和豆末、糖、蜜一起蒸的糕叫饵。

【性味】味甘，性温，无毒。

粳糕

【功效主治】养胃厚肠，益气和中。

粢糕

【功效主治】益气暖中，利小便。由于粳米糕不容易消化，所以对脾胃有伤害，容易形成积食。

附方

老人泄泻 将干糕50克，用姜汤泡化，代饭食用即可。

饭

【别名】包括新炊饭，寒食饭等。

【释义】不同的粮食都能做饭，由于米性不同，所以饭的性质也不同。入药的饭食是不能用常规方法使用的。主要的食材有粳米、籼米、粟米。

寒食饭

【功效主治】除瘕和杂疮，研成末，外敷效果很好。

新炊饭

【功效主治】主治尿床。将热饭倒在尿床上，等到拌好后给患者吃。热饭能够敷毒肿，效果非常的好。

祀灶饭

【功效主治】治突然哽噎，用一粒祀灶饭食用后哽噎即消。烧后再研成灰，能够治疗鼻中疮。

荷叶烧饭

【功效主治】滋养元气，厚脾胃，通三焦，资助生发之气。用荷叶烧饭，加上白术，能够治疗脾胃虚弱，作用非常广泛。

附方

食物在积而面黄肌瘦 将适量饭烧成灰，同酒服下即可。

伤寒复食 将寒食饭烧好，然后研成末，用米汤饮服，每次10~15克，非常有效。

蒸饼

【别名】炊饼。

【释义】使用笼屉蒸制的面食。通常会在饼中加入果肉、蔬菜、糖、蜂蜜等。这类食品非常多，有蒸饼、汤饼、胡饼、索饼、酥饼等，容易消化，但不助湿热。

【性味】味甘，性平，无毒。

【功效主治】能消积食，调养脾胃，温中化滞，补益气血，止出虚汗，利三焦，利尿。

附方

积年下血 选用寒食节的蒸饼及马龙尾各50克，皂角350克，然后去皮烤酥。共研为末，并且制成蜜丸。用米汤送服，每次服用20丸。

火烧灼伤 蒸饼适量，烧存性，研为末，然后用油调和，外敷，即可。

盗汗自汗 每晚临睡的时候，带饥吃蒸饼1枚，数日即止。

妇女崩中下血 陈年蒸饼适量，烧存性，用米汤送服，每次服10克。

豆腐

【别名】菽乳。

【释义】豆腐是日常生活中常见的食品。将黄豆用水浸泡发胀，石磨磨碎后滤渣，将豆浆烧沸，用盐卤汁或山叶、酸浆、醋淀放入锅中制成。可以常年生产，不受季节限制，黑豆、黄豆、白豆、豌豆、绿豆等均可制作豆腐。

【性味】味甘、咸，性寒，无毒。

【功效主治】宽中益气，通大肠，清热，调和脾胃，消除胀满。

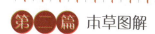

附方

喝烧酒过多，全身出现红紫，病重　选用热豆腐适量，切片，然后贴满全身，豆腐冷了再更换，再贴，直到人苏醒为止。

杖疮青肿　选用豆腐适量，切块贴在疮上，不停地换。

粥

【别名】糜。

【释义】粥对人的身体健康非常有益，是日常生活中主要的佐餐食品，特别是早饭。只要将米煮烂即可。粥还可入药，可治病。

小麦粥

【功效主治】止消渴、烦热。

寒食粥

【功效主治】益气，治下泄呕吐，脾胃虚寒，小儿痘疮。

粳米、籼米、粟米、粱米粥

【性味】味甘，性温、平，无毒。

【功效主治】利小便，止烦渴，健脾和胃。

附方

清淡舒畅，利小便　将粳米、粟米做成粥，服用即可。

馒头

【别名】笼炊。

【释义】面粉加水等调匀，发酵后蒸熟即成，吃起来轻软适口，是现在主要的食物。

【性味】味甘。

【功效主治】补益脾胃，调和脏腑。

附方

消面食沉积　将馒头烧成灰，用水服下，即可。

第三章 菜部

荤辛类

芥

【别名】芥菜。

【释义】一年或二年生草本植物，味辛烈，种子为黄色，菜叶上有柔毛。

茎叶

【性味】味辣，性温，无毒。

【功效主治】通鼻，利九窍，温中开胃，通肾脏经络邪气，去头痛，明耳目，止咳嗽上气，除寒冷气。

子

【性味】味辛，性热，无毒。

【功效主治】温中，止吐，利气化痰。主通鼻，去各种邪恶疰气，咽喉肿痛。做成药丸或捣为末服，可以治疗胃寒吐食，肺寒咳嗽，口噤，消散痈肿瘀血。利九窍，通经络，消瘀血，祛邪气。

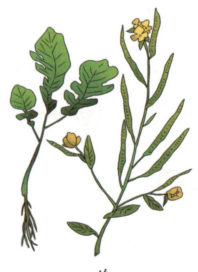

芥

附方

身体麻木 选用芥菜子末适量，然后加醋调和，外敷或涂在身体麻木的地方即可。

牙龈溃烂出臭水 将芥菜秆烧成灰，然后研细为末，频敷，即可治疗。

伤寒没有汗 用水调芥菜子末，调好后填入肚脐中，然后用热药隔衣服熨肚脐处，直到出汗为止。

咽喉肿痛 用芥菜子末适量，然后加水调好，敷在咽喉部，药干了以后再换敷用。

飞丝入目 用青芥菜汁适量，然后点入眼中，效果良好。

漆疮瘙痒 用芥菜煎汤，然后用来洗患处即可。

白芥

【别名】胡芥、蜀芥。

【释义】一年生草本，高可达75厘米，喜阳光，适宜肥沃湿润的砂质壤土栽培。花果期6～8月。

茎叶

【性味】味辛，性温，无毒。

【功效主治】主治冷气，调和五脏。

子

【性味】味辛，性温，无毒。

【功效主治】主治发汗，对于胸膈痰冷、气息急促有非常好的疗效。研末后，加醋调和，外敷能够治疗毒箭伤，消肿止痛。治咳嗽不止，下肢麻木，胸胀气喘，每次温酒服用即可。

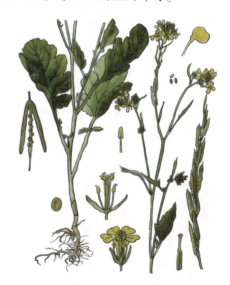

白芥

附方

防痘疮余毒未尽，复受风邪；治眼中作痒，眼睑红赤溃烂等 用白芥子末适量，然后加水调和，再涂在足心中，引毒气下行，让疮疹不进眼中即可。

胸胁水饮，皮肤苍白或肿而不红及胸痛 用白芥子25克，白术50克，共研为末，然后加入枣肉，捣烂，做成药丸，每次服用50丸，用白开水送服。

芜菁

【别名】蔓菁。

【释义】二年生草本植物,夏初起苔,开紫色花。根圆,有红、白2种颜色。肉质根柔嫩,可以供炒食,腌渍,味辣。

根、叶

【性味】味苦,性温,无毒。

【功效主治】利五脏,清热解渴,疗咳嗽,长期服用可以起到耳聪明目、轻身,使人肌肤润泽,精力旺盛,延年益寿的作用。消食,下气,去胸腹冷痛,通乳房结块等。

子

【性味】味辛、苦,性平,无毒。

【功效主治】疗黄疸,利小便,使人耳聪明目、轻身,肌肤红润,令人健壮,延年益寿。榨成油调入石膏中,能够除去脸上黑斑。研末服,可以治疗视物模糊。

花

【性味】味辛,性平,无毒。

【功效主治】主治虚弱,身体疲劳,视力模糊不清。长期服用可以延年益寿。

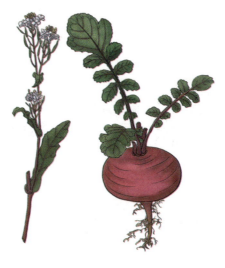

芜菁

附方

乳房肿块 用芜菁根和叶,然后去掉泥土,不要用水洗,直接放入盐捣烂,外敷即可。

预防疫病 立春的那天,用芜菁适量,放入锅中煎成汁,趁温服下,一年不犯疫病。

鼻中流血不止 用生芜菁适量,然后捣汁,服用,立刻就能止血。

一切肿瘤 用生芜菁1把,同时在锅中加入少量盐,共捣碎,封贴在患处,非常有效。

异物入目 芜菁菜适量,捣烂,用手帕包好,然后挤汁滴两三点到眼中,异物立刻就出来了。

黄疸如金 生芜菁子适量,研为末,服用即可。

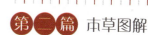

韭

【别名】起阳草。

【释义】为多年生草本植物,叶细长而扁。只要种一次就可以长期生长,因此叫韭。一年可割三四次,夏秋间开小白花;中国各地普遍栽培,可作蔬菜食用。

【性味】味辛、微酸、涩,性温,无毒。

【功效主治】主治归心,胸部疼痛,急性痢疾。捣烂后外敷,可解药毒,对于狂犬、毒蛇咬伤有非常好的疗效。安抚五脏六腑,止泄精,治吐血咯血,除胃中烦热,长期吃对病人有益。能消散胃内瘀血,治中风后失音,胸膈噎气。

花

【功效主治】食之动风。

根

【功效主治】治各种癣症。

子

【功效主治】暖和腰膝,治梦中遗精,便血,妇女白带过多,小便频繁,遗尿。研成末,拌入白糖能够治疗腹泻、便血。

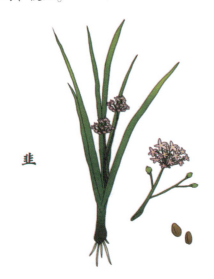

韭

附方

鼻出血不止 将韭菜根、葱根一起捣碎,然后捏面成为枣子一般大小,塞入鼻孔中,经常更换,两三次即可止流血。

消化道肿瘤所致的呕吐、胸刺痛 用韭菜汁,加入少量盐、梅和卤汁,先细细呷一点,再渐渐加量,吐出数升浓痰后明显好转。

夜有恶梦不止 发生恶梦引起的昏死,不要开灯,只要痛咬患者的大拇指指甲并将唾沫吐在他脸上就能使他苏醒,再取韭菜捣成汁,吹进他的鼻孔中,即可。

产后大量出血而晕倒 将韭菜切碎,然后放入瓶中,之后再倒入热醋,进行浸泡,让气吸入患者的鼻中,即可苏醒。

葱

【别名】大葱。

【释义】多年生草本植物，是常用的调味品。叶圆筒状，中空，有辣味。茎白，叶绿，非常柔软。分为4种，包括了汉葱、胡葱、冬葱、木葱。可作蔬菜，也可以作药用。

葱茎白

【性味】味辛，性平，无毒。

【功效主治】通利中焦，调五脏，明目、轻身，治伤寒骨肉疼痛，咽喉麻痹肿痛，腹泻不止和便中带血。外敷可治狂犬咬伤。除肝脏中的邪气，解各种药物的药毒，止鼻孔流血，利大小便。能解表和里，除去风湿，使人肌肤润泽，精力旺盛，延年益寿。还可以促使乳汁分泌，消散乳腺炎症和耳鸣症状。

叶

【功效主治】能够滋养五脏，聪耳明目、轻身，使人肌肤润泽，精力旺盛，还可以治疗下肢水肿。煨烂研碎，外敷，可以治疗毒蛇、毒虫咬伤，有除毒作用。

汁

【性味】味辛，性温、滑，无毒。

【功效主治】葱汁能够治疗便血，并且解桂皮之毒。同时还可以散瘀血，止流血、疼痛及耳聋。

须

【功效主治】主治通气，能够治疗饮食过饱，房事过度，大便带血，痢疾，痔疮等。

花

【功效主治】主治心脾疼痛，同吴茱萸煎服，有良效。

实

【性味】味辛，性温，无毒。

【功效主治】可使眼睛明亮，温中益精，补中气不足，养肺、养发。

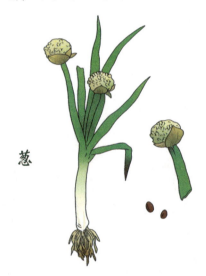

葱

附方

因伤寒头痛欲裂者 用连须的葱白半斤，生姜100克，一起放入锅中，同水煮，温热时服下。

胎道流血，腰痛攻心 用葱白适量，放入锅中，然后煮成浓汤饮服。

妊娠期间受到伤寒，红斑变黑，尿中带血者 选用葱白1把，水3升，一起放入锅中，煮熟后喝汤即可，吃完葱后，出汗为至。

头昏脑涨疼痛难忍 用葱插入病人的鼻和耳内，可以起到通气、使人清爽的作用。

怀孕五六个月时胎动剧烈难以抢救者 选用葱白1把，水3升，煎至1升时，除去葱渣，立即服用即可。

薤

【别名】火葱。

【释义】多年生草本，百合科植物，一根多茎，叶茂盛，根很大。2月开紫白色的细花，嫩叶也可食用。花果期为10～11月。分布于我国的江西、东北、河北、江苏、湖北、湖南等地。

【性味】味辛、苦，性温，无毒。

【功效主治】散血通气，安胎。治慢性腹泻，妇女赤白带下。除寒热，去水气。同蜂蜜捣碎，外敷，可治疗烫伤、烧伤，见效很快。还可治骨刺卡咽喉，调中补气，令人健壮，治中风寒，水气肿痛。薤有红色、白色2种，白的能滋补，红的能治疗金疮。

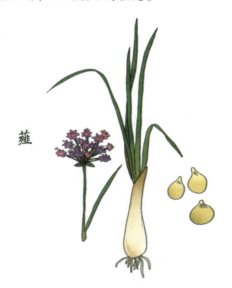

薤

附方

腹胀气痛 用薤白适量，捣成汁，服用，效果很好。

拉红痢不止 薤实同黄柏皮一起放入锅中，煮水喝，可治好。

产后各种痢疾 可单独食用，也可和羊肉一起炒来吃。

霍乱干呕，腹中大痛欲死 取薤实1把，水3升，煎到只剩下一半时服下，服用3次就好了。

胎动不安，腹内冷痛 取薤白1升，当归200克，5升水，煮到只剩2升时，分3次服下。

芸薹

【别名】油菜。

【释义】二年生草本，高30～90厘米，籽可以榨油。在每年的九十月间插种，茎粗壮，直立，开黄色的小花。花期3～4月，果期5月。主产于陕西、江苏、安徽、浙江、江西、湖北、湖南、四川等地，甘肃大量栽培。

茎叶

【性味】味辛，性温，无毒。

【功效主治】捣叶后，外敷，涂女人乳房可以治疗肿块。主治丹毒，产后贫血，瘀血。治瘰疬、豌豆疮，散血消肿。

籽

【性味】味辛，性温，无毒。

【功效主治】主治男子梦中遗精，通滞血，消肿结，赤丹热肿，金疮血痔。取它的油敷头，能够乌发。

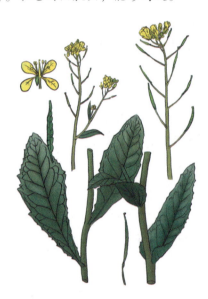

芸薹

附方

手足瘭疮 用芸薹籽适量，放入锅中，煮水服1升，并且多吃晒干煮熟的芸薹菜，在吃的时候要少加盐、酱。冬季用芸薹籽研水服。

泻下血色鲜红，腹痛日夜不止 用芸薹叶适量，捣烂取汁，然后加入蜂蜜，温服。

产后失血过多而晕厥 用芸薹籽、生地黄各等份，每次15克，姜7片、酒水各半盏，童子尿半盏，以上材料一起煎至七分，趁温服，产妇会苏醒。

产后恶露不下，血结心中 芸薹籽适量，炒好，当归、桂心、赤芍各等份，共研为末，每次服用的时候，用酒送服10克即可。

扭伤骨节 用芸薹籽50克，炒黄米200毫升，蛇骨少许，共研为末，然后用醋调成膏，摊在纸上，外敷，即可。

大便下血 用生芸薹籽，放入锅中，然后用水煎，食用即可。

偏头痛 用芸薹籽一份，大黄三份，捣细罗为散。每取少许吹鼻中。

小儿天钓 芸薹籽、去掉皮尖的生乌头各2钱，共研为末，然后用水调和，外敷即可。

生姜

【别名】姜皮、姜、姜根、百辣云。

【释义】是姜属植物的块根茎，通常种在低湿的沙地。吃生姜后，人的身体会发热。每年的4月栽种，5月长苗，含有辛辣和芳香成分。10～12月茎叶枯黄时采收。秋后经霜，姜会变老。

【性味】味辛，性温，无毒。

【功效主治】止呕吐，去水肿气胀，开胃，除风邪寒热，去痰下气，治伤寒头痛鼻塞。加入杏仁煎可以治急痛气实，散烦闷。治时令外感咳嗽，长时间服用可以去臭气，通神明。生姜汁煎服，下一切结食，还能破血调中，去冷气。

汁

【功效主治】去胸中臭气，狐臭，解药毒，除恶热，开胃健脾，治痰喘胀满，咽喉肿痛，寒痢腹痛。和黄明胶熬，能够治疗风湿疼痛。点入眼中，对于红眼病效果良好。生用能发散，熟用可以起到和中的作用。

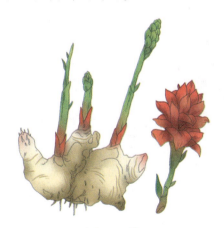

生姜

姜皮

【性味】味辛，性凉，无毒。

【功效主治】调和脾胃，消水肿、

腹胀、腹腔内的痞块，去眼球上的白膜。

叶

【性味】味辛，性温，无毒。

【功效主治】捣汁饮用可以治吃鱼导致的结石，立刻见效。

附方

咳嗽不止 生姜150克，水250毫升，放入锅中，小火煎煮，1小时后即可服用。

消渴饮水 干生姜末30克，用鲤鱼胆汁调和，制成丸，每次服用7丸，用米汤送服即可。

霍乱腹胀 生姜500克，水140毫升，放入锅中，煎至40毫升，分3次服。

呕吐不止 生姜30克，醋140毫升，放入锅中，煎至80毫升，连淬服下更好。

胡萝卜

【别名】红萝卜、黄萝卜、番萝卜、丁香萝卜、胡芦菔金、赤珊瑚。

【释义】二年生草本植物，茎高两三尺，开小白花，伞状。根有黄色、红色2种，子有毛，像萝卜，由于是元朝时从西域引进的，所以叫做胡萝卜。以肉质根作蔬菜食用，营养非常丰富。

根

【性味】味甘、辛，性温，无毒。

【功效主治】安五脏，下气，调补中焦，增强食欲，利胸膈和肠胃，对人体有利。

子

【功效主治】主治久患痢疾。

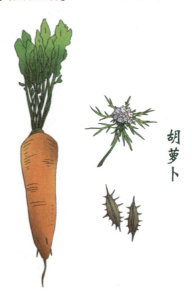

胡萝卜

附方

水痘 胡萝卜120克，栗子90克，香菜60克。将以上材料放入锅中，水煎服。每日1剂。

小儿百日咳 胡萝卜50克，红枣10枚。将胡萝卜切小段，加入红枣，加水600毫升，放入锅中，煎至200毫升。随意饮汤，吃枣与胡萝卜。

小儿消化不良 胡萝卜、茶叶各适量。将以上食材放入锅中，水煎，去渣取汁饮服。

芹菜

【别名】香芹。

【释义】属伞形科植物，分为水芹、旱芹2种。水芹主要生在沼泽边上；旱芹生在陆地。每年的2月长幼苗，叶子成对生长，茎有棱，中间空。对人的身体非常有益。

水芹

【性味】味甘，性平，无毒。

【功效主治】清热利湿，止血，降血压。用于感冒发热，呕吐腹泻，尿路感染，崩漏，白带，高血压。

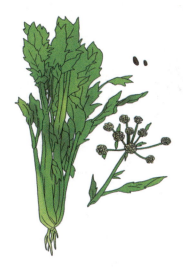

芹菜

附方

产后腹痛 干芹菜60克，用水煎，加入适量红糖和米酒，调匀，空腹服用，即可。

中风后遗症、血尿 鲜芹菜洗净，然后捣成汁，每次5汤匙，每日3次，连服7天即可。

急性黄疸型肝炎、膀胱炎 鲜芹菜300克，红枣60克。将以上食材放入锅中，炖汤分次服用。

失眠 芹菜茎90克，酸枣仁9克，放入锅中，水煎服，每日2次。

高血压、肝火头痛、头昏目赤 粳米100克，加水入锅煮粥，将熟时，加入芹菜150克，洗净切碎，同煮，食用的时候不加油盐，用冰糖调味，即可。

血丝虫病 芹菜茎适量，水1碗煮沸，加适量白糖，每天早、晚各服1次。

头痛 芹菜茎适量，洗净，捣烂，用来炒鸡蛋，食用，每日2次。

莱菔

【别名】萝卜。

【释义】一年或二年生直立草本，高可达1米。通常生在砂性土壤中，较甜，而在瘠薄土壤中生长的较硬且辣。每年的6月下种，开紫绿色小花，茎粗壮，叶上有细柔毛。花期3~6月。果期5~8月。根、叶均可食用，营养价值很高。有红色和白色2种。

根、叶

【性味】根，味辛、甜；叶，味辛、苦，性温，无毒。

【功效主治】利五脏，治肺痿、吐血、化积滞、解酒毒、利关节、养容颜、宽胸膈、利大小便。生萝卜捣烂吃，治痢疾、呕吐不能食、吐血和流鼻血等。清凉解渴，行风气，去热气。治吞酸水，散瘀血，消痰止咳，消胃肠积滞，消食和中，使人健壮。研成末服，治各种淋症。还能除鱼腥味。捣烂后取汁喝，出五脏恶气。

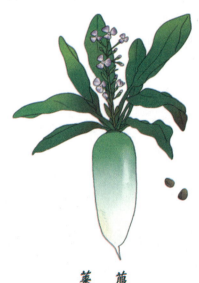

莱菔

子

【性味】味辛，甘，性平，无毒。

【功效主治】消食胀，止气痛，同醋研细服能够消除肿毒。利大小便，下气定喘，治腹泻、疮疹。研汁服，治因风邪而引起的风痰症发作。

附方

反胃 萝卜适量,用蜜煎浸,然后细嚼慢咽,效果很好。

肺痿咯血 萝卜加羊肉或者鲫鱼煮熟,频食。

扁桃体炎 白萝卜30毫升,甘蔗汁15毫升,加适量白糖调味,以水冲服。每日3次。

鼻中出血不止 萝卜捣汁半盏,加入少量的酒烧后服用,也可以用萝卜汁注入鼻中,效果都很好,或者将酒煎沸,再加上萝卜煎后饮用,也可治好。

大蒜

【别名】蒜头、胡蒜。

【释义】半年生草本植物,春、夏采收,扎把,悬挂通风处,阴干备用。张骞出使西域后,大蒜才传入中原,因而也叫"胡蒜"。有刺激性气味,可食用和调味,也能够入药。

【性味】味辛,性温,有毒。

【功效主治】温中健胃,消食理气,解毒杀虫,消肿止痛,止泻止痢。用于感冒,痢疾,肠炎,饮食积滞,痈肿疮疡,毒虫咬伤,白秃癣疮,脘腹冷痛。

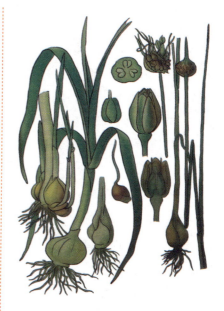

蒜

附方

疗肿恶毒 取用门臼的灰一撮,然后筛细,用独蒜和蒜薹蘸灰进行擦疮,等到疮冒小汗后再擦,用不了多久红肿便消散了。

腹部胀满,大小便不通 独蒜烧熟,去掉蒜皮,然后用布裹好放入肛门中,胀气可以马上通畅。

干湿霍乱转筋 将大蒜捣碎，然后涂于足心上，可以马上治愈。

气肿 大蒜、田螺、车前子各等份，共同放入锅中，然后熬成膏，摊贴在肚脐上，水就会随大小便排泄出去，过不了几天就可以痊愈。

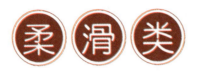

马齿苋

【别名】长命菜。

【释义】一年生草本植物，高10～30厘米，主要生长在田园野外，国内各地均有分布。肥厚多汁，可以生吃。在每年的六七月开小花，果实中有子。可以食用，也可以入药。

菜

【性味】味酸，性寒，无毒。

【功效主治】治痢疾，腹痛，肿胀，痈疮，女人赤白带。经常食用使人头发长年不白。止金疮流血，治反胃和各种淋症，解毒通淋，止消渴，增强肠道功能，消除腹部包块。制成膏，外敷，可以治疗湿癣、白发，效果良好。

子

【功效主治】能够让人眼睛明亮。具有聪耳明目、轻身，使人肌肤红润，精力旺盛，延年益寿的作用。

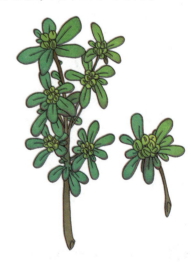

马齿苋

附方

小便淋沥不畅 马齿苋适量，捣成汁，服用。

妇女产后血痢，小便不通，肚脐腹部疼痛 将马齿苋用木棒捣取成汁，煎沸，加上蜂蜜，调和，服用即可。

多年恶疮，各种药方都治不愈，或者皮肤发炎肿胀疼痛不止 捣马齿苋敷于患处，两三次即愈。

中毒生命垂危 用马齿苋适量，捣碎，取汁饮用即可。

苜蓿

【别名】金花菜。

【释义】一年生或多年生草本植物，荚内有像米的子，能够用来做饭吃，也可酿酒。

【性味】性寒，无毒。

【功效主治】治热病烦闷，酒精中毒。捣碎服，让人呕吐即可治好。对于眼睛发黄、小便呈黄色都有非常好的效果。捣碎取汁煎服，能够治疗结石疼痛。

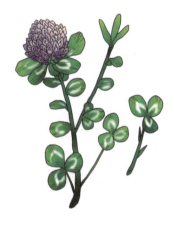

苜蓿

附方

风湿筋骨痛，神经痛 野苜蓿5钱，放入锅中，水煎，1日2次，服用。
毒蛇咬、蜈蚣及黄蜂蜇 鲜苜蓿草适量，捣烂，外敷于伤口即可。
黄疸型肝炎 野苜蓿、茵陈各15克，放入锅中，水煎，1日2次。
白血病 野苜蓿25克，放入锅中，水煎，1日2次。

苋

【别名】苋菜。

【释义】一年生草本植物，高可达150厘米，每年的3月撒种，到了6月就可以食用。喜温、喜光，耐旱，长老了能抽出很高的茎，开小花。花期5~8月，果期7~9月。有6种，分别为赤苋、白苋、人苋、紫苋、五色苋、马苋。

【性味】味甘，性冷利，无毒。

【功效主治】补气除热，能够使九窍畅通。

赤苋

【功效主治】主治赤痢、箭伤以及虫病。

紫苋

【功效主治】消除虫毒，治气痢。

六苋

【功效主治】具有利大小肠，治初痢、滑胎的功效。和马齿苋一同研为末，孕妇经常食用，对于分娩有好处。苋动气，因此，会让人心生烦闷，而且还容易损伤脾胃。如果和鳖一起吃，非常容易得结石。

苋实

【性味】味甘，性寒，无毒。

【功效主治】治眼疾，利大小便，去除寒热，聪耳明目、轻身，有益于肌肤红润，强身健体，抗衰老，增加精气。日常生活中，经常服用能够让人精神抖擞，增加体力，不会感到饥饿。

根

【功效主治】捣烂外敷，对于下腹及阴部疼痛有良效。

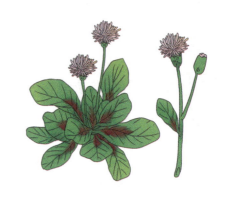

苋

附方

痔疮　将150克猪大肠洗净，切段，鲜苋菜头100克切段，加水煎煮2小时，去苋菜头，加盐调味即可。

竹笋

【别名】竹萌、竹芽、春笋、冬笋、生笋。

【释义】竹笋，竹的幼芽，10天之内为笋，可以食用，10天之后成竹。类型众多，适应性强，分布极广。

甜竹笋

【性味】味甘，性寒，无毒。

【功效主治】清热消痰，消渴，利尿，经常食用对人身体较好。利膈下气，爽胃口。

苦竹笋

【性味】味苦、甘，性寒。

【功效主治】聪耳明目、轻身，使人精力旺盛，身体强壮。主治失眠，利尿，除热气，理心烦闷，下气化痰，消渴，去面目及舌上热黄，理风热脚气，解酒毒。

淡竹笋

【性味】味甘，性寒。

【功效主治】化痰，除狂热壮热，对于头痛头风以及妊娠头晕有非常好的效果。用于颠仆惊悸、瘟疫迷闷、小儿惊痫等症。

冬笋

【性味】味甘，性寒。

【功效主治】解毒，治小儿痘疹不出。

青笋

【性味】味甘。

【功效主治】治慢性肺病、吐血、出血。还可治五痔、妊娠反应。

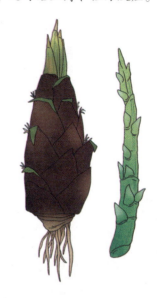

竹笋

附方

热痰咳嗽、胸膈不利 鲜嫩竹笋60克，放入锅中，煮熟，然后切成片，用生姜、脂麻油或熟食油、醋、食盐拌食。

大肠有热，便结难通 鲜竹笋60克，放入锅中，煮熟切片，然后用粳米50～100克，以水适量同煮成稀粥，加猪脂、食盐调味食。

苦菜

【别名】苦苣。

【释义】多年生草本植物，在苦菜子上有茸毛，随风飘动，落到哪里就在哪里生长，春天没有生长的幼苗。茎中空、脆，叶柄依附在茎上，开黄花。分布很广，除宁夏、青海、新疆、西藏和广东的海南岛外，全国各地均有分布。

菜

【性味】味苦，性寒，无毒。

【功效主治】清热解毒，凉血止血。主治肠炎，痢疾，黄疸，淋症，咽喉肿痛，乳腺炎，痔瘘，吐血，衄血，咯血，尿血，便血，崩漏。不能和蜂蜜同食，否则容易使人患内痔。

根

【功效主治】煮汁服用能够治疗赤痢、白痢和骨结核。同时苦菜根还能治血淋,利于小便的排泄。

花、子

【性味】味甘,性平,无毒。

【功效主治】祛暑,安神。

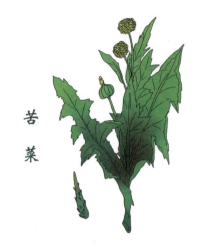

苦菜

附方

喉痹肿痛 用野苦菜适量,捣烂取汁,再用灯芯加热浸,捣取灯芯汁水半盏,与野苦菜汁调匀,即可服用。

口腔恶疮 野苦菜捣烂,取汁水1盅,然后加入姜汁适量,调和,用酒送服,用渣敷患处,1~2次即可。

萱草

【别名】忘忧草。

【释义】多年生宿根草本,每年的5月抽茎开花,花有红、黄、紫3种颜色。叶子柔弱且颜色翠绿,四季青翠。结的果实有3个角,里面有子,黑色,有光泽。生长在潮湿的地里,全国各地常见栽培,秦岭以南各省区有野生的。

苗、花

【性味】味甘,性凉,无毒。

【功效主治】聪耳明目、轻身,有利于肌肤红润,强壮身体。治小便赤涩,利胸膈,安五脏,除酒疸,利湿热。煮来食用,可消除身体烦热,消食。

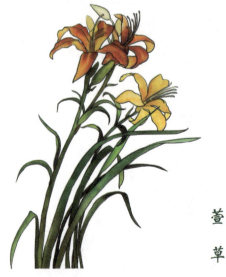

萱草

根

【功效主治】能够起到治砂淋、下水气的作用。可催乳，治乳痈肿痛。研汁喝，可以治疗大热而引起的鼻出血。将根捣汁服能治疗满身酒疸黄色的患者。

附方

黄疸　鲜萱草根100克，洗净，母鸡1只，去头脚与内脏。共入锅中，然后用水炖3小时，即可服用。1～2日服1次。

大便后出血　萱草根和生姜，共入锅中，油炒，酒冲服即可。

乳痈肿痛　萱草根适量，捣烂，外用作罨包剂。

莴苣

【别名】千金菜、莴笋。

【释义】一年生或二年生草本植物，削去皮可生吃，也可腌制食用。每年的一二月下种，适合在肥沃的土地栽种，叶像白苣，折断后有白汁流出，黏手。中国各地均有栽培，亦有野生。

【性味】味苦，性冷，微毒。

【功效主治】刺激消化，增进食欲，利五脏，利小便排泄，利气，通经活络，解虫毒和蛇咬之毒，去除口臭，开利胸膈，使牙齿变白，眼睛明亮。患寒病的人不宜食用。

子

【功效主治】催乳利尿，治阴部肿胀、痔漏出血和扭伤。

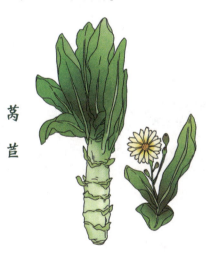

莴苣

附方

产后无乳　莴苣子100毫升，生甘草15克，糯米、粳米各半合，共入锅中，煮粥，经常食用即可。

百虫入耳 用莴苣适量,捣汁,滴入耳,虫自出。

腰部闪伤 用白莴苣子150克,白粟米1撮、乳香、没药、乌梅肉各半两,共研为末,加炼蜜做成丸子。每次嚼食1丸,用热酒送下即可。

小便尿血 莴苣适量,捣烂,敷脐上即可。

阴囊肿 用莴苣子100毫升,捣成末,然后加入水1碗,煮沸5次,服用即可。

白苣

【别名】生菜。

【释义】一年生或二年生草本作物,高30～100厘米。像莴苣,叶子白色,折断后有白色汁液流出。花果期5～7月。

【性味】味苦,性寒,无毒。

【功效主治】解热毒、酒毒,利五脏,开胸利气,利大小肠,益脾壮气,疏通经脉。经常吃可以让人牙齿变白,强身健体,抗衰老。

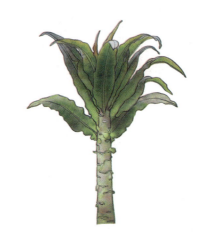

白　苣

附方

鱼脐疮,其头白似肿,痛不可忍者 先以针刺疮上及四畔作孔,然后捣白苣,取汁,滴疮孔中。或者以干白苣末用敷也可以。

荠

【别名】护生草。

【释义】茎直立,株高20～50厘米,开白色的小花,每年的4月收摘。由于茎能避蚊子和飞蛾,因此也叫"护生草"。全国各地均有分布,主要生长在农田或路旁。

荠菜

【性味】味甘,性温,无毒。

【功效主治】利肝和中,益五脏。

根

【功效主治】能够治疗眼睛疼痛,

聪耳明目、轻身，滋润肌肤，强身健体，抗衰老，益胃。

根叶

【功效主治】把荠菜的根叶烧成灰，然后服用，可以治疗赤白痢。

实

【性味】味甘，性平，无毒。

【功效主治】主要治腹部胀痛，除风毒邪气。长期服用，能使眼睛明亮，对于眼痛、青光眼有非常好的效果。滋补五脏不足，疗眼内积尘、白翳，解热毒。

花

【功效主治】主要治疗慢性腹泻。

将其放在床席下，能起到驱臭虫，避蚊子、飞蛾的作用。

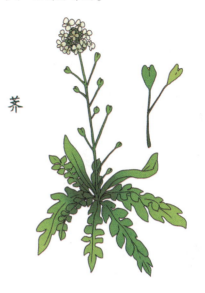

荠

附方

赤眼 荠根适量，杵成汁，滴入眼睛即可。

肿满腹大 炒甜葶苈、荠菜根等份，共研为末，制成蜜丸，每次服1丸，用陈皮汤服下即可。

菠菜

【别名】波斯草、菠薐、菠桱、鹦鹉菜、红根菜、飞龙菜。

【释义】一年生草本植物。植物高可达1米，茎柔脆，空心。叶子是绿色。它的根有数寸长，味道甘甜香美。中国各地均有栽培。

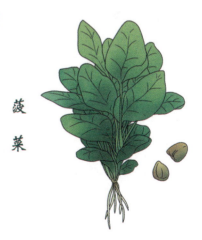

菠菜

菜及根

【性味】味甘,性冷、滑,无毒。

【功效主治】疏通血脉,去除肠胃热,利五脏,调涩,止口渴,开胸下气,解饮酒过量而中毒。吃得太多容易伤及大、小肠。不能和鱼煮来吃,具有润燥的功效。

> **附方**
>
> **消渴引饮,日至一石者** 菠薐根、鸡内金各等份。共研为末,然后用米汤送服,1日3次。

鸡肠草

【别名】鹅不食草、猪屎草、石胡荽。

【释义】一年生小草本,高5~20厘米。主要生在低洼潮湿的地方。果实较小,可生吃,但是没有鹅肠草味美。还能够用来捕捉飞虫。中国普遍有分布,5~10月花未开或正开放时采收。

【性味】味辛、苦,性平,无毒。

【功效主治】祛风,散寒,胜湿,去翳,通鼻塞。用于感冒,寒哮,喉痹,百日咳,痧气腹痛,阿米巴痢,疟疾,疳泻,鼻渊,鼻瘜肉,目翳涩痒,臁疮,疥癣,跌打。

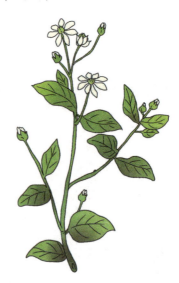

鸡肠草

> **附方**
>
> **伤风头痛、鼻塞、目翳** 鸡肠草适量,用来搓揉,让嗅其气,可以让人打喷嚏,每日2次。

脑漏 鲜鸡肠草适量，捣烂，然后塞鼻孔内即可。

痔疮肿痛 鸡肠草捣烂，用来贴用。

牛皮癣 鸡肠草适量，捣烂，外涂。

腹痛 鸡肠草花序适量，捣碎，然后以鼻闻之，使打嚏即可。

单双喉蛾 鸡肠草50克，糯米50克。将鸡肠草捣烂，然后取汁浸糯米，磨成浆，给患者含咽即可。

目病肿胀红赤，昏暗羞明，隐涩疼痛，风痒，鼻塞，头痛，脑酸，外翳攀睛，眵泪稠黏 鸡肠草10克，青黛5克，川芎5克。共研为细末，然后先噙水满口，再用少许入鼻内，以泪出为度。

地瓜

【别名】草石蚕、土蛹、甘露子。

【释义】一年生或多年生缠绕性草质藤本植物。不仅能够做菜，也可以当果品食用。每年的2月生苗，茎是方的，叶上有鸡冠似的齿。4月开小花，5月掘它的根，可蒸吃、煮吃。中国大部分地区均有栽培。

根

【性味】味甘，性平，无毒。

【功效主治】和五脏，治水中恶虫之毒。与各种鱼同食，会使人呕吐。焙干吃能够散血止痛。下气，清神。但不宜生吃或多食。

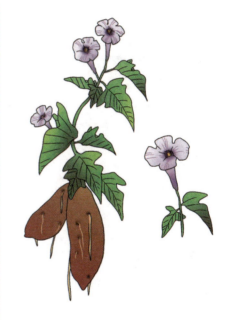

地 瓜

附方

慢性酒精中毒 鲜地瓜120克，切片，加入适量白糖，拌食即可。

蒲公英

【别名】蒲公草、食用蒲公英、尿床草。

【释义】多年生草本植物，高10～25厘米，蒲公英主要生长在平原沼泽的田园之中。它的茎、叶和莴苣很像，通常折断后会有白汁流出，能够生吃。花期4～9月，果期5～10月。

苗

【性味】味甘，性平，无毒。

【功效主治】清热解毒，利尿散结。用于急性乳腺炎，淋巴腺炎，瘰疬，疗毒疮肿，急性结膜炎，感冒发热，急性扁桃体炎，急性支气管炎，胃炎，肝炎，胆囊炎，尿路感染。

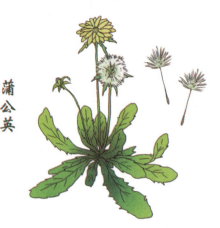
蒲公英

附方

小儿肺炎 蒲公英60克，桔梗10克，放入白糖适量，共煎汤，服用。

热淋，小便短赤 蒲公英60克，玉米芯60克，加水浓缩，煎服。

急性黄疸型肝炎 蒲公英50克，茵陈50克，大枣10枚，白糖50克。共入锅中，煎汤，服用。

翻白草

【别名】鸡脚根、天藕、鸡腿根。

【释义】多年生草本，根肥大，茎直立，高不足1尺。每年三四月长出幼根，叶子长而厚，有皱纹，叶面呈青色，叶背呈白色。花期5～8月。果期8～10月。主要生在沼泽水田的地方，全国各地均有分布。

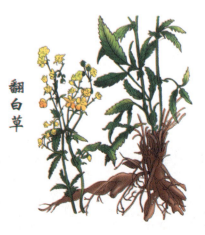
翻白草

根

【性味】味甘、微苦，性平，无毒。

【功效主治】主治吐血、阴道流血，对于疟疾、痈疮也有奇效。

附方

疗毒 翻白草10棵，加酒适量，煎服，出汗即可。

女子阴道流血 用翻白草50克，捣碎，酒2盏，共煎，至1盏时服用，非常有效。

臁疮溃烂 端午节采翻白草，先洗净，然后收藏。每次用的时候拿1把，煎水后再用盆子装，先熏后洗，效果良好。

吐血不止 翻白草适量，嚼烂，然后加水2盅，煎到水只有1盅的时候，空腹服用，马上可以见效。

落葵

【别名】繁露、胡燕脂。

【释义】一年生蔓生缠绕性植物。在每年的3月下种，嫩苗能够食用。颜色红如胭脂，在五月蔓延增长，叶如杏叶，在八九月的时候开细小紫花，随后结果，熟后呈紫黑色。全株还可供药用。

叶

【性味】味酸，性寒，无毒。

【功效主治】滑中散热，降压益肝，清热凉血，防止便秘，利大小肠。

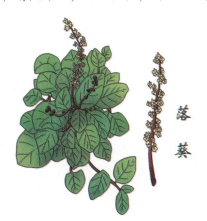

落葵

附方

大便秘结 鲜落葵叶适量，煮好，食用。

手脚关节风疼痛 鲜落葵全茎50克，猪蹄节1具，和水酒适量，炖服。

疔疮 鲜落葵10余片，捣烂，然后涂贴，每日换1~2次。

小便短涩　鲜落葵适量，煎汤，代茶频服。
久年下血　落葵50克，白肉豆根50克，老母鸡1只，水适量，炖服。
胸膈积热郁闷　鲜落葵每次100克，浓煎汤，加酒，温服。
阑尾炎　鲜落葵100～200克，水煎服。
外伤出血　鲜落葵叶和冰糖适量，共捣烂，外敷患处。

蕺

【别名】葅菜、鱼腥草。

【释义】多年生草本植物，由于它的叶有腥气，因此，也叫做"鱼腥草"。蕺菜主要生长在山谷的阴暗潮湿处，全草可入药。

叶

【性味】味辛，性稍温，有小毒。

【功效主治】治痔疮脱肛，疟疾，背疮热肿，小儿脱肛，散热毒，去肿痛，令人气喘，对脚不利。小儿吃了会脚痛。

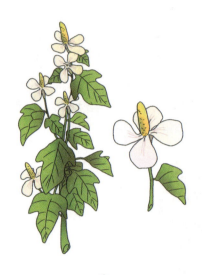

蕺

附方

蛇虫咬伤　用鱼腥草、皱皮草、槐树叶、决明草各适量，共捣烂，外敷，有效。

虫牙痛　用鱼腥草、花椒、菜籽油各适量，然后捣匀，加入泥，做成小丸。按左右牙痛，轮换塞入相应的耳内。1日1夜，取出看如有细虫，就有效。

小儿脱肛　先用朴硝水清洗脱出的肛肠，然后将鱼腥草捣烂如泥状，用芭蕉叶托住药，再让小儿坐在上面，脱肛便自然缩回。

背脊肿痛　用蕺菜捣汁涂肿痛处，留一小孔宣泄热毒，待冷后就换掉。

蕨

【别名】蕨菜、如意菜、狼萁。

【释义】大型多年生草本。每年的2月生芽,根状茎长而粗壮,形状卷曲。长成后则像展开的凤尾,有三四尺高,生长在山中。我国各地普遍生长。

【性味】味甘,性寒、滑,无毒。

【功效主治】清热利湿,消肿,安神,利水道,补五脏不足。

蕨根

【功效主治】用于发热,高血压病,头昏失眠,痢疾,湿热黄疸。烧成灰和油调匀,外敷,能够治疗蛇咬伤。

经常食用会让人目暗、落发,使妇女脐下长硬块。

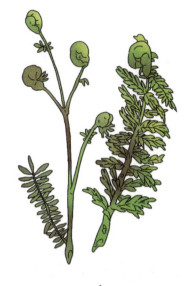

蕨

附方

泻痢腹痛 蕨粉1200克,先用冷水调匀,然后加入红糖,并且用开水冲服。

发热不退 鲜蕨根100克,翻入锅中,水煎服。

湿疹 先将患处用水或酒洗净,然后将蕨粉撒上,也可以用甘油调擦。

肠风热毒 蕨菜花焙干,研为末,每次服10克,用米送服。

脂肪肝 干蕨菜30克(泡发后切碎),大米100克,海带30克。同入锅加水煮粥食用。每日早上食用1次。

芋

【别名】土芝。

【释义】多年生草本植物,茎高数尺有余,叶柄长于叶片,绿色,根如薯蓣而圆。喜高温湿润,不耐旱,也可水生。旱芋种在山地上,水芋多在水田中生长,味更佳。中国南北长期以来进行栽培。

芋头

【性味】味辛,性平、滑,有小毒。

【功效主治】温养肠胃,开胃,通

肠，疗烦热，止渴，破瘀血，去死肌，养肌肤，滑中。产妇吃了芋头，破血。和鱼煮食，很能下气，调中补虚。

茎、叶

【性味】味辛，性冷、滑，无毒。

【功效主治】除烦止泻，疗妊妇心烦迷闷，胎动不安。另外，将茎叶和盐一同研碎，外敷，对于蛇虫咬伤、痈肿毒痛有非常好的效果。

梗

【功效主治】外敷，擦蜂刺毒，有奇效。

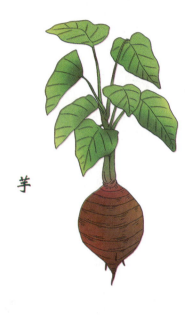

芋

附方

腹中癖气 用压破的生芋子1斤，酒5斤，共同浸泡14天，然后空腹服用，每次1升，效果很好。

百合

【别名】强瞿、番韭、倒仙、山丹。

【释义】多年生草本球根植物，株高70～150厘米。百合花有2种：一种茎端开出大白花；一种开红花，叶子细长像柳叶。在每年的3月生苗，秆粗，青色。果期7～10月。喜凉爽，较耐寒，高温地区不宜生长。

子

【功效主治】加酒炒至微红，研末，用汤调服，能够治疗肠风下血。

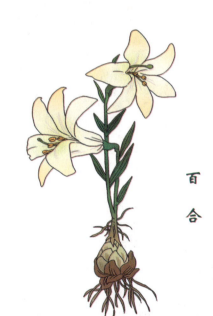

百合

根

【性味】味甘，性平，无毒。

【功效主治】养五脏，温肺止嗽，治脚气热咳，利大小便，补中益气，杀血吸虫，除膈部胀痛，涕泣不止。还可安心、定神、益志，治百合病，除浮肿胪胀、胸腹间积热胀满、阴塞不畅全身疼痛、乳难和咽喉肿痛，产后大出血引起的血晕，口涎困难，惊悸，癫邪，止涕泪。

花

【功效主治】将百合花晒干，然后研末，调入菜油，可以治疗小儿湿疮，有奇效。

附方

天疱湿疮　生百合适量，捣烂，外敷，1～2日即好。
耳聋耳痛　干百合，研为末，每次取用6克，用温开水送服，每日2次。
肺病吐血　将新鲜的百合捣成汁，和水饮或煮食。

薯蓣

【别名】怀山药、淮山药、土薯、山薯、山芋、玉延。

【释义】多年生草本植物。在每年的4月蔓延生苗，茎蔓生，根里面白，外面呈黄色。5月开白花，7月结实，坚硬没有果仁。块根含淀粉和蛋白质，能够食用。

根

【性味】味甘，性温、平，无毒。

【功效主治】补虚，补中益气，除烦热，补五劳七伤，开通心窍，增强记忆。还益肾气，健脾胃，去冷风，镇心神，止泻痢，化痰涎，下气，止腰痛，去头晕目眩，长肌肉，强阴，令人聪耳明目，轻身不饥，延年益寿。薯蓣和蜜一起煮熟，可壮阳滋阴。捣碎后外敷，可以治疗肿毒，使肿消散。

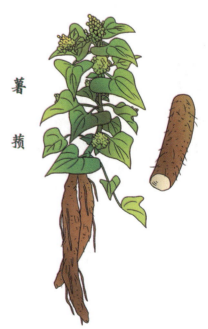

薯蓣

附方

脾胃虚弱，不思饮食，无食欲 山药、白术各50克，人参35克，共研为末，然后用水糊丸，每次饮下40～50丸，即可。

噤口痢 山药半生半炒，然后捣为末，每次服用10克，用米汤送下即可。

痰气喘急 用生山药半碗捣烂，然后加甘蔗汁半碗，和匀后，热饮，立止。

补益虚损 把薯蓣置砂盆中研细，入铫中，加酒1大匙熬出香气，随即添酒1盏煎搅使之均匀，空腹饮之，每日1服。

手足冻疮 用一截山药磨烂，外敷，即可治冻疮。

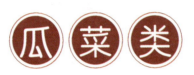

瓜菜类

胡瓜

【别名】黄瓜。

【释义】一年生蔓生或攀援草本，每年的2月下种，3月生苗牵藤。叶片宽卵状心形，像冬瓜叶，有毛。4月开黄花。花果期夏季。喜温暖，不耐寒冷。中国各地普遍栽培。

【性味】味甘，性寒，有小毒。

【功效主治】能清热解渴，利水道。对于患有天行病的患者不能食用。经常吃容易动寒热，积瘀热，令人虚热上逆、少气，损阴血。

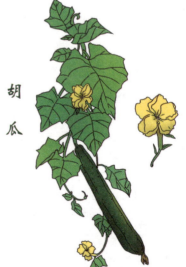

胡瓜

叶

【性味】味苦，性平，有小毒。

【功效主治】主治小儿闪癖，每年用一张叶，生搓后揉汁服，呕吐即可。

根

【功效主治】捣碎后，外敷，治毒肿。

附方

烫火伤 在五月五日的时候，掐一根黄瓜，放入瓶内，然后挂在屋檐下，将瓶里的水取出，用来擦伤处，即可。

小儿热痢 嫩黄瓜，同蜜一起食用，10余枚，即好。

水鼓，四肢水肿 将黄瓜一根破开，然后同瓜子用醋和水煮一半至烂，空腹食用，效果很好。

冬瓜

【别名】东瓜、枕瓜、白冬瓜、水芝、地芝。

【释义】一年生草本植物，虽在夏季成熟，但因瓜熟之际表面有一层似白霜的白粉，因此，叫做冬瓜。瓜嫩时绿色有毛，皮坚厚，有白粉。皮和种子可入药。我国南北各地均有栽培。

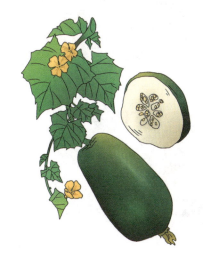

冬 瓜

白冬瓜

【性味】味甘，性温，无毒。

【功效主治】利尿，止渴，消热毒痈肿，小腹水胀，冷吃会使人消瘦。能益气，除心胸胀满，捣成汁服，可以消渴烦闷，解毒。利大小肠，压丹石毒。多吃冬瓜能够减肥瘦体。煮食养五脏，散热毒很好。

瓜练

【性味】味甘，性平，无毒。

【功效主治】经常服用可以减缓衰老，抗疲劳，滋润皮肤，令颜面富有光泽，除烦闷不安。可用来作面膜，去皮肤黑斑。还可治肠内结块。

瓜皮

【功效主治】治伤折损痛。对于驴、马汗入疮所引起的肿痛有奇效，主要方法为：将瓜皮阴干，然后研细为末，外敷涂搽即可。

叶

【功效主治】主要治疗蜂叮、肿毒、疟疾引起的寒热。对于糖尿病、尿崩症所导致的消渴有良效，同时也可以将瓜叶焙干，研末后，可以敷治多年恶疮。

藤

【功效主治】烧灰后能够除文身。煎汤服用，可以解木耳毒。煎水后能够洗黑斑以及疮疥。捣汁服可以治疗脱肛。

附方

多年损伤不愈 冬瓜子适量，研为末，用温酒送服。
食鱼中毒 冬瓜适量，捣成汁，效果非常好。
水肿危急 冬瓜适量，任意煮，食用效果良好。
男子白浊，女子白带 将陈冬瓜子仁炒好，研为末。每日空腹，用米汤送服。
消渴不止 将冬瓜去皮，每日饭后食用，5～7次即可有效。
腰损作痛 将冬瓜皮烧研，用酒服5克。

南瓜

【别名】番瓜、笋瓜、金瓜。

【释义】一年生蔓生草本，在每年的3月下种，到了4月的时候生苗，附地而生。南瓜的茎中间是空的，叶子形状较大。在八九月时开黄花。果实肉厚色黄，常用来炒着吃。通常一根藤能够结瓜数十颗，经霜后能够将它收置于暖处。非常适宜在肥沃的砂地上种植。花期5～7月。果期7～9月。在中国东北地区种植最广，黑龙江地区尤为广泛。

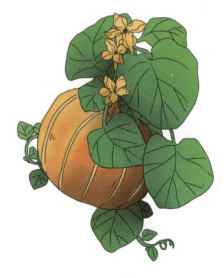

南瓜

【性味】味甘，性温，无毒。

【功效主治】补中益气，降血脂，降血糖，多食发脚气、黄疸。适用于脾虚弱、营养不良、肺痈、水火烫伤。

附方

火药伤人及汤火伤 生南瓜，捣汁，外敷。

肺痈 南瓜1斤，牛肉半斤。将以上食材煮熟，食用，连服数次即可。

丝瓜

【别名】天丝瓜、天罗、布瓜、蛮瓜。

【释义】一年生攀援葫芦科草本植物。2月下种，生苗长蔓，长达数尺，单叶互生，有长柄，叶片掌状心形，茎上有棱。在六七月开黄花，比黄瓜稍大些，瓜头像鳖头。广东、广西、海南等地有栽培。

【性味】味甘，性平，无毒。

【功效主治】清热化痰，凉血止血，消暑利肠，行气化瘀。用于痰喘咳嗽，乳汁不通，热病烦渴，肠风下血，痔疮出血，无名肿青，水肿，痈疽疮疡。

子

【性味】味苦，性寒，有毒。

【功效主治】利尿，调心肺，除烦止渴，治泌尿系结石，消肿下水。如患脚气、虚胀和冷气的人吃后病会加重。能治心热，四肢水肿。甜丝瓜子有毒。

叶

【功效主治】治癣疮，将叶在癣疮处频频揉搓。也可治痈疽疗肿。

藤根

【功效主治】治虫牙和鼻塞脓浊滴出，杀虫解毒。

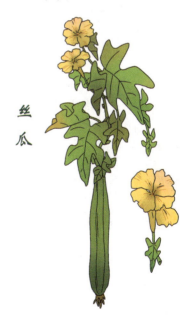

丝瓜

附方

下血危急 将丝瓜烧存性,槐花适量,捣为末。空腹服用,用米饭服10克,即愈。

咽喉骨鲠 七月七日的时候取丝瓜根,阴干,烧存性,每次服用10克,用原鲠物煮汤服,马上有效。

痘不起发,或未出的 用老丝瓜150克,连皮烧存性,研末,然后用砂糖调服即可。

痔漏脱肛 将丝瓜烧灰,取25克,然后再用多年石灰、雄黄各25克,共捣为末,同时和猪胆、鸡蛋清及香油调好,贴用。

肺经火热,面部疳疮 用丝瓜、牙皂各等份,然后烧灰,调油涂抹即可。

冻疮 将老丝瓜烧存性,调腊猪油涂抹。

水鼓腹胀 将老丝瓜1条,去皮剪碎,然后同14粒巴豆一起炒,在豆变黄的时候铲去豆,放入陈仓米,一起炒熟,去掉瓜,磨米为丸,每次服用100丸,用白开水送下即可。

汤火伤灼 丝瓜叶焙干,研细,同时加入辰粉5克,用蜜调好,外涂搽。

小肠疝气,疼痛冲心 将连蒂老丝瓜烧存性,研末,每次服用15克,用热酒送服,严重的不过2~3次即愈。

苦瓜

【别名】锦荔枝、癞葡萄。

【释义】一年生攀援草本。在每年的5月下种,生苗牵藤,茎叶卷须。春夏之交开花,黄色,花有五瓣是圆的。能够结青色的瓜,皮上有细齿,瓜熟的时候色黄。

【性味】味苦,性寒,无毒。

【功效主治】清热解毒,清心明目,益气解乏,除邪热,润泽肌肤,强身,抗衰老。

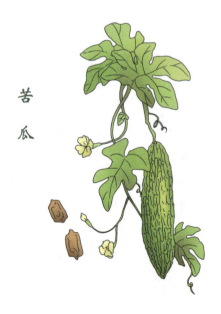

苦瓜

子

【性味】味苦、甘，无毒。

【功效主治】益气壮阳。

附方

痢疾腹痛、滞下黏液 苦瓜根、冰糖各100克，然后加水炖服。

疔疮 苦瓜根研末，然后调蜂糖，外敷。

大便带血 鲜苦瓜根200克，用水煎，服用。

风火牙痛 苦瓜根适量，捣烂，外敷。

茄

【别名】落苏、昆仑瓜、草鳖甲。

【释义】一年生草本植物，2月下种，出苗可移栽，叶椭圆形，花紫色。茄株有两三尺高。有青茄、紫茄、白茄3种。

【性味】味甘，性寒，无毒。

【功效主治】散血止痛，治寒热，五脏劳损，毒肿。将老至裂开的茄烧成灰，外敷能够治妇女乳裂。长期受寒的人不宜多吃。

蒂

【功效主治】治肠风下血不止，血痔。

花

【功效主治】主要治疗金属锐器引起的金疮、牙痛。干茄花烧研成灰，外敷，可以治疗牙痛。

根及枯茎叶

【功效主治】治血淋下血，齿痛，血痢，口腔溃疡，妇女子宫脱垂，冻疮皲裂。将根、茎叶煮成汤，用来浸泡冻疮皲裂处，有很好的效果。

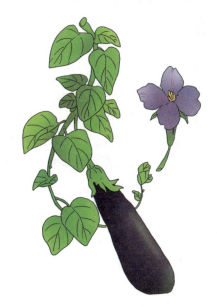

茄

附方

下腹硬块 用陈酱茄子烧存性,然后加入麝香少许,轻粉一分,同时和脂调,然后贴上即可。

妇女血黄 用竹刀将黄茄子切开,阴干,研为末。每次服用10克,用酒送服。

热毒疮肿 把生茄子一个切去二分,剜去里面的瓤二分,让其中空,然后将它扣在疮上,肿毒很快就消散。

女人乳头燥裂 取秋季裂开的冷茄子,然后阴干烧存性,研末,用水调和,外涂。

血淋疼痛 将茄叶熏干,然后研为末,每次服10克,用温酒送下即可。

葫芦

【别名】瓠瓜、匏瓜。

【释义】一年生攀援草本,有软毛。在一二月下种,生苗,引蔓延缘。叶子稍圆,嫩时能够用来食用。果实长尺余。花期6~7月,果期7~8月。

【性味】味甘,性平、滑,无毒。

【功效主治】治心热,利水道,利小肠,治消渴、恶疮,除烦,润心肺。还可以治泌尿系结石,鼻口溃疡烂痛。食用太多容易让人呕吐。患有脚气的人也不能吃。

叶

【性味】味甘,性平,无毒。

藤须花

【功效主治】解毒。

子

【功效主治】治牙齿肿痛,齿摇疼痛,可用葫芦子、牛膝煎水含漱,效果良好。

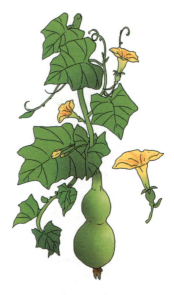

葫芦

附方

胎毒 在三伏天的时候，剪掉根部葫芦须，阴干，除夕之夜煎汤，洗浴小儿，能够免出痘。

腹胀黄疸 将葫芦的亚腰连子烧存性，在饭前温酒送服。不能饮酒的人，可用白开水送下。

水菜类

紫菜

【别名】索菜、子菜、膜菜、紫瑛。

【释义】叶大而薄，纯青色，等到晒干后会变成了紫色。其体长因种类不同而不同，分布在沿海地区，福建、浙南沿海地区较多。

【性味】味甘，性寒，无毒。

【功效主治】和血养心，清烦涤热，治不寐，利咽喉。用于水肿，脚气瘿瘤，甲状腺肿，慢性气管炎，咳嗽。

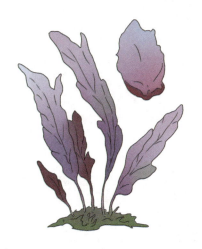

紫菜

附方

肺脓疡、支气管扩张，咳嗽痰稠或腥臭 紫菜15克，研成细末。每次取用5克，然后和蜂蜜兑开水送服。

瘿瘤、瘰疬和痰核肿块 紫菜15克，加水，放入锅中煎服；或用猪肉与紫菜煮汤，食用。

石花菜

【别名】琼枝。

【释义】藻体紫红色,有红、白两种颜色,将其根埋在沙地中可以生出新枝。形状和珊瑚相似,高两三寸,在枝上长有细齿。多生长在南海的沙石之间。分布在我国海南和台湾。

【性味】味甘、咸,性寒、滑,无毒。

【功效主治】用于热痰或燥痰咳嗽。可去上焦浮热,发下部虚寒。

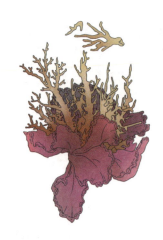

石花菜

附方

热痰,燥痰咳嗽 石花菜60克,用开水浸泡,让其软,切碎;生姜10克,切细粒。然后加入适量醋、盐、熟油拌食。

燥热便结,痔疮出血 石花菜250克,切碎,同时加入水浸煮,待化,捞出渣,加适量白糖即可,每次服1匙。

鹿角菜

【别名】猴葵、鹿角。

【释义】小型,丛生,长三四寸,紫黄色。如果让它在水里长时间浸泡,或者浸入到开水里泡,会化成胶状。生于高潮带到低潮带岩石上或风浪较平静的中潮带石沼中。

【性味】味甘,性寒、滑,无毒。

【功效主治】下热风气,解面热,抵御丹毒,疗小儿肺疾。男子不可常食,否则容易引发旧病。

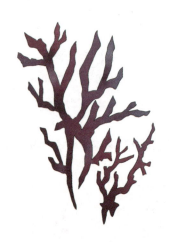

鹿角菜

附方

阴虚肺燥、咳嗽痰稠　鹿角菜15克，沙参、麦门冬各12克，知母、百部各10克。所有材料共入锅，加水煎服。

甲状腺肿大　鹿角菜60克，黄酒250克。共浸泡，服用，每次1小杯。

龙须菜

【别名】石发。

【释义】多年生藤状攀援植物，藤茎可长达30～50米，主要生长在海边。丛生没有枝杈，叶的形状像柳叶，根须长的有1尺多，呈白色。中国沿海地区和黑龙江、吉林、辽宁、河北、河南（西部）、山东、山西、陕西（中南部）和甘肃（东南部）等地皆有种植。

【性味】味甘，性寒，无毒。

【功效主治】治甲状腺肿大热气，利小便。用于痰火郁结、瘿瘤、瘰疬。

附方

痰火郁结、瘿瘤、瘰疬　龙须菜10克，海带、夏枯草各15克。加水，共入锅中，煎汤服。

木耳

【别名】木菌、木纵、木蛾。

【释义】有白木耳和黑木耳两种，木耳生长在雨后腐烂的朽木上，受湿热余气而生。各种树木都能生长，特别是桑、柳、榆树上比较常见。丛生，可食用，味道鲜美。

【性味】味甘，性平，有小毒。

【功效主治】益气不饥，养血驻颜，令人肌肤红润，容光焕发，轻身强志，疗痔。对高血压患者也有一定帮助。采来的木耳颜色有变，通常都有毒，食用害人。

槐耳
【性味】味苦、辛，性平，无毒。
【功效主治】五痔脱肛，治风破血，下血疗心痛，妇女阴中疮痛。

桑耳
【性味】味甘，性平，有毒。
【功效主治】治疗鼻出血，妇女心痛，腹内结块、肿痛，崩中带下，产后血凝，漏下赤白，阴痛，阴阳寒热不孕，月经不调；男子胸腹结块，久泄。益气不饥，利五脏，排毒气，宣肠胃气。

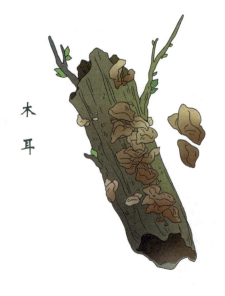

木耳

附方

咽喉痹痛　5月，将桑树上木耳捣碎，然后用绵包好，用蜜汤浸好，使用时含在口内，立刻见效。

肠痔下血　槐树上木耳，研为末，饮服方寸匕，1日3服。

土菌

【别名】杜蕈。
【释义】是一种菌类，生在地上的叫做菌，生在木上的叫做耳。通常在山间茅草中较为阴湿的地方生长。
【性味】味甘，性寒，有毒。
【功效主治】烧成灰外敷，可以治疗疮疥。在槐树上生长的较好，而在田野里生长的有毒。倘若土菌中毒，那么需要用地浆及粪汁解。

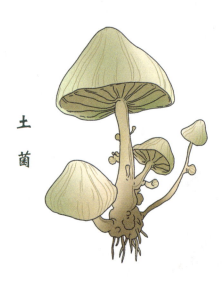

土菌

附方

疗肿 黑牯牛撒粪石上，等到生菌子后焙干，草等份为末。用竹筒去两头，紧缚，合住疗上。用水和末5克，入筒内即可。

产后血痛，痛不欲生者 槐耳半两为末，用酒浓煎饮之，立愈。

蛔虫心痛 槐木耳烧存性，研为末，水服，若不止，则饮热水1升，蛔虫立出。

脱肛泻血不止 用桑耳50克，熟附子50克，研为末，炼成蜜丸如梧子大小，每日以米汤饮下20丸。

足趾肉刺 先以汤浸润，刮去一层，用黑木耳贴之。自消烂不痛。

牙痛 木耳、荆芥等份，煎汤多次漱口。

眼睛流泪 木耳50克，烧存性；木贼50克，研细为末。每服10克，用清米泔煎服即可。

崩中漏下 木耳半斤，炒之见烟研为末，每服用10.1克，头发灰0.3克，共10.4克。用上乘酒调和服下，出汗即可。

石耳

【别名】灵芝。

【释义】裂片边缘为撕裂状，上表面为褐色，和木耳很像。采集后洗去沙土，食用，味道鲜美。常年生在山间石崖上。

【性味】味甘，性平，无毒。

【功效主治】长期食用可以滋润皮肤，改变面色，抗衰老，耐饥饿，养阴润肺，凉血止血，清热解毒。

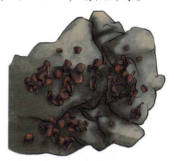

石耳

附方

泻血脱肛 石耳250克，炒好，白枯矾50克，密陀僧25克。一起研成末，然后蒸饼丸，每次服用20丸即可。

地耳

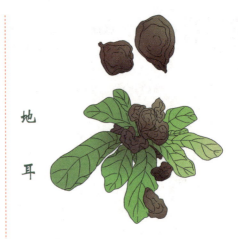

地耳

【别名】地踏菇。

【释义】生长在地上，结构非常简单，分不出根、茎、叶，形状和木耳很像。在春、夏两季雨中生长，雨后采集，可做菜，味道鲜美。

【性味】味甘，性寒，无毒。

【功效主治】聪耳明目、轻身，滋润皮肤，主治肝热目赤、双目肿痛，抗衰老，益气。

附方

久痢脱肛 鲜地耳60克，加清水洗净，然后加白糖适量浸泡，取汁内服即可。

肝热目赤、双目肿痛 干地耳、野菊花各15克，蒲公英30克，加清水适量，共入锅中，煮汤饮服，每天2次。

烧、烫伤 地耳焙干，研为末，然后用菜油调搽，即可。

便秘、阳虚干咳 鲜地耳200克，猪肉15克，共同放入锅中，然后加入适量清水，煮熟，食用即可。

竹蓐

【别名】竹肉、竹菰、竹蕈。

【释义】生在朽竹根上的菌，形状和木耳非常像，红色。在夏季多雨的时候，由于溽湿之气，在竹上会生长出很多的竹蓐。

【性味】味苦、咸，性寒，无毒。

【功效主治】对于所有的赤白痢都有效，可以和姜、酱食用。

苦竹肉

【功效主治】能够破积血、毒邪气。

附方

杀三虫毒邪气，破积血 灰汁炼后，即可食用。

第四章 味部

酿造类

酒

【别名】杜康、欢伯、杯中物、金波等。

【释义】一般含有微量的杂醇和酯类物质，粮食是酿酒的主要原料，其中黍、秫、粳、糯、粟、曲、蜜、葡萄等都能够酿酒。酒还能入药。我国酿酒的历史悠久，种类繁多，不同的酒味道也不同。

【性味】味苦、甘、辛，性热，有毒。

【功效主治】通血脉，散湿气，除风下气，杀百邪恶毒气。益肠胃，滋润皮肤，消忧发怒，养脾气，还可解马肉、桐油毒。

米酒

【性味】味苦、甘、辛，性大热，有毒。

【功效主治】去毒气，解马肉、桐油毒，养脾扶肝，通血脉，厚肠胃，除风下气。热饮对身体较好。同牛肉一起饮食，容易让人生寄生虫。喝酒太多，容易伤神损寿，对健康不利。

糟底酒

【功效主治】开胃下食，止呕吐，温肠胃，治皮肤瘙痒，御风寒，止腰膝疼痛，暖水脏，消宿食。

老酒

【功效主治】和血养气，暖胃避寒。

春酒

【功效主治】经常饮用，可以让人变得白胖。饮醉此酒可以治寄生虫病，一会儿便会有像米一样的虫排出。

东阳酒

【性味】味甘，无毒。

【功效主治】通利脏腑，厚胃益脾，解乏，去瘀血，调血脉经络，强筋健骨。能够用来入药。

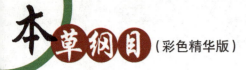

三白酒

【性味】味甘，香烈。

【功效主治】健胃消食，调气养颜，强壮精神，疏经活络。经常饮用可以使人燥渴。

秋露白

【性味】颜色纯正，味道浓烈。

【功效主治】多饮使人发热口渴。

麻姑酒

【性味】味辛。

【功效主治】健脾和胃，益气，养血。

金盘露

【性味】味甘，性热。

【功效主治】祛寒辟雾，开胃健脾。

红血酒

【性味】大热，有毒。

【功效主治】主治哮喘、咳嗽、脚气、胃肠出血、痔漏、痰饮，祛湿除寒，治疗跌打损伤等各种疾病。

酿酒

【性味】味甘、辛，热，微毒。

【功效主治】暖腰肾，驻颜色，耐寒。

烧酒

【性味】味甘、辛，大热，大毒。

【功效主治】益气调中，耐饥强志，消痰破癖。

五加酒

【功效主治】治疗一切风湿痿痹，强壮精神，填精髓。用五加皮洗刮去骨煎汁，和曲、米酿成。

仙灵酒

【功效主治】主要治疗偏风不遂，强筋健骨。

地黄酒

【功效主治】治腹痛，壮筋骨，经常服用可以让头发由白还黑。

牛膝酒

【功效主治】补虚损，壮筋骨，治痿痹，除久疟。

当归酒

【功效主治】补虚弱，通血脉，坚筋骨，止诸痛，调经水。

枸杞酒

【功效主治】去冷风，壮阳道，止目泪，健腰脚。

人参酒

【功效主治】补中益气，通治诸虚证。

菊花酒

【功效主治】去痿痹、头风，明耳目，消百病。

茴香酒

【功效主治】治突然肾气痛，偏坠牵引及心腹痛。

竹叶酒

【功效主治】治风虚痹弱，腰膝疼痛。

花蛇酒

【功效主治】 治挛急、诸风顽痹，对于瘫痪、疼痛、恶疮疥癫等有良效。

鹿茸酒

【功效主治】 治阳虚痿弱，小便频繁，劳损诸虚。

羊羔酒

【功效主治】 大补元气，健脾和胃，益气，补腰肾。

蜜酒

【功效主治】 治风疹、风癣，饮用后有很大的功效。

暹罗酒

【功效主治】 以烧酒复烧2次，饮后，杀虫治蛊。

附方

受惊吓而昏死不醒 温酒灌服，很快就醒。

阴毒腹病 烧酒温饮，汗出即止。

寒湿泄泻，小便清者 饮烧酒，很快就止。

蛇咬成疮，蜘蛛疮毒，毒蜂螫人 暖酒，用来淋洗疮上，1日3次，效果良好。

产后血闷 清酒1升，同生地黄汁一起，放入锅中，煎服即可。

咸海水所伤，经风吹裂，疼痛难忍 用蜜半斤，水酒30斤，防风、当归、羌活、荆芥各100克。为末，共入锅中，然后煎汤沐浴。

咽伤声音不出 酒100毫升，酥一匕，干姜末二匕，所有食材一起服下，1日2次。

多年耳聋 酒3升，渍泡牡荆子1升，7日后去掉渣子，不拘时，服用。

糟

【别名】 粕。

【释义】 用粮食糯、秫、黍、麦酿酒，之后熬煎饧、饴，即成为糟。如果酒糟是在腊月和清明、重阳制成的，那么，将其沥干，再加入少量的盐，可以保藏。另外，用酒糟保存物品，能够起到物品不坏的效果。醋糟以在三伏天制作而成的最好。

酒糟

【性味】 味甘、辛，无毒。

【功效主治】 滋润皮肤，调和脏腑，温中消食。治跌损瘀血，除冷气，杀腥、解毒。浸水洗冻疮，或者捣烂后，外敷可以治疗蛇咬、蜂叮。

大麦醋糟

【性味】味酸,性寒,无毒。

【功效主治】治疗气滞风壅,手背脚膝痛,可以把醋糟炒热,然后外敷患处,效果非常好。

干饧糟

【性味】味甘,性温,无毒。

【功效主治】益气缓中。治疗反胃吐食。益气,补虚,暖脾胃。

附方

手足皲裂 红糟、腊猪脂、姜汁、盐各等份,共研烂,然后放入锅中,炒热敷裂口处,一会儿裂口即合上,再擦数次即可。

脾胃虚弱 平胃散末1斤,加入炒过的干糖糟2斤半,生姜1斤半,红枣300枚,煮后,取肉焙干,所有材料一同研末。每天加入汤中,服用即可。

暴发红肿,痛不可忍 用醋糟浸泡患处即可。

砂糖

【别名】沙糖。

【释义】将蔗糖汁倒入樟木槽中,然后煎成糖。通常情况下,清的为蔗糖,而最后凝结成砂的则为砂糖。

【性味】味甘,性寒,无毒。

【功效主治】砂糖不适合多吃,吃多了容易让人心痛,生寄生虫。治疗心腹热胀。润心肺、大小肠热,解酒毒,口干渴。和鲤鱼同食,非常容易生蛔虫;和葵同吃,会产生流癖。另外,砂糖有和中助脾的效果。

附方

痘不落痂 砂糖,调新汲水1杯,服用,1日2次。

腹中紧胀 白糖加酒3升,放入锅中,煮服。多次服用。

下痢噤口 砂糖半斤,乌梅1个,水2碗,共入锅中,然后煎至1碗,不定时饮服。

上气喘嗽,烦热,食后吐逆 用砂糖、姜汁等份,调和,慢煎即可,经常服用。

米醋

【别名】酢、苦酒。

【释义】米醋有很多种，是用粮食及葡萄、大枣等原料，经过发酵酿造而成。只有陈旧两三年的米醋才能够入药，其他的只能用来食用。它的历史悠久，能够治疗多种疾病。

【性味】味酸、苦，性温，无毒。

【功效主治】止胸痛、血气痛，消痈肿，下气除烦，散瘀血，消食，杀恶毒，治口疮，杀邪毒，调诸药。另外，还可治产后血晕，破结气，止金疮出血，昏晕，除脸部色块坚积等。

附方

腋下狐臭 用3年的酿醋，然后同石灰一起外敷即可。

痈疽不溃 用米醋和雀屎，和成丸，敷疮头上，很快治好。

死胎不下 大豆放入锅中，加醋煮，服3升，立即分解。

乳痈坚硬 选用瓦罐来盛醋，烧热，待温，以患处渍之。

砒霜毒 饮酽醋，使人呕吐即愈，不能够饮水。

木舌肿强不消 以糖醋的形式含漱，不久即消。

汤火灼伤 即以酸醋淋洗，同时用醋泥涂伤处，非常好用。

饴糖

【别名】饧、软糖。

【释义】它是用麦曲同米、大麦、小麦、粟或玉米等粮食熬煎而成的。只有用糯米制成的可作药用，其他的只可以食用。有软、硬之分，硬糖入药最好。

【性味】味甘，性温，无毒。

【功效主治】治吐血，消痰，解附子、乌头之毒，补虚，止渴去血，润肺止嗽，健脾胃补中。益气力，治疗跌打损伤所致的瘀血，咽喉痛，伤寒引起的咳嗽。对于有腹胀、呕吐、便秘、龋齿等症状的患者均不可食用。

附方

误吞钱钗及竹木 取饴糖1斤，慢慢吃，大便出来。

服药过剂闷乱 服饴糖，很快就治好。

酱

【别名】豆酱、果酱。

【释义】酱有很多种类，其中面酱有大麦、小麦、甜酱、麸酱等多个种类；而豆酱有大小豆、豌豆及豆油等种类。起源于我国，有着非常悠久的历史。

【性味】味咸，性冷，无毒。

【功效主治】除热止烦，生痰动气。治小儿多吃不消化，狂犬咬伤，烫伤，烧伤，口疮，飞虫入耳，大便不通，调水服可解砒中毒。

附方

手指闪痛 酱清和蜜，温热后浸泡双手，能够有效止疼痛。

妊娠下血 豆酱2升，去汁取豆，炒干，研为末，用酒送服，1日3次。

轻粉毒 服轻粉口破的患者，用3年陈酱化水，经常漱口即可。

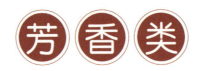

芳香类

白檀

【别名】碎米子树、乌子树。

【释义】高达5米，嫩枝被毛，花白色。可作器具，亦可入药。长江流域以南诸省区普遍生长。

【功效主治】散冷气，治噎膈吐食，消风热肿痛，止心腹痛、霍乱，治中恶鬼气，杀虫。水磨外涂，治疗腰肾痛。

白旃檀

【性味】味辛，性温，无毒。

紫檀

【性味】味咸，性寒，无毒。

【功效主治】止血，止痛。刮末外敷，可以治疗金疮、恶毒、风毒等。治尿频、尿急涩痛、淋沥。

附方

心腹冷痛 白檀香15克，研为细末，干姜25克，共泡汤，调好，服下。

第二篇 本草图解

心腹诸痛，属半虚半实者 丹参50克，白檀香、砂仁各7克。共入锅中，加水煎服即可。

解恶毒风肿 白檀香、沉香各1块，槟榔1枚。以上材料于砂盆中用水3盏细磨，滤去滓，银石煎沸，候温，分作3次服用即可。

噎膈饮食不入 白檀香7克，茯苓、橘红各10克。所有材料俱为细末，用人参汤服用即可。

阴寒霍乱 白檀香、藿香梗、木香、肉桂各7克，共研为细末。每用5克，然后炒姜，泡汤，服用即可。

桂花

【别名】岩桂、木樨、九里香。

【释义】常绿乔木或灌木，高3~5米。花可用于制茶、浸酒等。桂花的叶为椭圆形，比橘叶硬。有在三四月开花的，也有在八九月开花的，有白花、红花、黄花3种。所生长的地区水热条件较好。

【性味】味辛，性温，无毒。

【功效主治】可以生津化痰。同百药煎，能治疗风虫牙痛。与麻油蒸熟，可以起到润发的效果。

树皮

【性味】味辛，性温，无毒。

【功效主治】养精神，滋润皮肤，经常服用可以轻身不老。

附方

口臭、咽喉干痛、咳嗽咽干、龋齿牙痛 桂花、百药煎、孩儿茶各适量，等份。共捣烂，制作成膏饼，每次噙化即可。

玫瑰花

【别名】刺玫花、徘徊花、刺客、穿心玫瑰。

【释义】蔷薇科落叶灌木，枝干多针刺，茎高约两三尺。根自生，在春天的时候抽条，叶子较小。4月开花，花有紫红色、白色等。

【性味】味甘、微苦，性温，无毒。

【功效主治】治肝胃气痛。利肺脾，辟邪恶之气。

附方

肺病咳嗽吐血 鲜玫瑰花捣汁，然后炖冰糖，服用。

新久风痹 玫瑰花去净蕊蒂，阴干，红花、全当归各5克。共入锅中，然后用水煎，去滓，酒调好，服用7剂。

肝郁吐血，月汛不调 玫瑰花蕊300朵，去心蒂；新汲水煎取浓汁，滤渣，再煎1次，白冰糖1斤，用来收膏，在每天早晚开水冲服。

肝风头痛 玫瑰花4~5朵，蚕豆花15~20克，泡开水，用来代茶饮服。

乳痈 玫瑰花7朵，母丁香7粒。用酒煎好，服用即可。

肿毒初起 玫瑰花去心蒂，焙为末5克。酒调好，服用。

乳痈初起，郁证宜此 玫瑰花，阴干、燥者30朵。去心蒂，用陈酒煎好，服用。

调饪类

蜀椒

【别名】巴椒、汉椒、川椒、南椒。

【释义】高四五尺，形状像茱萸，长有针棘刺。叶子坚挺而滑，在每年的4月份结子，颗粒较小，圆形，肉厚皮皱，紫色。

【性味】味辛，性温，有小毒。

【功效主治】治汗不出，消化不良，使人失明、伤血脉，治咳嗽，腹内冷痛，肢体皮肤麻木疼痛。长期食用可使头发不白，延年益寿。除六腑的寒冷，痛疾，泄精，小腹硬块，腰部不适，虚损留结。吃多了，让人感到气喘促，会伤身。

叶

【性味】味辛，性热，无毒。

【功效主治】治霍乱、积食，去湿气。

根

【性味】味辛，性热，微毒。

【功效主治】肾与膀胱虚冷，血尿劳淋，煎汤喝效果非常不错。

椒目

【性味】味苦，性寒，无毒。

【功效主治】治水肿胀满，通小便。对于肾虚、耳鸣、耳聋、尿急、尿频、气喘等都有一定的疗效。

附方

心腹冷痛 用布包裹好川椒，然后放在痛处，用熨斗熨，直到川椒干为止。

眼生黑花，多年不可治 椒目、苍术各50克，炒后同研为末，然后用醋糊成丸，每次服用20丸，用醋汤饮下。

冷虫心痛 川椒200克，炒出汗，然后取酒1碗，淋湿，服酒即可。

虚冷短气 川椒150克，去子及合口者，用生绢袋盛，浸泡在酒中，3日后饮用。

痔漏肿痛 椒目1撮，研成细末，空腹用水送服，每次15克，有良效。

秦椒

【别名】大椒、花椒。

【释义】落叶灌木或小乔木，高30~70厘米，在初秋的时候开花，秋末结实，九十月采收。叶子坚挺而滑泽，有辛香味。在海拔较高的山地及平原均有生长。

【性味】味辛，性温，有毒。

【功效主治】散瘀血，温中，治恶风遍身、四肢麻痹、腹中冷痛，发汗，利五脏，治疗咽喉肿痛，呕吐肠阻。经常服用可以起到聪耳明目、轻身，润泽肌肤，抗衰老的作用。对于月经不调，产后血痢、腹痛也有一定的疗效。可以治愈咳嗽，能消肿除湿。

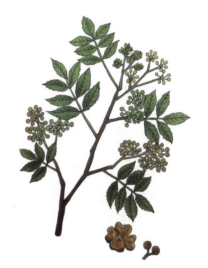

秦 椒

附方

口疮不愈 秦椒用水洗好，然后面拌，煮成粥，空腹食用，再吃饭压下。

牙疼痛 用醋煎花椒，含在嘴里即可。

本草纲目（彩色精华版）

荜茇

【别名】荜拨。

【释义】在每年的正月发苗，丛生，枝有粗纵棱和沟槽，高有三四尺。叶子青色，表面光滑厚实。在每年的3月开花，白色。7月结子，青黑色像葚子。适合选山间、盆地、沟边湿润、疏松、肥沃的壤土种植。产于云南东南至西南部，广西、广东和福建有栽培。

【性味】味辛，性温，无毒。

【功效主治】温中下气，消食，除胃冷，治头痛、鼻塞、牙痛，补腰脚，杀腥气，治霍乱冷气、呕吐反酸、脏腑虚冷、水泻虚痢、产后泻痢，动脾肺之火，令人目昏。

荜勃没

【释义】荜茇的根。

【性味】味辛，性温。无毒。

【功效主治】补虚，健胃消食，治冷气呕吐，腰肾冷，心腹胀满，阴汗疝嵌水肿，除血气，妇人宫寒不孕。

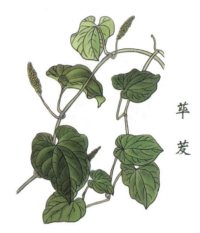

荜茇

附方

冷痰恶心 荜茇50克，研为末，在吃饭前服下，用米汤送服，每次0.3克。

癥气成块，在腹下不散 荜茇、大黄各50克，研为末，然后加入麝香，炼蜜丸，每次冷酒服用，每次服30丸。

蘘香

【别名】茴香、八角珠。

【释义】多年生草本，高60～150厘米，现在宁夏出产的最好。北方人叫茴香，是声相近。煮臭肉的时候加入茴香，可以让臭味消失，因此叫做茴香。在每年的3月生叶，5月茎粗高，五六月开花，黄色。主产于中国西北、内蒙古、山西、陕西和东北等地。

子

【性味】味辛，性平，无毒。

【功效主治】具有开胃下气的功效，治干湿脚气，身体胖肿，霍乱，肾劳损。补命门不足，暖丹田，顺肠气，调中，祛胃部冷气。治腹疝及腹部肿块，阴疼，呕吐，以及蛇伤和膀胱炎。

茎叶

【功效主治】煮着吃可以治疗突然恶心以及腹部不适。生的捣汁，与热酒服下，可以通小肠气，治疗突然肾气冲胁等症。

附方

伤寒脱阳，小便不通 用茴香末、生姜汁调和，外涂小腹即可。

疝气 用八角茴香、小茴香各15克，取少量乳香，共研末，然后用水服，取汗。

肾虚腰痛 茴香炒好，研为末，猪腰子劈开，将茴香末入腰子内，然后用湿纸包住，煨熟。空腹吃，用盐酒送服。

吴茱萸

【别名】吴萸、茶辣、漆辣子、臭辣子树等。

【释义】小乔木或灌木，高3~5米，叶子长得长并有皱。在每年的3月开紫红色细花，到了七八月的时候结实，果实中没有核。树枝粗壮，皮青绿色。生于平地至海拔1500米山地疏林或灌木丛中，多见于向阳坡地。

【性味】味辛，性温，有毒。

【功效主治】温中，止痛，理气，燥湿。治厥阴头痛，脏寒吐泻，脘腹胀痛，经行腹痛，五更泄泻，高血压症，脚气，疝气，口疮溃疡，齿痛，湿疹，黄水疮。闭口的吴茱萸有毒，食用害人。多吃吴茱萸会伤神动火。

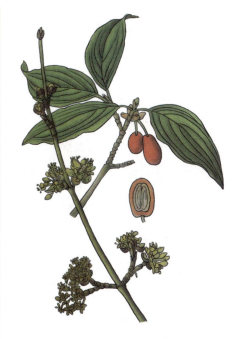

吴茱萸

附方

冷气腹痛 吴茱萸10克，捣烂，然后加入酒1盅调好。用香油1杯，在锅中煎热，然后加入酒，煎好，取出服下。

口舌生疮 用醋调茱萸末，然后贴在两足心，一夜就好了。

胡椒

【别名】味履支。

【释义】它是现在最常见的调味品之一。茎、枝无毛，叶长半寸，有细条与叶齐，两两相对，正月开黄白色的花，果实缠绕在藤蔓上，没有核，熟后变为红色。4月熟透，5月开始收，晒干后变小。生长于荫蔽的树林中，中国台湾、福建、广东、广西及云南等省区均有栽培。

【性味】味辛，性温，无毒。

【功效主治】治冷痢，下气温中，壮肾气，调和五脏，治冷积阴毒，牙齿肿痛。可杀死一切鱼、肉、鳖、蕈中的毒。去痰，治积食不消化，心腹疼痛，冷气上冲。吃多了，容易产生眼花、头昏等症状。

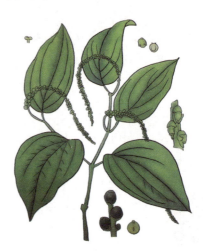

胡 椒

附方

伤寒咳逆，寒气攻胃 胡椒30粒，打碎，麝香半钱，加入酒适量，煎好，热服。

霍乱吐泻 用胡椒30粒，用水送服。

心腹冷痛 胡椒21粒，用清酒送服即可。

缩砂薯

【别名】砂仁。

【释义】多年生草本。在每年的3~4月开花,5~6月结实,株高1.5~3米,茎散生,皮紧厚而皱,黄赤色。在每年的7~8月采,用来调味非常的好。花期5~6月。果期8~9月。成熟果实或种子可以入药。

仁

【性味】味辛,性温,无毒。

【功效主治】治虚痨冷泻,咳嗽,胃中气结滞不散,腹中虚痛下气,驱散寒饮胀痛,呕吐,癫痫抽搐,积食不消化,霍乱转筋。治各种痢疾,止阴道出血,止痛保胎,养胃益肾,理元气,除咽喉口齿浮热,温暖肝肾。

附方

全身肿胀 砂仁、蟋蟀各1个,取等量,共研为末,然后和老酒服下即可。

呃逆 取砂仁适量,放入口中嚼烂成糊状,缓缓咽下。病程长且反复顽固者,需多服几次见效。

大便泻血 砂仁适量,研为末,米饮,趁热服,每次10克,治愈为止。

鱼骨鲠 砂仁、甘草等份,共研为末,用布包起来,然后含在口中,随唾沫咽下,一会儿鱼骨头就会随痰吐出来。

误吞诸物,金、银、铜钱等不化的东西 喝煎好的浓砂仁汤,异物会自出。

益智子

【别名】益智。

【释义】多年生常绿草本,高1~3米。益智子的苗叶花根与豆没有差别,但是子较小。根上长有小枝,子从心出。其中核黑,皮白。花期3~5月。果期4~6月。生于阴湿林下,现在多有栽培。

【性味】味辛,性温,无毒。

【功效主治】利三焦,调气,益气安神。治小便频数,梦遗赤浊,风寒反胃,心气不足,吐血,血崩等症。

附方

香口避臭 益智子仁50克,甘草10克。将以上材料碾成粉末,舐食即可。

小便赤浊 益智子仁、茯神各100克，远志半斤。研为末，然后用酒糊丸，空心姜汤饮下，每次50丸。

白浊腹痛 用益智仁（盐水浸、炒）、厚朴（姜汁炒）等份，加姜3片，枣1枚，水煎服。

小便频数，遗尿 益智仁、白茯苓、白术等份为末，每次服用15克，用白开水送下即可。

高良姜

【别名】蛮姜。

【释义】多年生草本植物。高可达110厘米。春天长出叶和茎，像姜苗一样而稍大。花呈紫色，而作穗状，嫩叶卷住花。花果期4～11月。

根

【性味】味辛，性温，无毒。

【功效主治】温胃止呕，散寒止痛，治脚气，益脾胃，理元气，止呕吐反胃，帮助消化，补肺气，润皮肤，解酒毒。

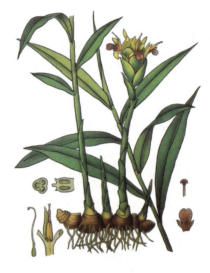

高良姜

附方

脚气 高良姜50克，水3升，放入锅中煮至1升，顿服，即消。

头痛流涕 高良姜生研，多次吃下即可。

霍乱吐泻 用高良姜（炙令焦香）250克，加酒1升，煮三四沸，1次服完。

双目突然红痛 用小管吹高良姜末入鼻，使打喷嚏，红痛即消。

养脾湿温，去冷消痰，治心脾痛，一切冷物所伤 用高良姜、干姜各等份，研末，然后制成面糊丸。饭后，用橘皮汤送服，每次15丸。

杂类

蜂蜜

【别名】石蜜、石饴、白沙蜜等。

【释义】蜂蜜是一种天然食品，是蜜蜂从开花植物的花中采得的花蜜在蜂巢中酿制的蜜。生在岩石上的叫石蜜。多长在武都山谷、河源山谷，及许多山石间，白色如膏的品质优良。蜂蜜也是一种滋补品，能够美容颜。

【性味】味甘，无毒。

【功效主治】除心烦，助消化，益气补中，止痛解毒，止痢疾及肌中疼痛。常服使人面色细润，强志气、轻身，延年益寿，抗衰老。水化蜜浆，顿服治心痛及赤白痢。治牙龈炎、唇口疮。和荞子捣为末，外敷，治烫伤。

附方

难产横生 用蜂蜜、麻油各适量，用水煎取，服下，很有效。

误吞铜钱 炼蜜服2升，就可出。

大便不通 用蜜200毫升，然后放在铜器中煎，凝结成饴状的时候倒出做丸，等冷却后塞入肛门内，很快就通。

诸鱼骨鲠 将蜜慢慢服下，骨鲠很快就可以下去。

麻油

【别名】胡麻油、油麻、脂麻油。

【释义】是用胡科植物芝麻的种子榨取的脂肪油。营养非常丰富，是食用的佳品。

【性味】味甘，性寒，无毒。

【功效主治】可润肠、润肺，治声音嘶哑，通大小肠，生发，去头面游风，治天行热闷，肠内结热。治一切恶疮疥癣，生油擦患处消肿，下三焦热毒气，治产妇胞衣不落。

附方

卒热心痛 生麻油100毫升，服用后效果非常的好。
肿毒初起 麻油煎葱，变成黑色，然后趁热外涂，即可。
鼻衄水上 用纸条蘸麻油，然后放入鼻中，打喷嚏很快就好。
身面白癜 用酒服生麻油，1日3次。

食盐

【别名】餐桌盐。

【释义】盐是日常生活中常见的调味品，也是人体不可缺少的组成部分。白色。盐的种类非常的多。

【性味】味甘、咸，性寒，无毒。

【功效主治】调和脏腑，除风邪，助水脏，聪耳明目、轻身，滋润肌肤，抗衰老，止风泪邪气，通大小便，解毒，凉血润燥，吐下恶物，杀虫，止心腹疼痛，去皮肤风毒。治伤寒寒热，吐胸中痰癖，疗一切虫伤疮肿，积食，令人壮。

附方

脱阳虚证，四肢发冷，不省人事，或小腹紧痛，发冷汗气喘 炒盐，然后熨脐下，取暖。

救溺水死 卧在大凳上，将后足抬高，然后用盐擦脐，水自动流出，一定要倒提出水。

酒肉过多，胀满不快的患者 用盐搽牙，然后温水漱口2~3次。

一切脚气 盐3升，蒸热分裹，近壁，以脚踏之，令脚心热。又和槐白皮蒸之，效果更好。夜夜用之。

溃痈作痒 用盐摩患处四周，就会停。

娠妇逆生 用盐摩擦产妇腹部，涂在小儿的足底，用手搔腹部。

蜂叮虫咬 用盐涂在伤处。

脱阳虚证，四肢厥冷，不省人事，或小腹紧痛，冷汗气喘 用炒盐熨脐下气海很有效。

蚯蚓咬毒，形如大风，眉发都落 只要用浓的盐汤，浸身几遍就好。

酥

【别名】油酥。

【释义】酥由酪做，是酪的浮面做成的。将乳放入锅中，煎沸，然后放入盆内冷却，等到面上结皮，取皮再煎，去渣，这样就做成了油酥。

【性味】味甘，性寒，无毒。

【功效主治】利大小肠，益心肺，治心热肺痿，益虚劳，润脏腑，止吐血，润毛发，止渴止嗽，治口疮，除胸中热，滋润皮肤。温酒化服，效果好。

附方

阴虚肺燥，气乏声嘶 酥蜜、饴糖、枣肉、杏仁（细研）、百部汁、生姜汁，所有材料共煎一炊，久如膏，然后温酒服用即可。

酪

【别名】湩。

【释义】主要的原料是牛、羊、水牛、马的乳，均可做酪。其中马乳做的酪性冷。酪可以分为干、湿两种，干酪冷性。其中用水牛乳做的较好，味道鲜美。

【性味】味甘、酸，性寒，无毒。

【功效主治】主治热毒，润燥利肠，止烦渴热闷，消肿，除胸中虚热，生精血，补虚损，止渴，解散发利，治心膈热痛，身面上热疮、肌疮。

附方

瘾疹 酪和盐放入锅中热煮，摩患处即可。

蚰蜒入耳 牛酪灌入耳中，片刻虫出。

茶

【别名】茶叶。

【释义】为常绿灌木或小乔木，植株高达1~6米。茶有野生和种生2种。在中国长江流域以南地区广泛栽培。

【性味】味苦、甘，性寒，无毒。

【功效主治】利小便，下气消食，利大小肠，除瘴气，清头目，止渴，令人少睡。治瘘疮，去痰热，加吴茱萸、葱、姜效果更好。治中风头昏、多睡不醒、中暑。炒煎饮，治热毒痢疾。

附方

心痛不可忍，患病5年以上的 煎湖州茶和醋一同服用，效果非常好。

噤口痢 用细茶50克，然后炒成末，浓煎1~2盏，服下非常好。

七星虫尿疮，初如粟，渐如火烙 细茶为末，油调后外敷在患处，治疗效果很好。

第五章 果部

五果类

李

【别名】嘉庆子。

【释义】蔷薇科李属植物，绿叶白花，果实7～8月间成熟，树能生长数年，山上的野李味道苦，核仁能作药用。花期4月。果期7～8月。世界各地广泛栽培。在水中不下沉的李有毒，不能吃。

【性味】味苦、酸，性温，无毒。

【功效主治】在喝水前吃李，可以让人发痰疟。去痼热，调中。注意，不能与麻雀肉一起吃，肝病患者的人则适合食用。但是，注意不能经常吃。合蜜吃，会损五脏。

核仁

【性味】味苦，性平，无毒。

【功效主治】利小肠，除水肿。治女子小腹肿胀，治面上黑斑。对于摔跌引起筋折骨伤、骨痛瘀血有奇效。

根白皮

【性味】性大寒，无毒。

【功效主治】治小儿高热，煎汤饮服，治赤白痢，消渴，止腹痛，解丹毒。烤黄后煎汤，第二天再饮，可以治疗女人突然带下赤白。

花

【性味】味苦、香，无毒。

【功效主治】制成末洗脸可以让人面色红润，有光泽，去粉刺、黑斑。

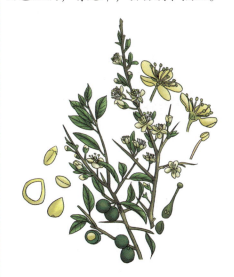

李

本草纲目（彩色精华版）

附方

女子面 李核去皮，研细。然后用鸡蛋白调好，如糖稀涂面。第二天，用浆水洗净，涂上胡粉即可。

咽喉阻塞 以皂角适量，研末吹鼻取嚏，然后用李树近根之皮，磨水，涂在咽喉的外面，效果非常的好。

女人面黑粉刺 用李花、梨花、樱桃花、白葵花、白莲花、红莲花、旋覆花、川椒各6钱，桃花、木瓜花、丁香、沉香、青木香、钟乳粉各15克，玉屑10克，珍珠五分，黄豆七合。以上所有材料，同研成细末，同时用瓶装好。每日用它洗手脸，百日后即可治愈。

梅

【别名】酸梅。

【释义】蔷薇科李属梅亚属的落叶乔木，梅花开于冬而实在夏季成熟，果较酸，又叫酸梅，高可达10米；小枝绿色，无毛。乌梅、白梅既可食用，又可以药用。我国各地均有栽培，但以长江流域以南各省最多。

【性味】味酸，性平，无毒。

【功效主治】生吃能止渴。蚀脾胃，可以让人发膈上痰热。经常吃，损齿伤筋。

乌梅

【性味】味酸，性温，干涩，无毒。

【功效主治】治疟瘴，止吐泻，去青黑痣，蚀恶肉，治肺痨病，消酒毒，止渴调中，去痰，治伤寒烦热，除热，安心，杀虫，解鱼毒、马汗毒、硫黄毒。敛肺涩肠，止久嗽，消肿涌痰，除冷热引起的下痢。

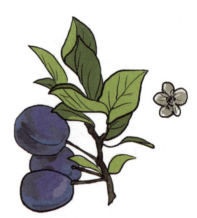

梅

白梅

【性味】味酸、咸，性平，无毒。

【功效主治】治中风惊痫，霍乱吐下，乳痈肿毒，泻痢烦渴，下血血崩。研烂后敷搽治刀箭伤，止血。

核仁

【性味】味酸，性平，无毒。

【功效主治】除烦热，益气，不饥，

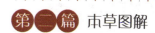

治手指忽然肿痛。聪耳明目、轻身，滋润肌肤，使全身精力旺盛，抗衰老。

花

【性味】味酸、涩，无毒。

【功效主治】将梅花加蜜煎成汤，服用可以治疗伤寒头痛。

叶

【性味】味酸，性平，无毒。

【功效主治】主要治疗痢疾、霍乱，将叶煮成浓汤服用，效果非常好。

根

【功效主治】主治肢体酸痛、霍乱。对于刚生下来的小孩，用梅根煮水洗身，不会有疮热发生。煎汤喝可以治疗痢疾。

附方

霍乱吐痢 取盐梅适量，加水入锅中，煎为汤，慢慢饮下。

消渴烦闷 乌梅肉100克，炒焙好，研为末。每次服用10克，水2盏，煎至1盏，滤去滓，加入豉200粒，煎到水剩半盏的时候，趁温服下。

产后痢渴 乌梅肉20个，麦门冬十二分，加水1升，煮好后服用。

毒疮肿胀 盐白梅烧存性，同时研为末，加入精面粉，同时用香油调和，涂在毒疮的四周，即可。

小儿头疮 乌梅适量，烧末，用生油调涂即可。

桃

【别名】白桃、红桃、乌桃等。

【释义】落叶小乔木，叶为窄椭圆形至披针形，开花较早，一般3年成树可结果。桃花的颜色很多，有红、紫、白、粉多种。花可以观赏，果实多汁。原产中国，各省区广泛栽培。

【性味】味辣、酸、甜，性热，微毒。

【功效主治】有破血、和血、益气之效。做果脯吃，对于人的肌肤有美白养颜的功效。桃吃得太多后，马上去洗浴，非常容易患寒热病。

冬桃

【功效主治】解痨热。

核仁

【性味】味苦、甘，性平，无毒。

【功效主治】主治血滞，产后血病，腹内积块。通月经，止心腹痛，通润大便，杀小虫，治瘀血血闭，除卒暴出血，肢体游移性酸痛，肺结核病，止咳逆上气。

花

【性味】味苦，性平，无毒。

【功效主治】治心腹痛、秃疮，消肿胀，下恶气，破尿路结石，利大小便。研成末，外敷，可以治疗头上的肥疮，手脚疮。杀痊，下三虫，除水气，使人面色润泽。

叶

【性味】味苦，性平，无毒。

【功效主治】治恶气，通大小便，疗伤寒，除尸虫，驱疮中小虫，去湿气，止霍乱腹痛。治小儿寒热以及突受外界惊吓引起的惊悸、喘息、腹痛之症。

茎及白皮

【性味】味苦，性平，无毒。

【功效主治】除腹痛，去胃中热，治心腹痛，解蛊毒，避疫疠，疗黄疸身目如金，杀各种疮毒。

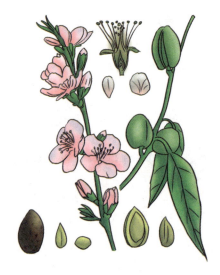

桃

附方

鼻内生疮 桃叶的嫩心适量，捣烂，然后塞入鼻内。

风劳毒肿，挛痛，或牵引小腹或腰痛 桃仁1升，去皮尖，焙好，让黑烟出，热研成为脂膏状，然后用3升酒调匀，服下，卧床出汗即可。

产后百病 桃仁100枚，去掉皮尖，熬捣好，然后研细，加井水，曲6升，米6斗，放入锅中煮熟。酿酒，每天空腹饮服。

风虫牙痛 针刺桃仁，在油灯上烧冒烟，然后拿开吹灭，放在痛牙上，咬住即可。

狂犬咬伤 桃白皮1握，水3升，共入锅中，然后煎至1升，服下即可。

延年去风 用桃仁500毫升，去皮，然后加入粳米饭浆，同研，绞汁，温敷面，效果好。

大肠痞结，粪干不出 以桃花适量，研为细末，用水送服，即通。

脚气肿痛 桃花1升，阴干，研为末。用温和酒饮下，一夜即好。

桃枭

【别名】桃奴。

【释义】在桃树上过冬，但是不掉下来的干桃，在正月采下来。

【性味】味苦，性温，有小毒。

【功效主治】治肺气腰痛，破血，疗心痛、妇女妊娠出血。治吐血、虚汗，破腹部气块，杀百鬼精物，五毒不祥。外敷，可除疮疖。还可以止邪疟。

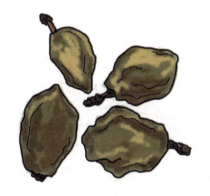

桃枭

附方

盗汗不止　桃枭1个，霜梅2个，葱根7个，灯芯2茎，陈皮5克，稻根、大麦芽各1撮，水2盅。煎服。

妊娠下血不止　桃枭烧存性，研末，水服。

杏

【别名】甜梅。

【释义】落叶乔木，植株无毛。叶子圆形而有尖，在每年的2月开红花。花期3~4月。果期6~7月。杏很多地方都有生长，种类也很多，有沙杏、金杏、柰杏等。

【性味】味酸，性热，有小毒。

【功效主治】止渴生津，清热去毒。可治疗口干唇燥，肺虚内燥，大便干燥。多吃致疮疖膈热，产妇尤其要忌食。生吃太多容易伤筋骨。

【功效主治】补气血不足，女子伤中，关节肢体酸痛，逆气。

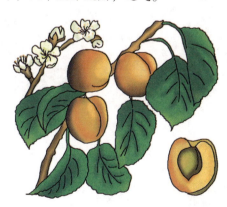

杏

花

【性味】味甘，性温，无毒。

核仁

【性味】味甘、苦，性温、冷利，

有小毒。

【功效主治】治上焦风燥，润大肠，治便秘，消除心口胀痛，解除肌劳，除肺热，止惊悸，消肿，治心下烦热，润心肺。加酪做汤，润声音。治疗咳嗽、气逆，能杀寄生虫和各种疮疥，治产乳金疮、咽喉肿痛等。

附方

粉刺黑斑　杏花、桃花各1升，然后取用江河水，浸7天，洗脸21次即可。

咽喉肿痛和突然声哑　杏仁去皮，然后熬黄三分，和桂末一分，研成泥，放入口中含，咽汁。

妇女不孕　二月的丁亥日，取杏花、桃花，阴干后捣成末，在戊子日取井华水服用，每日服3次。

白癜风　每日早上嚼烂14枚杏仁，然后用来擦患处，让患处变红。晚上睡觉的时候再擦1次即可。

瘫痪，半身不遂，失音不语　生吞杏仁7枚，不用去皮尖，每天加到49枚，经常服用，吃后，再喝竹叶上的露水。

头面伤风，眼皮跳和歪嘴　杏仁适量，研碎，然后加水煮，之后再沐头，效果良好。

破伤风，身体反张抽搐　杏仁适量，杵碎，放入笼中蒸，令气溜，然后绞成汁，服一大盏，同时擦在疮上，效果良好。

小便不通　杏仁14枚，去皮尖，放入锅中炒黄，并且研细，和米饭吃。

血崩不止诸药不效时，服此方立止　用杏仁上的黄皮，烧存性，研成粉末。每次服用15克，空腹，用酒送服。

枣

【别名】红枣、美枣、良枣。

【释义】落叶灌木或小乔木，高可达10米。4月里长叶，5月开花，秋季果熟。花期5~6月。果期9~10月。将枣晒干即可入药，食用也可。喜光，好干燥气候，全国各地都有种植，以山东、山西的枣肥大甘美。吃得太多容易让人寒热，腹胀滑肠。体质弱的人少吃。

大枣

【性味】味甘，性平，无毒。

【功效主治】安中，养脾胃，通九窍，除心腹邪气。吃得太多容易使人牙黄，产生虫牙。长期服食可以轻身延年，补少气、少津液，助身体虚弱、四肢重之人。对于患有齿病、疳病、蛔虫的人不适合食用，小儿不宜多吃。

叶

【性味】味甘，性温，微毒。

【功效主治】覆盖麻黄可以让人发汗。同葛粉一起擦痱子疮，有奇效。

木心

【性味】味甘、涩，性温，有小毒。

【功效主治】治疗腹痛，面目青黄、淋露骨立等症状。另外，煎红水服用可以通经脉。

皮

【功效主治】每次用井水煎，澄清后用来洗目，可以让眼昏的人复明。然而，要特别注意忌荤、酒、房事。

仲思枣

【性味】味甘，性温，无毒。

【功效主治】补虚益气，健脾，润五脏，能够让人肌肤红润，养颜。长时间食用可以令人肥健。

苦枣

【性味】味苦，大寒，无毒。

【功效主治】主要治疗脏腑伤寒，狂荡烦满，对于大小便闭涩有一定的效果。取枣肉煮研细，用蜜调和为丸服，效果良好。

红枣

【性味】味甘，性平，无毒。

【功效主治】补脾胃，生津液，益元气，令人不饱。小儿出痘后可以多吃。

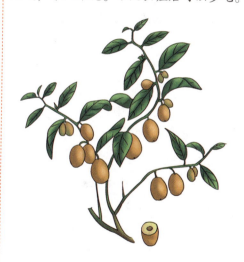

枣

附方

卒急心痛 选用乌梅1枚、枣2枚、杏仁7枚，一起捣烂。男子用酒，女子用醋送服，以后一直到年老也不会发生心痛。

伤寒热病后，口干咽痛，喜睡 取大枣20枚，乌梅10枚，共研烂，然后捣成蜜丸，含入口中，咽汁，效果良好。

反胃吐食 大枣1枚，去核，然后用斑蝥1枚，去掉头翅，放入枣中，等到煨熟后再去蝥，空心食用，用白汤送下即可。

耳聋鼻塞 取大枣15枚，去皮核，蓖麻子300枚，去皮。将所有的材料放一起捣烂，用绵布包裹好，然后塞入耳、鼻，每个月换1次。30多天后，听到声响后就能够闻到香臭。注意耳、鼻不可同时塞住。

栗

【别名】板栗、毛栗壳、栗子树、大栗。

【释义】为落叶乔木，稀灌木，在每年的4月开花，每枝有四五个。栗树长得非常的高，叶椭圆至长圆形，子生时壳黄，熟时壳变紫。花期4～6月。果期8～10月。除青海、宁夏、新疆、海南等少数省区外广布南北各地。

【性味】味咸，性温，无毒。

【功效主治】益气，厚肠胃，补肾气，疗筋骨断碎、肿痛瘀血。生吃能够治腰脚不遂。小儿不适合多吃，生的难消化，用火煨可以去汗，蒸炒熟食可以胀气，容易生病。

栗楔

【功效主治】治筋骨风痛，活血，破胸胁和腹中结块，效果非常显著。生嚼能够拔恶刺，治疗颈淋巴结结核肿痛。

栗壳

【性味】味咸，性温，无毒。

【功效主治】煮汤喝可以治疗反胃消渴，止泻血。

毛球

【功效主治】煮汤治火丹毒肿。

花

【功效主治】治颈淋巴结结核。

树皮

【功效主治】主治丹毒五色无常。

树根

【功效主治】用酒煎服，治偏坠疝气。

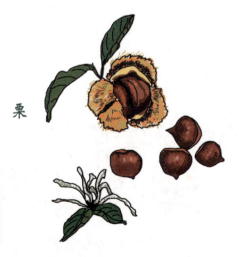

栗

附方

骨鲠在咽 栗子适量，去其中的薄皮烧灰存性，研为末，然后吹入咽喉中，骨鲠就会下。

小儿疳疮 嚼生栗子，然后外敷，如果是芦刺入肉，方法相同。

鼻出血不止 大栗7颗，将其刺破，连皮烧灰存性，再加少许的麝香研匀，每次服10克，用温水送服即可。

小儿口中生疮 熟大栗，经常食用，效果良好。

刀伤 大栗子适量，捣烂，外敷即可。

吐血，便血 栗子生吃，每日5~8颗。

跌打斗殴伤 生嚼栗子，然后用来涂搽，效果良好。

栗子颈 用栗苞内的隔断薄膜，将其嚼烂，用来外敷。

老人肾虚腰痛 栗子和公狗腰子、葱、盐，一起放入锅中，然后煮吃，1个月就可以治好。

眼红疼痛，火气上升，眼球上血丝 用栗子7个，然后同黑鱼一起煮好，做成羹食用。

颈淋巴结结核不愈 采栗花适量，然后同贝一起研为末，每日用酒送服，每次服用5克。

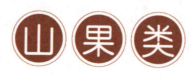

山果类

梨

【别名】快果、果宗、玉乳、蜜父。

【释义】蔷薇科梨属植物，多年生落叶乔木果树，树高两三丈，在每年的2月开白色的花。梨的品种很多，有青、黄、红、紫4种颜色。到处都有，主要分布在华北、东北、西北及长江流域各省区。

实

【性味】味甘、微酸，性寒，无毒。

【功效主治】生津，润燥，清热，化痰。用于热病伤津烦渴，消渴症，热咳，痰热惊狂，噎膈，口渴失音，眼赤肿痛，消化不良。

棠梨

【性味】味酸、甘、涩，性寒，无毒。

【功效主治】烧来吃能够止滑痢，效果良好。

鹿梨

【性味】味酸、涩，性寒，无毒。

【功效主治】煨来吃治痢疾。

根皮

【功效主治】煎汁治疮疥。

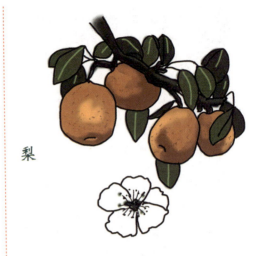

梨

附方

消渴饮水 取香水梨的汁，在其中加入蜜水，置于锅中熬成后，用瓶收藏，随时服用，用白开水调服即可。

中风失音 喝1盏生梨捣成的汁，第2天再喝1次即可。

痰火咳嗽 将梨去核，然后捣成汁，在其中放入椒40粒，置于锅中，煎沸后去滓，再放入黑糖50克，慢慢含咽即可。

眼红肿痛 鹅梨1个，用来捣汁。取黄连末半两，腻粉50克，一起和匀，然后用布裹好，浸入梨汁中。用此梨汁每天点眼睛，即可。

反胃吐食，药物不下 取大雪梨1个，将15粒丁香刺入梨内，再用湿纸包好，煨熟，服用即可。

柿

【别名】朱果、红柿。

【释义】树高叶大，果实形状较多，如球形、扁圆形等。在每年的4月开黄白色小花。果实为青绿色，到了八九月成熟。果实营养丰富，主要种植地区在河南、山西、陕西等地山区。

白柿、柿霜

【性味】味甘，性平、涩，无毒。

【功效主治】能化痰止咳，治吐血，润心肺，疗慢性肺疾引起的心热咳嗽，补虚劳不足，消腹中瘀血，涩中厚肠，健脾胃气。经常吃可去面斑，治反胃咯血，肛门闭急并便血，痔漏出血。润声喉，杀虫，温补。

烘柿

【性味】味甘，性寒、涩，无毒。

【功效主治】生柿性冷，不能同蟹一起吃，否则会致腹痛泻痢。通耳鼻气，治肠胃不足，解酒毒，压胃间热，止口干。

霜

【功效主治】清心肺热，生津止渴，化痰平嗽，治咽喉口舌疮痛。

乌柿

【性味】味甘，性温，无毒。

【功效主治】杀虫，疗金疮，治烧伤感染，可长肉止痛。治狗啮疮，断下痢。服药口苦和呕吐的人，吃少许即止。

柿糕

【功效主治】主治小儿秋痢、便血。

柿蒂

【性味】味涩，性平，无毒。

【功效主治】煮水服，治咳逆哕气。

木皮

【功效主治】主治便血。晒焙后研成末，吃饭时服10克。烧成灰，和油调敷，治烫火烧伤。

根

【功效主治】主治血崩、血痢、便血。

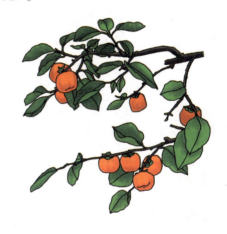

柿

附方

妇女产后气乱心烦　用干柿适量，将其切碎，然后放入锅中，加水煮汁，让小儿喝，即可。

小儿痘疮入目　白柿适量，每天食用，效果非常好。

脾虚泻痢，食不消化　干柿3斤，酥1斤，蜜半斤。将酥、蜜煎匀，然后放入干柿进行煮沸，再用干燥的器皿贮藏起来。每天空腹食用，吃三五枚即可，效果很好。

咳出血丝、血屑　选用大柿饼适量，饭上蒸熟，并且瓣开。将柿饼掺青黛5克，在临睡的时候食用即可。

小便热淋涩痛　干柿、灯芯各等份，然后用水煎喝，这样的效果非常好。

解桐油毒　干柿饼适量，每天食用，即愈。

小儿秋痢　用粳米适量，煮粥，等到熟的时候再加入干柿末，煮两三沸后食用，乳母也可以食用。

面生黑点　干柿，经常食用即可。

小便血淋　用3个干柿，烧灰存性，研为末，然后用陈饭送服。

骨长疮久烂不愈　用柿霜、柿蒂各等份，烧存性，共研为末，外敷，立即见效。

耳聋　干柿3枚，用来切细，同时加粳米300毫升，豆豉少许，共入锅中煮粥，天天空腹食用即可。

咳逆不止　用柿蒂、丁香各2钱，生姜5片，然后用来煎水，服用即可。

山楂

【别名】楂、赤瓜子、茅楂。

【释义】蔷薇科山楂属落叶乔木，高可达6米。因它的味道像楂子，所以也叫楂。花期5～6月。果期9～10月。生于山坡林边或灌木丛中。

【性味】味酸，性冷，无毒。

【功效主治】消食积，补脾，治妇女产后枕痛，健胃，通结气，除恶露不尽。治小肠疝气，发小儿疮疹。煎水加砂糖服，效果显著。

核

【功效主治】将核吞食能够起到化食磨积的作用。另外，可以治睾丸肿硬、坠胀麻木、妇女小腹肿大等症。

赤瓜木

【性味】味苦，性寒，无毒。

【功效主治】主治水痢、头风身痒。

根

【功效主治】消积，治反胃。

茎叶

【功效主治】煮水，洗漆疮。

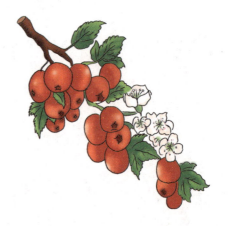

山　楂

附方

高血压 山楂花（或山楂叶）10克，水煎代茶饮。

食肉不消 山楂肉200克，然后用水煮好食用，同时把汤汁喝下即可。

柑

【别名】南方果。

【释义】常绿灌木，果实圆形，柑皮比橘皮要厚一些，黄色，纹理较粗，味不苦。然而，柑不易于保存，非常容易腐烂。树皮、叶、花、种子均可入药。

【性味】味甘，性寒，无毒。

【功效主治】生津止渴，润燥和胃，利小便，醒酒。

皮

【性味】味酸、甘，性寒，无毒。

【功效主治】下气调中。将皮去白后研成末，然后加盐制成汤服用，能够有效解酒毒。

山柑皮

【功效主治】主治咽喉肿痛。

核

【功效主治】研碎，可以做涂脸药。

叶

【功效主治】主治耳内流水或成脓血。

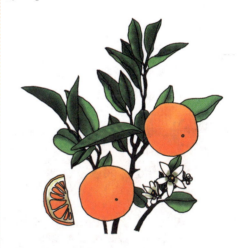

柑

附方

妇女难产 柑瓤适量，阴干，烧灰存性，然后研为末，用温酒送服，每次服用10克。

咳嗽痰多、饮酒过度、老年性气管炎 取鲜柑1个，带皮切块，放入容器中，加入生姜2片和适量冰糖、水，隔水炖30分钟。

柚

【别名】壶柑、臭橙。

【释义】芸香科常绿乔木，高5～10米，叶常绿。果实的皮很厚，但味道甘美。它的果有大、小两种。小的像柑和橙；大的像瓜。主要产于我国福建、江西、广东、广西等南方地区。

【性味】味酸，性寒，无毒。

【功效主治】主消食，解酒毒，对于饮酒后口臭有非常好的效果。另外，还可以去肠胃恶气，疗妊妇厌食等。

皮

【性味】味甘、辛，性平，无毒。

【功效主治】化痰，开胃健脾，下气，消食快膈，散愤懑之气。

叶

【功效主治】和葱白一同捣烂，然后外敷在太阳穴上，能够有效治疗头风痛。

花

【功效主治】将其与麻油一同蒸成面脂，能够起到长发、润燥的效果。

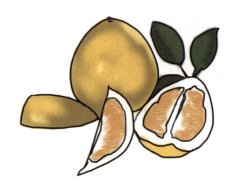

柚

附方

冻疮 柚子皮50克，放入锅中，用水煎后，浸泡冻疮部位，每日数次，即可。

头痛 柚叶与葱白各等量，然后把2者一同捣烂，外敷于太阳穴上即可。

肺热咳嗽 柚子、大生梨各100克，蜂蜜少许。将上述材料一同洗净，放入锅中煮烂，加蜂蜜或冰糖调服即可。

老年性咳嗽气喘 柚子皮适量，然后用开水泡好，代茶饮用即可。

关节痛 柚叶、生姜、桐油各20克。然后将其一起捣烂后，外敷于疼痛处即可。

消化不良 柚子皮15克，鸡内金、山楂各10克，砂仁5克。将所有材料放入锅中，用水煎服。

急性乳腺炎 柚果肉200克，青皮50克，蒲公英30克。将以上材料放入锅中，用水煎服。

橘

【别名】黄橘、橘子。

【释义】常绿小乔木或灌木，有刺。在每年的夏初开白花，六七月结果。果实扒皮后，内分几瓣，瓣中有核，甘润香美。种子、树叶、果皮均可入药。

【性味】味甘、酸，性温，无毒。

【功效主治】能够起到润肺、开胃、除胸中膈气、止消渴的作用。但是，不适合经常吃，否则容易发生恋膈生痰，滞肺气。

黄橘皮

【性味】味苦、辛，性温，无毒。

【功效主治】治气痢，利水谷，止泻，利小便，去白虫，治上气咳嗽，清痰涎，开胃，除膀胱留热停水、五淋。疗呕哕反胃嘈杂，治胸中结块结热逆气，气冲胸中。久服可以去臭，下气通神。

橘叶

【性味】味苦，性平，无毒。

【功效主治】消肿散毒，行经，主治胸膈逆气，乳痈胁痛，入厥阴，行肝气。

瓣上筋膜

【功效主治】主治口渴、吐酒。炒熟后煎汤服用，有非常好的效果。

橘核

【性味】味苦，性平，无毒。

【功效主治】主治腰痛、膀胱气痛、肾冷。将橘核炒研后，用温酒送服，效果非常好。对于酒风鼻赤也有一定的疗效。

青橘皮

【性味】味苦、辛，性温，无毒。

【功效主治】去气滞，消食，治小腹疝痛，消乳肿，破积结和膈气，治左胁肝经积气，疏肝胆，泻肺气，去下焦部等各种湿。

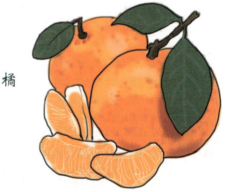

橘

附方

突发性心痛 用橘皮去白，然后煎水服用，即可。

肺痈咯脓血 绿橘叶洗净，然后捣绞出汁，服下，直到吐出脓血就治好了。

肾经气滞腰痛 橘核、杜仲各50克，炒好研成末，然后每次吃10克，同时用盐酒送服即可。

木瓜

【别名】柠木。

【释义】灌木或小乔木，高达 5～10 米，叶子光且厚。在每年的春末开深红色花，果实长椭圆形，长 10～15 厘米，瓜皮呈黄色。可食用，也可药用，用途非常的广泛。

实

【性味】味酸，性温，无毒。

【功效主治】治水肿冷热痢，心膈痰唾，关节肿痛，霍乱大吐，肌肤麻木，脚气，止水痢后口渴不止，治翕呕逆，心腹痛。将嫩木瓜去子煎服治脚气剧痒难忍，非常有效。

木瓜核

【功效主治】主治霍乱、烦躁气急，每次嚼食，用温水咽下即可。

花

【功效主治】治面黑粉刺。

枝、叶、皮、根

【性味】味酸、涩，性温，无毒。

【功效主治】煮水喝可以治疗霍乱、吐下转筋，对于脚气也有一定的效果。枝作拐杖有益于筋脉。根叶用来煮水，洗足胫，能够防止脚软跌倒。

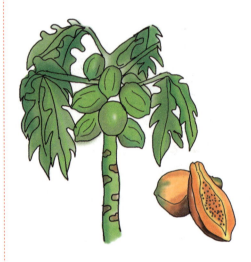

木瓜

附方

脚筋挛痛　用木瓜适量，酒水适量，共入锅中煮烂，然后捣成膏，趁热贴在痛处即可。然后，再用布绵进行浸水裹脚，等到水凉后，即好。

肾脏虚冷，气攻腹胁，胀满疼痛　选用大木瓜 30 枚，去皮，将其核剜空。同时再用甘菊花末、青盐末各 1 斤，填满后放置在笼内，蒸熟，并且捣成膏，然后加入新艾茸 2 斤进行调和，制成丸。每次服用 30 丸，1 日 2 次，用米汤服下。

脐下腹痛　木瓜 25 克，柔叶 3 枚，枣肉 1 枚。所有材料共入锅中，水煎服。

安石榴

【别名】石榴、海榴。

【释义】落叶乔木或灌木，通常在 5 月开花，有红、黄、白 3 色。单叶的结果，多叶的不结果。果实有甜、酸、苦三种。

甘石榴

【性味】味甜、酸、涩，性温，无毒。

【功效主治】汁酸性滞，食用过多会恋膈成痰。正在吃药的患者不适合食用。甜的治咽喉燥渴，可以理乳石毒，制三尸虫。而酸的主要治疗赤白痢、腹痛，将其和子一起捣成汁服用，效果较好。

酸石榴

【性味】味酸、涩，性温，无毒。

【功效主治】主治赤白痢、腹痛，泻痢崩带下。连同子一起捣成汁顿服，效果较好。

酸榴皮

【功效主治】煎服，下蛔虫。治筋骨风，便血脱肛，止泻痢，腰脚不遂，崩中带下，步行挛急疼痛，涩肠，止下痢和滑精。

东行根

【功效主治】主治蛔虫，口齿病，止泻痢、带下。青的可以染发。

花

【功效主治】主要治心热吐血。研成末吹入鼻中，能够止鼻出血，马上见效。外敷，可以治疗金疮出血。

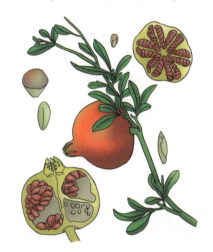

安石榴

附方

滑肠久痢 用酸石榴 1 个，将其煅烧，等到烟尽，泄出火毒 1 夜后，将其研成末，然后再与 1 个酸石榴煎汤，服用，效果非常好。

鼻出血不止 酸石榴花 15 克，黄蜀、葵花各 5 克。所有材料共制成末。每次取 5 克，水 1 盏，煎服即可。

樱桃

【别名】含桃、莺桃。

【释义】乔木,高2～6米,树皮灰白色。在初春的时候开白花。熟得早。樱桃核小而肉肥,味最甜美。花期3～4月。果期5～6月。生于山坡阳处或沟边。

【性味】味甘、涩,性热,无毒。

【功效主治】调中,益脾气,养颜,止泄精、水谷痢。食用太多容易发热,有暗风的人不能食用。

叶

【性味】味甘,性平,无毒。

【功效主治】主治蛇咬,将叶捣成汁喝,并敷。另外,煮老鹅时,放几片叶子在锅中,容易煮烂。

花

【功效主治】主治面黑粉刺。

枝

【功效主治】治疗雀斑有非常好的效果。将枝同紫萍、牙皂、白梅肉研和,洗脸,有奇效。

东行根

【功效主治】煮水喝,即下寸白虫。

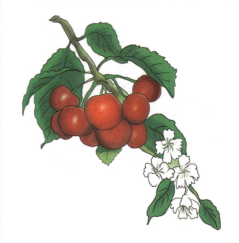

樱　桃

附方

出痘喉哑　甜樱桃核20枚,在砂锅中将其焙成黄色,然后放入锅中,用水煎汤服即可。

眼皮生瘤　樱桃核适量,磨水,用来搽患处,瘤渐渐消失。

核桃

【别名】羌桃。

【释义】高达3～5米,树皮灰白色,叶厚而枝叶茂盛。在每年的3月开花,结果到八九月成熟,果实有壳。现在陕西、洛阳一带很多,适宜大部分土地生长。

【性味】味甘,性平、温,无毒。

【功效主治】利三焦,温肺润肠,治损伤、尿道结石,可敷颈淋巴结结核溃烂,补气养血,润燥化痰,治虚寒喘嗽、腰脚重痛、心散肿痛,益命门。吃了使人健壮，滋润肌肤，黑须发。小儿疹痘后不能食用。同酒吃得过多，会使人咯血。

油核桃

【性味】味辛，性热，有毒。

【功效主治】润须发，杀虫攻毒，治痈肿、麻风、疥癣、梅毒、白秃等疮。

树皮

【功效主治】主治水痢。在春天的时候研皮汁来洗头，能够使头发变黑。

壳

【功效主治】烧灰存性，可治疗下血、崩中。

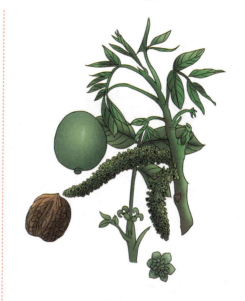

核　桃

附方

尿路结石疼痛，便中有石子　核桃肉1升，细米煮的粥1升，混合，然后1次服下即愈。

一切痈肿、背痛、附骨疽未成脓　核桃肉10个，将其煨熟，然后去壳，同时再加槐花50克，研匀，然后用热酒送服即可。

女子血崩不止　选取核桃肉15枚，然后在灯上烧灰存性，空腹食用，用温酒送服，良效。

枇杷

【别名】蜜丸、琵琶果。

【释义】树高3～5米，叶子大而长，枝叶茂盛，四季都不凋谢。在秋天或初冬开花，果子在春天至初夏成熟，无核者叫焦子，产自广州。果实既可食用，也可药用。

【性味】味甘、酸，性平，无毒。

【功效主治】利肺气，润五脏，止吐逆，止渴下气。吃得太多容易发痰热，伤脾。

叶

【性味】味苦，性平，无毒。

【功效主治】和胃降气，治呕吐不止，渴疾，肺气热嗽及肺风疮，胸面上疮，妇女产后口干，清热解暑毒，疗脚气。下气，嚼叶咽下，效果非常好。

花

【功效主治】主要治疗头风，鼻流清涕。花和辛夷各等份研末，用酒送服，效果显著。

木白皮

【功效主治】生嚼咽汁可以治疗因吐逆而导致的不下食，煮汁，晾冷后服用更好。

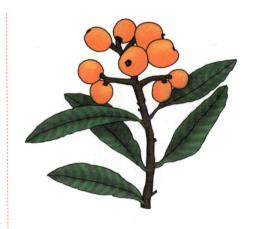

枇杷

附方

痔疮肿痛 枇杷叶用蜜炙好，乌梅肉焙干，研为末。先以乌梅汤洗，然后用蜜叶贴患处即可。

酒糟赤鼻，鼻尖红肿成硬结，能挤出皮脂分泌物者 将枇杷叶、栀子仁等份，然后研为末。每次服用10克，用温酒送服，1日3次。

杨梅

【别名】龙晴、朱红。

【释义】小乔木或灌木植物，每年的2月开花、结果。有红、白、紫3种颜色，果子的形状像楮实子，5月成熟。

【性味】味酸、甜，性温，无毒。

【功效主治】去痰，止呕吐，止渴，除烦溃恶气，利五脏，涤肠胃，下气，消食下酒。

核仁

【功效主治】主治脚气。

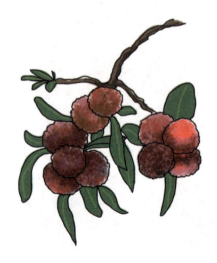

杨梅

树皮及根

【功效主治】煎汤，用来洗恶疮疥，有非常好的效果。煎水，能够用来治疗牙痛。口服，可以解砒霜毒。

附方

中砒毒，心腹绞痛，欲吐不吐，面青肢冷 用杨梅树皮适量，煎汤2～3碗，喝下就可以治愈。

银杏

【别名】白果、鸭脚子。

【释义】落叶乔木，树高两三丈，每年的2月开青白花，花在夜间开放。叶子像鸭掌形，生长较慢，但是寿命较长。以山东、浙江、江西、安徽、广西、湖北、四川、江苏、贵州等省最多。

核仁

【性味】味甘、苦，性平、涩，有小毒。

【功效主治】消毒杀虫，缩小便，止白浊，降痰，定喘嗽，温肺益气。熟后吃对人的身体有好处，生吃可以解酒。嚼成浆，外敷鼻脸、手足，可以治疗疮黑斑皱裂，以及疥癣痔阴虱。

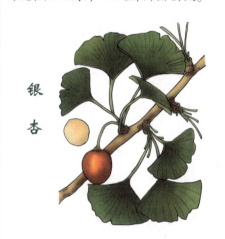

银杏

附方

手足皲裂 生白果适量，嚼烂，每天晚上外涂即可。

小便白浊 选用生白果10个，擂水喝，每天1次，有效就可以停止服用。

阴虱作痒 阴毛间生虫如虱，或红或白，如痒不可忍，可以用生白果嚼细，经常擦上即可。

赤白带下，下元虚惫 白果、莲肉、红米各半两，胡椒5.5克，共制为末。用1只乌骨鸡，将内脏取出，药末装入鸡腹内，放在瓦器中煮烂，空腹食用即可。

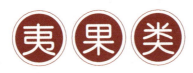

荔枝

【别名】 离枝、丹荔。

【释义】 常绿乔木，高约10米。肉色淡白，味甘多汁水，是人们非常喜爱的食物。枝条脆弱，果蒂坚固，不能摘取，必须用刀斧割枝而取。绿叶四季不落，花为青白色，果实晒干后呈红色，不易储存。花期春季，果期夏季。产于中国南部、西南部和东南部，以广东、广西和福建南部栽培最盛。

【性味】 味甘，性平，无毒。

【功效主治】 止渴，提神健脑，滋润皮肤。容易上火的人以及食用过量，都会使人出现牙龈肿痛、口鼻出血的症状。对于头晕、心胸烦躁不安等有良效。

核

【性味】 味甘、涩，性温，无毒。

【功效主治】 主要治疗胃痛、小肠气痛、妇女血气刺痛等症状。将核煨成性，研末，用酒服，效果非常好。

壳

【功效主治】 煎汤饮服可以治疗小儿疮痘。

花及皮、根

【功效主治】 用水煮汁服用可以治疗喉痹肿痛。

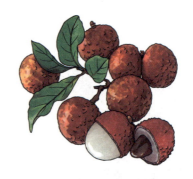

荔 枝

附方

呃逆不止 用荔枝7个，同皮核一起烧灰存性，然后研成末，用白汤调服，即可。

妇女血气刺疼，胃痛，腰腹背痛 用荔枝适量，取核烧存性，大约半两，香附子炒好，50克，共研成末，然后用盐汤送服，每次服10克即可。

水痘发出不畅 荔枝肉浸酒，服用，并吃肉。

疔疮恶肿 用荔枝3个，不可以用双数，与糯米粥同研，制成膏，然后摊在纸上，贴在患处，留一孔出毒气，消除病根。

疝气 荔枝核、青橘皮、茴香各等份，然后烧灰存性，研为末。用酒调服，每次服用10克，每日3次。

痢疾（赤白痢） 荔枝壳、橡斗壳、石榴皮、甘草各适量，炒后放入锅中，煎服。

橄榄

【别名】青果、谏果。

【释义】在每年的2月开花，8月的时候结果，形状像枣，味道较为苦涩，回味后却觉得清香、甘甜。主要生于岭南，广东、广西、台湾、四川、浙江等省区亦有栽培。

【性味】味酸、涩、甘，性温，无毒。

【功效主治】治咽喉痛，生津止渴。解河豚鱼毒。生食或者煮饮都能够解毒。

核

【性味】味甘、涩，性温，无毒。

【功效主治】磨汁服，能够治鱼骨鲠喉，对于消化不良也有效果。烧后研末敷可以治疗小儿痘疮。

榄仁

【性味】味甘，性平，无毒。

【功效主治】研烂后外敷，可以治疗唇边燥痛。

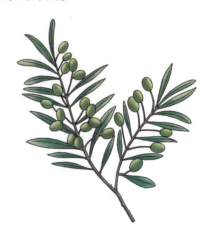

橄 榄

附方

下部疳疮 橄榄烧存性，研为末，用油调好，外敷即可。

龙眼

【别名】圃眼。

【释义】常绿大乔木，树体高大。七月果子成熟。和荔枝相比，龙眼的叶子要小些。冬季不谢，在春末夏初的时候开细白花。果可以供生食，肉、核、皮及根都能够入药。

【性味】味甘，性平，无毒。

【功效主治】主治五脏邪气，补体虚，开胃健脾，驱肠中寄生虫及血吸虫。长期食用，强体魄，抗衰老，安神健脑。另外，还可以治疗思虑过度伤及心脾。

核

【功效主治】与胡椒一同研末，外敷，可以治疗腋臭。

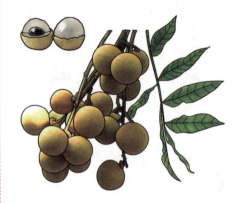

龙　眼

附方

思虑过度，劳伤心脾，烦躁不眠，健忘自汗　用龙眼肉、酸枣仁、黄芪、白术、茯神各50克，木香、人参各25克，炙甘草10克，放入锅中，加姜3片，枣1枚，水2盅，煎至1盅，每次服用25克，温服。

槟榔

【别名】宾门、仁频。

【释义】常绿乔木，树干挺直，茎直立，高10多米，每年开花2次，花期3~8月，果实5月成熟。生食槟榔味道苦涩。

【性味】味苦、辛、涩，性温，无毒。

【功效主治】驱虫，消积，下气，行水，消肿，截疟。主治虫积痔疾，食滞不消，脘腹胀满，泻痢后重，大便秘结，恶性疟疾。

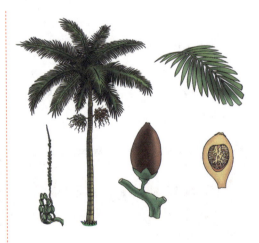

槟　榔

附方

心脾作痛　鸡心槟榔、高良姜各7克，陈米100粒，将所有材料放入锅中，用水煎服即可。

肠胃湿热大便秘塞　大槟榔1枚，同麦门冬一起放入锅中，煎汤取汁，温服即可。

无花果

【别名】映日果、奶浆果、蜜果、树地瓜。

【释义】一种开花植物，果实出自枝间，形状似木馒头。3月长叶，5月间不开花便结果实。果期5～7月。成熟时果实是紫色，味甜，没有核。主要生长于一些热带和温带的地方，分布在扬州及云南地区。

【性味】味甘，性平，无毒。

【功效主治】有开胃、止泻痢的功能。同时能够治疗各种痔、咽喉痛。

叶

【性味】味甘、微辛，性平，有小毒。

【功效主治】治痔疮肿痛，煎汤熏洗患处有非常好的效果。

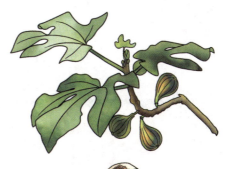

无花果

附方

寻常疣　鲜无花果适量，取果柄处的乳白汁，用来外涂，每天1次。

肺热声嘶　无花果15克，放入锅中，水煎即可，调冰糖服。

小儿吐泻　无花果叶5片，加水500毫升，水煎好后，先熏两脚心，等到温时再洗两脚，每次15分钟，每日1次即可。

产后缺乳　无花果100克，与猪蹄炖服。

痔疮、便秘　鲜无花果生吃，或者干果10个，猪大肠1段，放入锅中，水煎服。

风湿麻木、筋骨痛　无花果适量，放入锅中，炖猪肉食用即可。

颈淋巴结结核　鲜无花果根50克，放入锅中，用水煎服。

菠萝蜜

【别名】波罗蜜、苞萝、木菠萝、树菠萝。

【释义】树高五六丈，形状像冬瓜，不需要开花，果实生长在枝间，五六月份成熟。外有厚皮裹着。果实香甜可食。中国广东、海南、广西、福建、云南多有栽培。

【性味】味甘、香、微酸，性平，无毒。

【功效主治】止渴解烦，醒酒益气，使人皮肤红润、有光泽。

核中仁

【功效主治】补中益气，令人不饥。

附方

止渴、通乳、补中益气　将菠萝蜜炒熟食用，味美，效果好。

椰子

【别名】越王头、胥余。

【释义】植株高大，乔木状，高15～30米。树木没有枝条，叶在顶端像一束蒲叶，果实很大。壳内裹有像乳汁一样的浆，清凉可口。壳能够作器皿，肉作果品食用非常美味。花果期主要在秋季。适宜在低海拔地区生长。

【性味】味甘，性平，无毒。

【功效主治】益气，食后充饥，滋润皮肤，令人面色光泽。

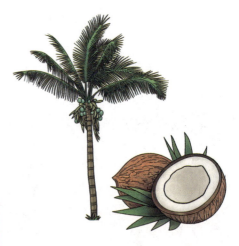

椰子

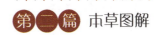

椰子浆

【性味】味甘,性温,无毒。

【功效主治】消渴,治吐血水肿,去风热。

附方

充血性心力衰竭,周围水肿 鲜椰子汁适量,经常饮用即可。

驱姜片虫、绦虫 取椰子半个,先饮椰汁,然后再吃椰肉,每天早晨空腹1次食完即可。

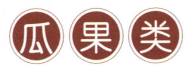

甜瓜

【别名】甘瓜、香瓜。

【释义】一年生蔓性草本植物,2~3月下种,6月开黄花,6~7月瓜成熟。瓜瓤或白或红。种类很多,有圆有长,有尖有扁。有香味,果皮平滑。全国各地广泛栽培。

甜瓜瓤

【性味】味甘,性寒、滑,有小毒。

【功效主治】治口鼻疮,止渴,除烦热,利小便,通三焦间壅塞气。多食瓜导致腹胀,容易反胃。

子仁

【性味】味甘,性寒,无毒。

【功效主治】清肺润肠,止渴和中气。治腹内结聚,月经过多,破溃脓血。

蒂

【性味】味甘,性寒,有毒。

【功效主治】治胸闷喘气,鼻嗅觉失灵,全身水肿,咳嗽呃逆,杀虫毒,治风热眩晕头痛、咽喉肿痛、黄疸。

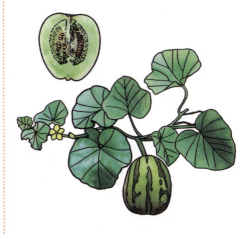

甜 瓜

瓜花

【功效主治】主治胸痛咳嗽。

瓜蔓

【功效主治】主治妇人闭经。将瓜蔓、使君子、甘草混合研为末,用酒送服,效果非常好。

叶

【功效主治】捣汁,外敷,可治人脱发。研末酒服,能够治疗跌打损伤,去瘀血。

附方

肠痈症,小腹肿痛,小便似淋,或大便燥结下脓 用甜瓜子100毫升,当归(炒)50克,蛇蜕1条,水1盏半。共入锅中,然后煎成1盏,在饭前服用。

黄疸 甜瓜蒂适量,研为末,然后吹入鼻中,等到流出黄水即可。

甘蔗

【别名】薯蔗、糖蔗、黄皮果蔗。

【释义】一年生或多年生宿根热带和亚热带草本植物,秆直立,多汁,每年的八九月收茎。收割时仅收割甘蔗茎,第2年根可再生茎。

【性味】味甘、涩,性平,无毒。

【功效主治】治呕吐反胃,助脾气,利大肠,除心胸烦热,宽胸膈,消痰止渴,解酒毒。食用过多会令人发虚热,从而引起鼻出血。

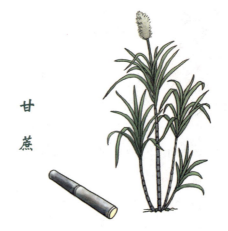

甘蔗

附方

大便燥结 甘蔗汁、青皮水煎液、蜂蜜各50毫升。将所有材料混匀,在早、晚空腹服用即可。

热伤津液，心烦口渴，或者喝酒过度　取甘蔗适量，嚼咽其汁，或者绞汁饮都好。

膀胱湿热、小便短赤、尿路感染　甘蔗500克，鲜车前草40克。共入锅中，加水煎取汁即可。

肺燥咳嗽，咽干痰稠　甘蔗同梨绞汁服，或者取甘蔗汁和小米煮粥食。

胃阴不足，反胃呕吐　甘蔗绞汁服，或者同生姜汁合服。

猕猴桃

【别名】阳桃。

【释义】枝条柔弱，高两三丈，多附木而生长。花开时乳白色，后变黄色。果实在10月烂熟，淡绿色，皮能够用来做造纸的原料。主要生长在山谷中，中国陕西、四川、河南等地均有分布。花期5～6月。果熟期8～10月。

实

【性味】味酸、甘，性寒，无毒。

【功效主治】调中理气，生津润燥，止暴渴，解烦热，治骨关节疾病、瘫痪。食用太多容易使人脏腑寒气太重，从而引起腹泻。

藤中汁

【功效主治】活血消肿，祛风利湿。和生姜汁一起服用，能够治疗反胃。

枝叶

【功效主治】杀虫。煮汁服用可以治疗寄生虫。

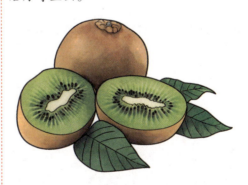

猕猴桃

附方

高热烦渴，胸腹胀闷者　食用猕猴桃3枚，每天服用，分3次服完。

急性肝炎　鲜猕猴桃、白马骨各60克，茵陈15克，加水1000毫升煎，煮好，每日服1剂。

食欲不振、消化不良　可取猕猴桃干果100克，放入锅中，水煎服，每日早、晚分服。

葡萄

【别名】蒲桃。

【释义】落叶藤本植物，春季萌苞生叶，褐色，枝蔓细长。3月开小花，果实七八月成熟。主要分布于新疆、甘肃、太原等地，也可制作成葡萄干，易于存放。

【性味】味甘、涩，性平，无毒。

【功效主治】益气，强身，耐饥饿风寒，轻身，抗衰老，治筋骨湿痹，令人胎健。食用或研酒饮，能够有效通利小便，而且还可治疗痘疮不出。

根及藤、叶

【功效主治】研成汁服用，可以利小便，通小肠。治腰腿脚痛，消肿胀，呕吐，腹泻后恶心，孕妇胎动。

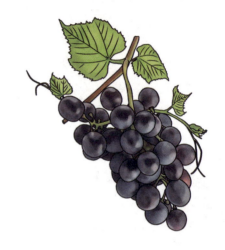

葡　萄

附方

胃虚呕吐　取葡萄汁1小杯，同时加生姜汁适量，调匀喝下即可。

老年人胃气虚弱，胃阴不足；或患有慢性胃炎，胃口不好　每次饭前嚼食葡萄干，大约6~9克，可以起到开胃口、补虚弱的效果。

高血压　可取葡萄汁、芹菜汁各1杯，混匀，然后用开水送服，每日2~3次，15日为1个疗程。

声音嘶哑　可取葡萄汁与甘蔗汁各1杯混匀，慢慢咽下，1日数次，有一定的辅助治疗作用。

西瓜

【别名】寒瓜。

【释义】一种双子叶开花植物，形状和藤蔓非常相似。每年的2月下种，七八月份成熟，瓜瓤有白有红。青绿色的皮上有有纹路。中国各地均有栽培。

瓜瓤

【性味】味甘，性寒，无毒。

【功效主治】清热解暑，宽中下气，解烦渴，疗咽喉肿痛，解酒毒，利尿，止血痢。含瓜汁能够治疗口疮。

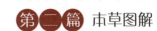

皮

【性味】味甘，性凉，无毒。

【功效主治】主治口、舌、唇内生疮，烧研后噙含效果非常好。治肾炎水肿、肝病黄疸、糖尿病。

瓜子仁

【功效主治】清肺润肺，和中止渴。治吐血、久嗽。

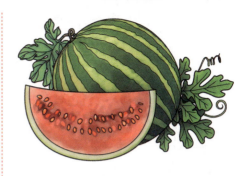

西 瓜

附方

闪挫腰痛 将西瓜青皮阴干，研为末，同时用盐酒调服，每次服用15克。

口舌生疮 用西瓜皮烧过，研为末，放入口内含噙即可。

莲藕

【别名】菡萏、芙蕖。

【释义】7月开花，花心有须，须内有莲实。根是藕，实是莲，中间有管状小孔，断后仍然有丝相连。主要生长在湖泊塘池。微甜而脆，可食用，也可以入药。

【性味】味甘、涩，性平，无毒。

【功效主治】除寒湿，固精气，强筋骨，轻身，抗衰老，止脾泄久痢，补虚损，利耳目。捣碎之后和米煮粥，食用后可以起到补中养神、强健身体的效果。补益十二经脉血气，平体内阳热过盛、火旺。

藕

【性味】味甘，性平，无毒。

【功效主治】治热渴，解酒毒，滋补五脏，止暴痛。蒸食可开胃，郁怒止泄，解胸闷心烦。

藕节

【性味】味涩，性平，无毒。

【功效主治】治咯血、吐血，消瘀血，解热毒。捣汁服用后能够治疗血淋溺血，下血血痢血崩，止鼻出血及产后血闷等。

莲薏

【性味】味苦，性寒，无毒。

【功效主治】清心去热。治贫血，产后渴，腹泻。生研末，饮服，效果良好。食莲子而不去心，容易让人呕吐。

莲蕊须

【性味】味甘、涩，性温，无毒。

【功效主治】清心通肾，固精气，补血止血，养发养颜。

莲花

【性味】味苦、甘涩，性温，无毒。

【功效主治】镇心安神，养颜轻身。

莲房

【性味】味苦、甘，性温，无毒。

【功效主治】用水煮服后，能够起到解菌毒的作用。用酒煮服，可以起到破瘀血的作用，治血胀腹痛，产后胎盘不下等症。

荷叶及蒂

【性味】味苦，性平，无毒。

【功效主治】止渴，消水肿痈肿，安胎，去恶血，生发元气，补助脾胃。散瘀血，治吐血、咯血、鼻血、便血等诸多出血症。涩精滑，止血痢，杀蕈毒。

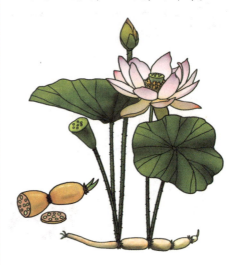

莲藕

附方

脱肛　贴水荷叶，焙干研为末，用酒服10克，同时再以荷叶盛末，让患者坐在上面，即可治愈。

鼻出血不止　藕节适量，捣汁服用，同时滴入鼻孔中即可。

产后恶露及出血量多　莲蓬5个，香附100克，各烧存性，研为末，用米汤服下，每次10克。

乌芋

【别名】马蹄、水栗、芍、荸荠。

【释义】多年生草本，3~4月长苗，丛生，不分枝，花期6~7月。秋后结果，根白嫩。果肉质地脆嫩，多汁，甘甜。主要分布于江苏、安徽、浙江、广东、广西水泽地区。

【性味】味甘，性寒，无毒。

【功效主治】治消渴，呃逆，积食，消黄疸，祛体内痹热，温中益气。研末服用，可以令人明耳目，使肠胃不饥。不要食用过多，否则容易令人腹胀气满。另外，对于误吞铜物等及便血、血崩等血症有非常好的效果。

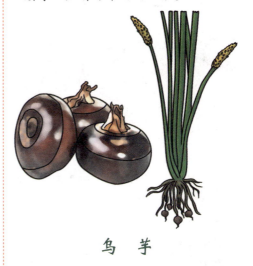

乌 芋

附方

赤白痢　选择完好的荸荠，洗净拭干，不要让其破损，然后泡入好酒中，密封。用的时候取2枚细嚼，空腹服用，酒送服。

大便下血　荸荠60克，捣烂绞汁，然后加入米酒1杯，煎热，空腹服用即可。

阴虚肺热，咳嗽痰多　鲜荸荠120克，鲜萝卜250克，捣烂，绞取汁液，加入麦门冬15克，用水煎汤，服用即可。

芡实

【别名】鸡头。

【释义】一年水生草本植物。五六月开紫花，茎3月生叶贴在水面，叶面呈青色，有刺。嫩时剥皮可食，在七八月成熟。中国中部、南部各省均有产，多生于池沼湖塘浅水中，果实不仅能够食用，而且也可以入药。

【性味】味甘、涩，性平，无毒。

【功效主治】益肾固精，补脾止泻，除湿止带。用于遗精滑精，遗尿尿频，脾虚久泻，白浊，带下。不易于消化，因此最好不要多食。

鸡头菜

【性味】味甘、涩，性平，无毒。

【功效主治】止烦渴，除虚热，生熟都适应。

根

【功效主治】主治小腹结气痛,则煮食根。

附方

益精气,强意志,利耳目 用芡实果300克,放入锅中煮熟,去壳,加入粳米100克用来煮粥,每天1次,空腹食用。

慈姑

【别名】燕尾草,白地栗,酥卵。

【释义】多年生挺水植物,每丛有十余茎,开白花,蕊为深黄色。花期7~9月。叶如剪刀,深青绿,根白色,较为光滑。中国南北各省均有栽培,主要生长在江湖及近水河沟的砂石中。

【性味】味甘,性寒,无毒。

【功效主治】主治白带多,产后血瘀,难产胎盘不出,发虚热,肠胀痛,痔漏等症,不可多食。治百毒,攻心欲死。

叶

【功效主治】治蛇、虫咬伤,将其捣烂,外敷,有奇效。治诸多疮肿,小儿丹毒,捣烂外敷即可消退。

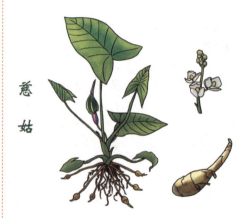

附方

咽喉肿痛 慈姑25克,放入锅中,用水煎服。
脸上起小疔疮 慈姑适量,磨为汁,搽涂即可。
无名肿毒 慈姑适量,捣烂,外敷即可。

第六章 木部

香木类

松

【别名】松柏。

【释义】常绿乔木，挺拔耸立，二三月抽蕊开花，树皮粗厚状像鱼鳞。结的果实形状如猪心，可榨油和食用。

松花

【性味】味甘，性温，无毒。

【功效主治】润心肺，益气，除风止血。

松脂

【性味】味苦、甘，性湿，无毒。

【功效主治】安益五脏，润心肺，利耳目，治白带过多，经常服用可以轻身，延年益寿。煎成膏可止痛排脓，治各种脓血疮瘘烂。治耳聋，塞牙孔，虫齿。除胃中伏热，治恶痹、痈疽恶疮、头疮溃疡白秃及疥疮虫病。

松渚

【功效主治】主治疥疮、马牛疮等。

松叶

【性味】味苦，性温，无毒。

【功效主治】去风痛脚痹，灸冻疮、风疮，生毛发，安五脏，使人不饥，延年益寿。切细，用水及面饮服，或者捣成粉制丸服用，能够治疗恶痹，效果很好。

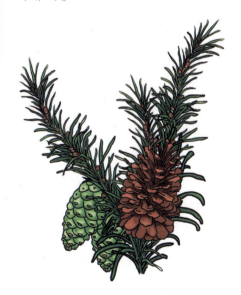

松

附方

全身骨关节疼痛 用松叶适量，捣汁1升，然后加酒3升，调匀，7日后服100毫升，每日3次。

服食松脂辟谷方 松脂10斤，加入桑柴灰淋汁1石，然后煮5~7沸，滤出。放在冷水中反复10十遍，这样才可以变白。细研为散，每次服5~10克，用粥调下，每日3次。

风痹脚气用松叶酒 用松叶煮汁，渍米5斗，松汤饮饭。

中风 松叶1斤，用来切细，酒1斗，放入锅中煮至3升，顿服，汗出即可。

杉

【别名】沙木。

【释义】常绿、半常绿或落叶乔木，有红、白两种。红杉木质坚实，多油，而白杉木质虚而干燥。在福建、江西、广东、广西、云南及南京、上海、杭州、武汉、庐山等地均有栽培。杉木不会被虫蛀，可入药。

【性味】性温，无毒。

【功效主治】治漆疮，脚气浮肿，霍乱上气，心腹胀痛，去恶气。对于小儿阴肿、红痛、夜啼有非常好的效果。

皮

【功效主治】主治金疮出血及烫伤烧伤。将老树皮研末，外敷，效果很好。

叶

【功效主治】主治风、虫牙痛，同川芎、细辛煎酒含漱，有奇效。

子

【功效主治】烧研用酒服可以治疗疝气痛。

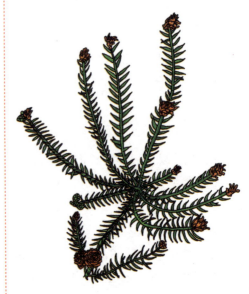

杉

附方

肺肿音哑 把杉木烧成炭，然后放入碗中，另外取一个小碗，将其盖住，同时用汤淋下，拿去小碗，服用即可。

小腿两侧毒疮黑烂 用多年老杉木节，烧成灰，然后用麻油调匀，在中间隔一层箬叶，贴在患处，用布包扎好，贴数次就可以治愈。

柏

【别名】椈、侧柏。

【释义】常绿乔木，树皮薄，叶鳞片状，木质较为细腻，花较小。果实呈球状，在霜降后会自动裂开，气味芳香。木质非常坚硬。

柏实

【性味】味甘，性平，无毒。

【功效主治】主治惊厥，神志不清，腹痛，出虚汗。可以起到透心肾、润肝肾、益脾胃、安神镇静的作用。

柏叶

【性味】味甘，性微温，无毒。

【功效主治】主治吐血、鼻出血、痢血、尿血、崩中赤白。去湿痹，生肌，止疼痛，祛疤痕，杀五脏虫，轻身益气，抗衰老。烧取汁涂头上能够黑润发鬓。

树脂

【功效主治】主治疥疮、虫癞，身面疣目，煮汁酿酒，服用后可以去风痹。同松脂一起研细，外敷，疥疮几天后自然消失。

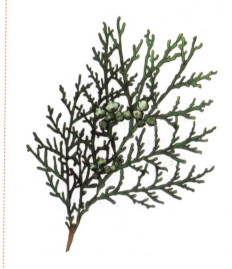

柏

附方

鼻中出血 用柏叶、石榴花适量，共研末，然后吹入鼻中即可。

尿血 柏叶、黄连各适量，焙研好，然后用酒服15克即可。

烧伤灼烂 柏叶适量，捣烂，然后外涂于患处，2~3日就可以治好。

老人便秘 柏子仁、松子仁、大麻仁各等份，一起研为末，与蜜制成丸，饭前服用，用黄丹汤调服，每次30丸，每日2次。

大肠出血 采柏叶适量，烧存性，研为末，每次吃饭的时候饮下，每次10克，服2次即愈。

肠道出血 柏子仁14个，捶碎，浸酒3盏，在锅中煎至八分，服后就可以停止。

桂

【别名】梫。

【释义】常绿乔木，高3~15米，枝为灰色。桂的种类很多，其中牡桂叶坚硬，有毛和细锯齿。花为白色，皮多脂。菌桂的花有黄、白两种颜色，皮薄卷曲。

桂心

【性味】味苦、辛，无毒。

【功效主治】益精，聪耳明目，轻身，强身健体，滋润肌肤，抗衰老。治一切风气，心痛，腹内冷气痛，暖腰膝，治咽喉肿痛，鼻中息肉，破血，上下痢，杀三虫。通九窍，利关节，治咳逆结气壅痹，脚部痹，痘疹，失音，阳虚失血。

牡桂

【性味】味辛，性温，无毒。

【功效主治】散下焦蓄血，去冷风疼痛，去伤风头痛，利关节，补中益气，解表发汗。久服通神，轻身不老，温筋通脉，止烦出汗。主治上气咳逆结气，去皮肤风湿，利肺气。

叶

【功效主治】捣碎浸水，洗发，去垢除风。

子

【性味】味辛，性温，无毒。

【功效主治】主治小儿耳后月蚀疮，研碎敷。

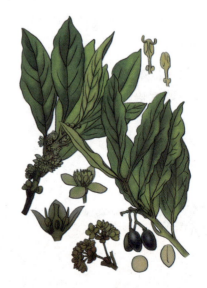

桂

附方

心腹胀痛，气短欲绝 桂100克，水1.2升，放入锅中，煮至800毫升，每日顿服。

产后心痛，恶血冲心，气闷欲绝 用桂心150克，研为末，加狗胆汁作丸，用热酒送服，每次1丸。

喉痹不语，中风失音 取桂放在舌下，咽汁。

木兰

【别名】杜兰、林兰、木莲、黄心。

【释义】落叶乔木，高2～5米。4月初始开花，内白外紫，枝叶稀疏，不结实。花期2～3月。果期8～9月。现全国各省区均有栽培。

皮

【性味】味苦，性寒，无毒。

【功效主治】能治酒疸，利小便。主治皮肤中大热，阴下痒湿，明耳目，疗中风伤寒及痈疽水肿，去臭气，去面热赤疱酒糟鼻，恶风癫疾。

花

【功效主治】主治鱼骨鲠，可化铁丹。

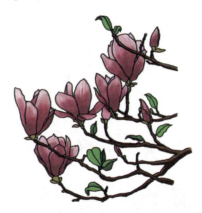

木兰

附方

小儿重舌 取长1尺、宽4寸的木兰皮，然后将粗皮削掉，放入1升的醋中，渍汁，用来噙即可。

酒疸发斑 用木兰皮50克，黄芪100克，为末。每次用酒送服，1日3次。

酒糟鼻 用1斤木兰皮细切，以3年酸浆渍后晒干捣末。每次用浆水送服方寸匕，1日3次。

丁香

【别名】丁子香、鸡舌香。

【释义】落叶灌木或小乔木，二三月开花，黄色，冬天不凋。树高1丈多，在2月、8月采子和根。生山坡丛林、山沟溪边、山谷路旁及滩地水边，中国西南、西北、华北和东北地区是丁香的主要分布区。

【性味】味辛，性温，无毒。

【功效主治】温脾胃，理元气，治口气冷气，冷劳反胃，痘疮胃虚，止霍乱壅胀，小儿吐泻，呕逆，胃寒，杀酒毒。对于虚哕，灰白不发，五色毒痢，五痔都有很好的效果。还可以壮阳，暖腰膝，消胁肋间硬条块。气血旺盛的人不要服用。

丁皮

【性味】味辛，微温，无毒。

【功效主治】主治齿痛，心腹冷气诸病。

丁枝

【功效主治】治一切冷气，心腹胀满，恶心，泄泻虚滑，水谷不消。

丁根

【性味】味辛，性热，有毒。

【功效主治】治风热毒肿。

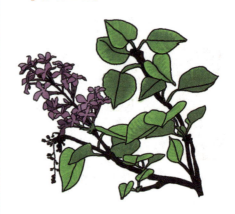

丁 香

附方

干霍乱痛　用丁香14枚，研为末，然后入1升沸汤中，顿服，多次服。

小儿吐泻　用丁香、橘红各等份，然后炼蜜和成丸，用米汤送服即可。

暴心痛　丁香末适量，每次服用5克，用酒送服。

婴儿吐乳　用少妇的乳汁1盏，加入丁香10枚，去白陈皮5克，然后放在石器中煎好，喂下即可。

小儿呕吐　取丁香、生半夏各5克，用姜汁浸1夜，晒干后研为末。同时再用姜汁打面，和成小块，用姜汤送服即可。

痈疽恶疮　丁香末适量，外敷即可。

妇人崩中　取用丁香100克，酒2升，然后煎至1升，分2次服下即可。

乌药

【别名】旁其、鲭蚍、矮樟。

【释义】常绿灌木或小乔木，高可达5米，每年的四五月开黄白色小花。子如冬青子，叶互生，核壳非常的薄，核仁又香又苦。8月采根，黑褐色，可以入药。主要生长于岭南邕州、容州及江南等地。花期3～4月。果期5～11月。人们也用它来做柴烧。

乌药根

【性味】味辛，性温，无毒。

【功效主治】行气止痛，温肾散寒。用于寒凝气滞，胸腹胀痛，气逆喘急，膀胱虚冷，遗尿尿频，疝气疼痛，经寒腹痛。

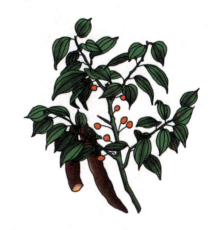

乌药

附方

小肠疝气 取乌药50克，升麻40克，加水2碗，煎取1碗，然后晾1夜，空腹温服即可。

一切气滞疼痛证 取天台乌药、炒茴香、炒青皮、炒良姜各等份，将所有材料共研细末，然后用温酒、童便送服即可。

沉香

【别名】沉水香、蜜香。

【释义】常绿乔木，夏季开花，秋季结实。树皮呈青色，叶和橘叶相似，冬天不凋。只有能够沉入水中的才可入药，因此，也叫沉水香。它的种类很多，生于平地、丘陵的疏林或荒山中，主要分布于福建、广东、海南、广西等省区。

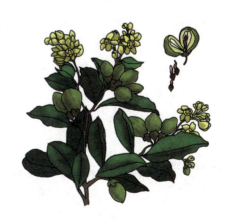

沉香

【性味】味辛,性温,无毒。

【功效主治】行气止痛,温中止呕,纳气平喘。用于胸腹胀闷疼痛,胃寒呕吐呃逆,肾虚气逆喘急。

附方

大肠虚闭 用沉香50克,肉苁蓉酒浸焙100克,各研末,以麻仁研汁作糊,和成梧桐子大的丸。每次用蜜汤送下100丸。

心神不足（火不降,水不升,健忘惊悸） 用沉香25克,茯苓100克,为末,炼蜜和成小豆大的丸。饭后用人参汤送服30丸,1日2次。

各种虚寒热 用沉香、附子等份,加水1盏,煎至七分,露1夜,空腹温服。

肾虚目黑 用沉香50克,蜀椒去子,炒出汁,取200克为末,再用酒糊成梧子大的丸,每次服30丸,空腹用盐汤送下。

胃冷久呃 用沉香、紫苏、白豆、蔻仁各5克,为末,每次用柿蒂汤送服五七分。

没药

【别名】末药。

【释义】低矮灌木或小乔木,高3～4米。状如神香,红黑色,大小不等。树皮有1～2寸厚,花较小,丛生在短枝上。主要分布在热带非洲和亚洲西部。

【性味】味苦,性平,无毒。

【功效主治】消肿止痛,散瘀生肌。用于胸痹心痛,胃脘疼痛,痛经经闭,产后瘀阻,癥瘕腹痛,风湿痹痛,跌打损伤,痈肿疮疡。

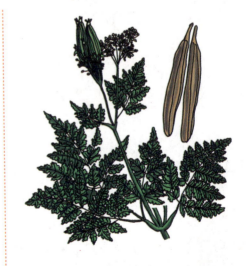

没药

附方

血气不调之心痛 取没药末10克,在锅中加入水1盏,酒1盏,煎服即可。

筋骨损伤 取没药末、乳香末各 25 克，炒黄米粉 200 克，然后用酒调成膏状，外敷即可。

历节诸风，骨节疼痛，昼夜不可忍 没药 25 克（研），虎胫骨 150 克（涂酥，炙黄色），先捣罗为散，与没药同研令细。用温酒调 10 克，日服 3 次。

历节风之骨疼痛、昼夜不止 取没药末半两，虎胫骨末 150 克，用温酒送服，每次服用 10 克。

檀香

【别名】旃檀、真檀。

【释义】一种半寄生植物，生长非常的慢，树、叶和荔枝很像，皮青色。树木都坚硬而有清香，成熟的檀树可高达 10 米。

白檀

【性味】味辛，性温，无毒。

【功效主治】止心腹痛，霍乱肾气痛，散冷气，治中恶鬼气，杀虫。煎服，能够消风热肿毒。用浆水洗，磨汁外敷，可以治疗面生黑子，效果很好。

紫檀

【性味】味咸，性寒，无毒。

【功效主治】可摩涂风毒。刮末，外敷，可以治疗金疮，止血止痛。

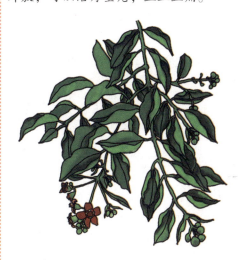

檀 香

附方

金疮，止痛止血生肌 紫檀少量，制成末，外敷即可。

卒毒肿起，急痛 紫檀，用醋磨好，外敷即可。

心腹诸痛，属半虚半实 丹参 50 克，白檀香、砂仁各 7.5 克，水煎服。

噎膈饮食不入 白檀香 7.5 克，茯苓、橘红各 10 克，均研为极细末，用人参汤调服。

芦荟

【别名】 奴会、讷会、象胆。

【释义】 多年生草本植物，叶常绿，肥厚多汁，叶片长渐尖。易于栽种，可入药。

【性味】 味苦，性寒，无毒。

【功效主治】 治热风烦闷，脑疳，痔瘘，小儿癫痫、惊风，止鼻痒，明目镇心，解巴豆毒。单独使用可以起到驱蛔虫的作用。对龋齿也有很好的效果。

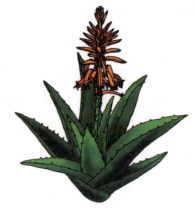

芦荟

附方

小儿疳积 取芦荟、使君子各等份，共研为末，用米汤送服即可。

樟脑

【别名】 韶脑。

【释义】 形状和龙脑非常的相似，白色，是樟树的树脂。樟脑主要产于韶州、漳州等地。

【性味】 味辛，性热，无毒。

【功效主治】 治邪气，霍乱，心腹痛，行散滞气，治疥癣瘙痒、龋齿。放在鞋中可以除脚臭气。

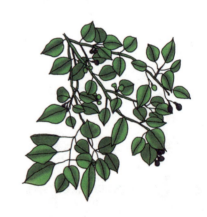

樟脑

附方

龋齿疼痛 取韶脑、朱砂各等份，研为细末，涂患牙即可。

小儿秃疮 韶脑5克，花椒10克，芝麻100克。所有材料共研细末，然后将患处洗净，用药末涂搽即可。

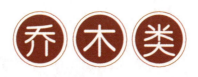

乔木类

槐

【别名】木襄。

【释义】槐木树型高大，花为淡黄色，果实成荚，荚中的黑子如连珠状。嫩叶可以用来食用，同时也可以用来做茶叶。木材坚固，有青黄色、黑色。皮、枝叶、花蕾、花及种子均可入药。

叶

【性味】味苦，性平，无毒。

【功效主治】嫩芽食用能够治邪气产生的绝伤及瘾疹，以及牙齿诸风。同皮、茎一起食用，可以煎汤，治小儿惊痫、疥癣及疔肿。

枝

【功效主治】治疗大风痿痹。炮热，熨蝎毒，妇女崩漏，红眼，癣。烧成灰，用灰水洗头，能够起到生发的作用。

花

【性味】味苦，性平，无毒。

【功效主治】可治腹泻、便血、心痛目赤、失音以及咽喉肿痛、吐血、鼻出血、血崩。

槐实

【性味】味苦，性寒，无毒。

【功效主治】杀虫去风，润肝燥，凉大肠，明目除热，治阴部生疮湿痒。长时间服用，可以聪耳明目、轻身、滋润肌肤，精力旺盛，抗衰老。

木皮、根白皮

【功效主治】治中风及皮肤恶疮，男子阴疝肿大。浸洗，治五痔、恶疮和妇人阴部痒痛。煮汁漱口，可治口腔溃疡出血。

槐胶

【功效主治】主治一切风，筋脉抽挛，以及牙关紧闭，四肢不收，感觉周身皮肤异常像有虫爬行。

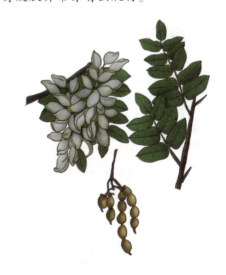

槐

附方

脱肛 槐角、槐花各等份，然后炒研成末，同时用羊血蘸药，并且烤熟，用酒送服。也可以用猪腰子去皮蘸烤食用。

吐血不止 槐花烧存性，然后加入麝香，研匀，用糯米送服，每次15克。

阴疮湿痒 摘生在槐树北面、不见阳光的枝，然后放入锅中，煎水洗3～5遍，水冷后再加热，再洗。

大肠下血 用槐花、荆芥穗等份，研为末，然后用酒适量送服。或用柏叶15克，槐花6钱，煎汤服用即可。

椿樗

【别名】虎木树、大眼桐。

【释义】椿树的皮非常的细腻，质厚，红色，其嫩叶香甜，可以用来食用。在二三月间摘取，嫩芽可以制成酸菜。

叶

【性味】味苦，性温，无毒。

【功效主治】治慢性腹泻便血，缓解精神紧张，除去口鼻疳虫，产后血不止，血性白带，妇女非经期大出血，肠道出血不止，小便少及梦遗滑精。

荚

【功效主治】治大便有血。

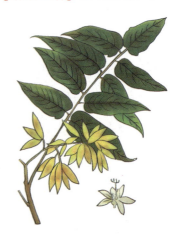

椿 樗

附方

女人白带带血 椿根白皮、滑石等份，为末，用粥和成丸，每次空腹服用，用白开水送服，每次100粒。

产后脱肛 樗枝取皮，焙干后，加水5升，连根葱5茎，汉椒1撮，一同放入锅中，煎至3升，去渣，趁热熏洗。

白杨

【别名】独摇。

【释义】落叶乔木,高达30米,长枝叶宽,嫩叶也可以食用。叶背白,有锯齿。根很容易成活,枝插入泥土可生根。花期3~4月,果期4~5月,木质细白,始终不会弯曲。生于低山平原土层深厚的地方,分布很广。

木皮
【性味】味苦,性寒,无毒。

【功效主治】消腹痛,消瘿气,治吻疮、口疮、牙痛,孕妇腹泻,四肢活动不便,毒风脚肢气肿,皮肤风痒肿。

枝
【功效主治】消腹痛及嘴唇疮。

叶
【功效主治】治龋齿,煎水含漱。

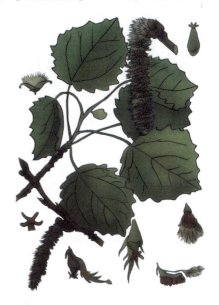

白杨

附方

口吻烂疮 选用白杨嫩枝适量,在铁上烧成灰,然后和油调和,外敷患处。

妊娠下痢 白杨皮1斤,水1斗,煮取2升,分3次服。

榆

【别名】白榆、榆树。

【释义】落叶乔木,3月生荚,果实可以做成酱来吃。主要分布于森林草原、干草原以及荒漠地带,西藏、四川北部长江下游各省区也有栽培。

叶
【功效主治】消水肿,压丹石,利小便,下石淋,治胆热虚劳失眠。煎汁,洗酒渣鼻效果非常好。

荚仁
【性味】味辛,性平,无毒。

【功效主治】做成细羹,食用,能够起到催眠的作用。同牛肉一块做成羹食,可以治疗妇女白带增多。

子酱

【功效主治】增加食欲,助肺,下气、助消化,治食欲不振、胸痛、腹痛、腹胀,驱各种寄生虫。

白皮

【性味】味甘,性平、滑利,无毒。

【功效主治】治大小便不通,疗肠胃邪热气,消肿,滑胎,利五淋,治鼻喘,疗失眠,治小儿头疮。捣汁外敷,可以治疗癣疮。长期服用能起到轻身、不饥、抗衰老的作用。利尿道,通经脉,治急性红肿炎症或乳肿。

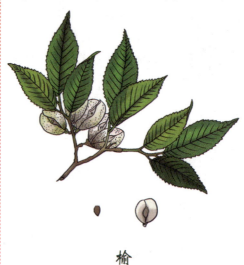

榆

附方

妇女堕胎出血不止 榆白皮、当归各25克,然后加入适量生姜,放入锅中水煎,服用即可。

渴而尿多,但不是淋病 用榆皮2斤,去掉黑皮,加水1斗,放入锅中煮取汁,1日3次,顿服。

梧桐

【别名】榇。

【释义】落叶乔木,高15~20米,皮白,叶似青桐,果子肥大,能够用来食用。它的荚长3寸左右。梧桐的花蕊细,坠下如白霉。花期5月。果期9~10月。华北至华南、西南广泛栽培,尤以长江流域为多。

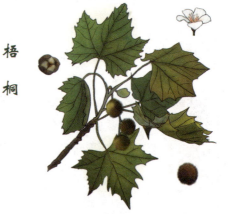

梧桐

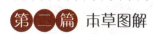

叶

【功效主治】将叶烤焦，研末后用蜜调敷，能够治疗发背。

梧子

【性味】味甘，性平，无毒。

【功效主治】捣成汁，外敷，可以生出黑发。与鸡蛋烧存性，研末，外敷，可以治疗口疮。

木白皮

【功效主治】烧存性，研末和乳汁，外敷，可以治肠痔。

附方

疝气 梧桐子炒香，剥壳，食用即可。

白发 梧桐子15克，何首乌25克，黑芝麻15克，熟地25克。以上材料共入锅中，用水煎服即可。

伤食腹泻 梧桐子炒焦，研为粉，用水冲服即可。

柳

【别名】小杨、杨柳。

【释义】高大乔木，可达18米，春初的时候生柔软，嫩叶可以用来食用，开黄蕊花，春末叶长成后，花中会结细小的黑子。容易种植，成活率高。花期3~4月。果熟期4~5月。

叶

【性味】味苦，性寒，无毒。

【功效主治】用来煎水洗，能治疗漆疮、恶疥疮等病症。治下水气，腹内血，金石发大热毒，解丹毒，止痛。

柳花

【功效主治】可以起到止血的作用，治风湿性关节炎，四肢活动不利，膝关节疼痛、风水黄疸和金疮恶疮。

枝及根白皮

【功效主治】治痰热淋疾，黄疸白浊。煮酒后漱口治牙齿痛，同时也可以作为浴汤，治风肿发痒。

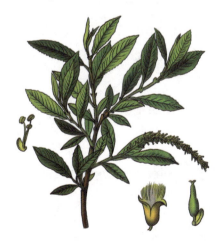

柳

附方

口腔黏膜及牙龈溃烂 未成絮的柳花适量，烧存性，同时加麝香少许，然后吹于患处即可。

脚多湿汗 用柳花适量，垫在鞋内、袜内。

耳痛有脓 把柳根切细，煮熟捣烂，用绵包好，塞于耳内，干后更换。

乳痈初起坚硬紫色，众医不愈 柳根皮捣烂，烘后，然后用绵裹好，熨好，冷后更换，1夜就可以治好。

眉毛脱落 垂柳叶阴干，制成末，用姜汁在铁器中调匀，每天服用。

反花恶疮，腐肉翻出如饭粒，根深脓溃 用柳枝叶3斤，水5升，煎汁2升，然后熬成汤，每日涂3次即可。

杜仲

【别名】思仲、思仙、木绵。

【释义】落叶乔木，高可达20米，叶似辛夷，早春开花，秋后果实成熟。2月、5月、6月、9月可采皮。刚刚长出的嫩芽能够食用。

杜仲芽

【性味】味辛，性平，无毒。

【功效主治】解口渴，补身嫩虚损。

皮

【功效主治】治腰膝痛。益精气，壮筋骨，强意志。长时间服用，可以起到轻身、抗衰老的作用。还可以除阴部痒湿、小便淋沥不尽等症状。

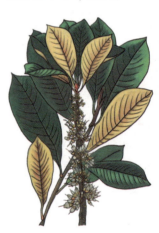

杜 仲

附方

肾虚腰痛 用杜仲去皮烤黄，加水1升，浸至五更，放入锅中煎取汁，再加入切碎的羊肾，继续煮，加入椒、盐，空腹服用。

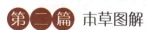

皂荚

【别名】皂角、鸡栖子、悬刀。

【释义】落叶乔木或小乔木，树高大，花黄白色，叶如槐树，枝间生有很多刺。结实有3种，以多脂者为佳。花期3~5月。果期5~12月。

叶

【性味】味咸，性温，有小毒。

【功效主治】通关节，利九窍，治疗风痹引起的活动不便、肌肉坏死，可化痰杀虫，堕胎，辟瘟疫和邪湿气。单独烧烟，用来熏久痢脱肛有非常好的效果。煎成膏外敷，可以治疗一切肿痛。

子

【性味】味辛，性温，无毒。

【功效主治】嚼食能够治疗痰膈吐酸。可以疏导五脏热气瘀积，润肠。

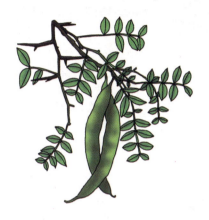

皂荚

附方

大小便不通 用皂荚适量，烧研末，白开水送服，每次15克，有效。

急性咽喉肿痛 皂荚末少许，点患处，然后用醋调成膏，厚敷，出血即愈。

腹中肠脏生痈 用皂角刺适量，酒1碗，放入锅中煎至七分，温服。

合欢

【别名】合昏、夜合、马赖树。

【释义】落叶乔木，夏季开花，红白色，枝柔软，叶细而密，8~9月的时候结果实成荚，种子非常的细薄。生于山坡或栽培。花期6~7月。果期8~10月。性喜光，喜温暖，耐寒、耐旱。

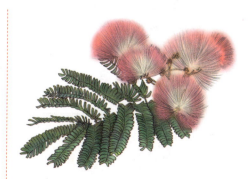

合欢

木皮

【性味】味甘，性平，无毒。

【功效主治】聪耳明目，安五脏，宁心志，轻身，滋润肌肤，抗衰老，强身健体。

> **附方**
>
> **肺部脓肿，脓浊痰多** 取夜晚合欢皮，用水3升，然后放入锅中煎服。
>
> **跌打损伤** 夜晚的合欢皮200克，炒成黑色，然后再炒芥菜子50克，和匀后研末，临睡的时候温酒服下10克，同时以它的渣外敷。

棕榈

【别名】唐棕、拼棕、中国扇棕。

【释义】常绿乔木，高可达7米，在每年的六七月开黄白花，八九月结果实。没有枝条，叶较大，圆。果实子呈黑色，树皮非常的坚硬。花期4月。果期12月。除西藏外我国秦岭以南地区均有分布。

笋及子花

【性味】味苦、涩，性平，无毒。

【功效主治】不能够食用，主要用来涩肠，止泻痢、肠风和白带过多，可养血。

皮

【功效主治】治肠风，止鼻出血、吐血、白带过多，治金疮、疥癣、赤白痢，破腹部结块。

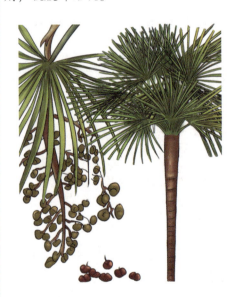

棕榈

> **附方**
>
> **大肠下血** 棕笋适量，煮熟，切片，晒干后研为末，用蜜汤或酒送服，每次服用5~10克。

鼻血不止 棕榈灰适量，随左右鼻孔吹入即可。

崩漏不止 棕榈皮烧存性，研末，空腹服用，用淡酒送服，每次15克。

灌木类

桑

【别名】桑树。

【释义】落叶乔木或灌木，高可达15米。桑的种类有好几种。白桑的叶大，似掌而厚；鸡桑的叶和花都比较薄。花果卵圆形或圆柱形，黑紫色或白色。花期4~5月。果期5~8月。

桑根白皮

【性味】味甘，性寒，无毒。

【功效主治】开胃下食，补虚益气，化痰止渴，内补不足，治肺气喘，调中下气，去肺中水气，唾血热渴，止霍乱吐泻，下一切风气水气，治虚劳客热和头痛，利水道，敷金疮。煮成汁饮，利五脏。

皮中白汁

【功效主治】治大风疮疥，小儿口疮色白，生眉发。外涂，可以治疗金刃所伤燥痛，立刻血止。涂蛇、蜈蚣、蜘蛛蜇伤，有非常好的效果。

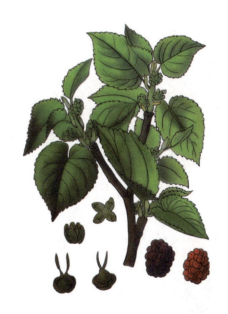

桑

桑葚

【性味】味酸、甘，性寒。

【功效主治】酿成酒，服用后可以利水气、消肿。捣汁饮用，可以起到解酒毒的作用。另外，还可以起到镇魂安神、令人聪明、头发不白、抗衰老的作用。单独吃能够治消渴，利五脏，通血气。

叶

【性味】味苦、甘，性寒，有小毒。

【功效主治】煎饮能够起到利五脏、通关节、下气的作用。止霍乱腹痛，治风痛出汗，除脚气水肿，治金疮以及小儿口腔溃疡。汁能解蜈蚣毒。利大小肠，治一切风。

鸡桑叶

【功效主治】治劳热咳嗽。聪耳明目，使人肌肤润泽。煮汁熬成膏服用，可以去老风及瘀血，生发。

附方

破伤风、中风　桑沥、酒各一半，调好，温服。

诸骨鲠咽　红葚子适量，细嚼，先咽汁，后咽滓，然后用新汲水送服即可。

金刃伤疮　新鲜桑白皮烧成灰，同马粪一起涂疮上，非常有效。同时也可煮成汁，饮服。

脱肛　黄皮桑树叶3升，放入锅中水煎，带温纳入即可。

疮口不合　经霜的黄桑叶，烧存性为末，用油调匀敷患处，3日即愈。

解中虫毒，腹内坚痛，面黄青色，大汗淋漓，病变不常　桑木心1斛，放入铁锅中，以水3斗淹没，煮取2斗澄清，微火煎至5升。空腹服500毫升，则吐出毒物。

金樱子

【别名】刺榆子、刺梨子、金罂子、山石榴等。

【释义】常绿攀援灌木，高可达5米。4月开白色的花，秋结果实，果实大如指头，非常像石榴，然而，要更长些。花期4~6月。果期7~11月。主产陕西、安徽、江西、江苏、浙江、湖北、湖南等地。

【性味】味酸、涩，性平，无毒。

【功效主治】固涩精气，治因脾虚导致的泻痢，止小便次数多，长时间服用，可以让人耐寒、轻身。

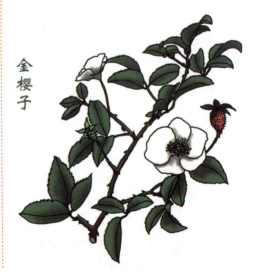

金樱子

花

【功效主治】能够治疗各种腹泻，驱肠虫。同铁物混合，捣末，外敷，有染须发的作用。

叶

【功效主治】治疗金疮出血，痈肿，把嫩叶研烂，同时加入少量的盐，外敷，效果非常的好。

附方

久痢不止　金樱子壳适量，用醋炒好，然后加金樱花叶及子等份，共研为末，和蜜制成丹丸。每次服7丸，陈皮煎汤送服即可。

冬青

【别名】榍寄。

【释义】常绿乔木，在山中常有生长，树皮灰色或淡灰色，果实椭圆形或近球形，成熟时深红色。冬青树种类丰富，常见的有梅叶冬青、灰冬青、榕叶冬青等。

冬青子及木皮

【性味】味甘，性凉，无毒。

【功效主治】浸酒后吃，能够起到去风虚、补益肌肤的作用。

叶

【功效主治】烧成灰，加入面膏中，可以起到祛瘢痕的作用，有奇效。

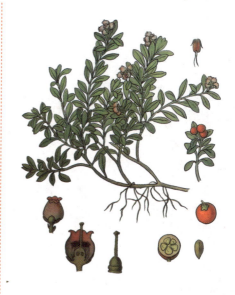

冬青

附方

痔疮　冬至日，取冬青树子，用盐酒浸泡一个晚上，蒸九晒，然后装入瓶内收藏。每日吞服7粒。

巴豆

【别名】巴菽、刚子、老阳子。

【释义】灌木或小乔木，高3～6米，初生为青色，叶如樱桃却更厚大，2月复生，4月开花，微黄色。8月果实成熟，熟时会自落，可入药。生于村旁或山地疏林中。

【性味】味辛，性温，有毒。

【功效主治】治伤寒温疟寒热，大腹水胀，开通闭塞，除风补劳，利肠道和尿道，去恶肉，杀虫，泄壅滞，排脓消肿，通利关窍，治疗女子月闭烂胎，金疮脓血，喉痹牙痛，水肿，痿痹。

树根

【功效主治】治痈疽发背，脑疽鬟疽。掘根洗净捣烂敷患处。

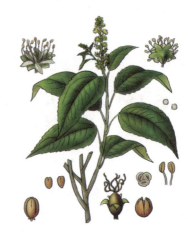

巴豆

附方

一切积滞 巴豆50克，蛤粉100克，黄檗150克，共研为末，制成丸。每次服用5丸，用水饮下即可。

一切恶疮 巴豆30粒，用麻油煎黑，去豆，用油调硫黄、轻粉末，用来涂搽，多次使用，有良效。

枸杞

【别名】甘杞子。

【释义】在春天生苗，茎高三五尺，叶和石榴叶非常相似，能够食用。六七月开红紫花，结红色长形小果。主要分布在中国西北地区。

【性味】味苦，性寒，无毒。

【功效主治】去肾风，益精气，泻肾火，降肺中伏火，去胞中火，止牙齿流血，治骨槽风。疗各种慢性疾病，安神，令人长寿，有退热、补元气的作用。聪耳明目，轻身，不易衰老。治在表气不固定的风邪。煎汤漱口，治下焦肝肾虚热，寒热头痛，滋阴，利大小肠，治肺热吐血。另外治金疮，补精气诸种不足，养颜色，使肌肤变白。

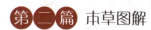

枸杞子

【性味】味苦,性寒。

【功效主治】治心病嗌干心痛,壮筋骨,耐老、聪耳、明目、轻身,除风,去虚劳,又滋肾润肝,补精气。

苗

【性味】味苦,性寒。

【功效主治】除烦益志,消除热毒、聪耳、明目、轻身,不易衰老。去皮肤骨关节风,散疮肿,止消渴热烦,壮阳解毒,补五劳七伤,壮心气。和羊肉一起做羹吃,有益人的身体。

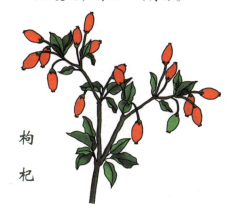

枸杞

附方

退虚热,轻身益气 用枸杞10斤,春夏用茎叶,秋冬用根及果实,一石水,共入锅中,然后煮至五斗五升时,用渣继续煮取一斗五升,澄清去渣,再煎取至一斗,放入锅中煎熬如糖,收藏,每天早晨服用,用酒调服。

补虚去劳,益颜色,肥健人,治肝虚下泪 用生枸杞子5升,将其捣破,然后用绢袋装好,浸泡在酒中,密封,14日后可服用,不要喝醉。

五加皮

【别名】南五加、北五加。

【释义】落叶灌木,有时蔓生状,高2~3米。三四月旧枝抽条,花黄绿色。花期4~7月。果期7~10月。主产于湖北、河南、安徽、四川等地。

根皮

【性味】味辛,性温,无毒。

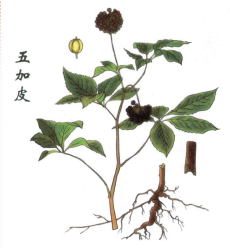

五加皮

【功效主治】祛风湿，补益肝肾，强筋壮骨，利水消肿。用于风湿痹病，筋骨痿软，小儿行迟，体虚乏力，水肿，脚气，疽疮阴浊，小便不利，女人阴痒，心腹疝气。

叶

【功效主治】作蔬菜吃，去皮肤风湿症。

附方

一切风湿痿痹，壮筋骨，填精髓 五加皮，洗刮去骨，煎汁，同曲米酿酒；或者切碎用袋子装好，浸酒煮饮。

水肿、小便不利 五加皮、陈皮、生姜皮、茯苓皮、大腹皮各9克，共入锅中，水煎服。

皮肤、阴部湿痒 五加皮适量，将其放入锅中，然后煎汤外洗即可。

腰痛 五加皮、杜仲各等份，共研为末，然后用酒糊丸，每次服用30丸，用温酒送服。

虚劳不足 五加皮、枸杞根皮各一斗。以上材料切细，以水一石五斗，然后煮取汁，拌饭，酿酒，熟后压取服用。

石南

【别名】风药。

【释义】常绿灌木或小乔木。三四月开成簇状的白花，枝灰褐色，叶互生，根很细。八九月结细红的果实。本草纲目："生于石间向阳之处，故名石南。"

叶

【性味】味辛、苦，性平，有毒。

【功效主治】治四肢无力，杀虫，治头风，除心烦闷疼，内伤阴衰，又能添肾气，利筋骨和皮肤毛发，并驱逐各种风邪。

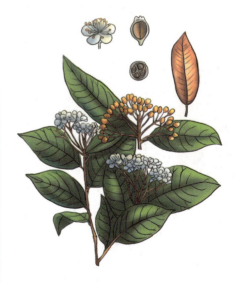

石南

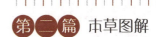

附方

小儿通睛，小儿误跌，或打着头，受惊，肝部受风所致瞳仁不正，眼斜 石南50克，藜芦三分，瓜丁5~7个，共研为末。然后吹入鼻内，1日3次。

偏头痛，或胃棱骨痛，神经性头痛，高血压性头痛 石南叶10克，川芎3克，白芷、天麻各5克，女贞子6克。用上药5倍剂量共研细末，混匀，每日取药末30克，用开水冲泡，盖闷30分钟代茶饮，1日内饮完。

风瘾疹，经旬不解 石南叶5克，白酒30毫升。将石南叶研为细末，入白酒煎1沸，空腹温服，1次连灌。

酸枣

【别名】棘、棘子、野枣、山枣、葛针等。

【释义】多野生，常为灌木，树几丈高，木理非常的细，树皮也细而且硬，枣肉酸滑好吃。营养价值很高，同时也可以作为药用。花期5~7月。果期8~10月。

【性味】味酸，性平，无毒。

【功效主治】养肝，宁心，安神，敛汗。治筋骨风，心腹寒热，烦心不得眠，邪结气聚，四肢酸痛湿痹。久服安益五脏，益肝气，轻身延年，坚筋骨，助阴气，使人肥健。

附方

胆虚不眠，心多惊悸 用酸枣仁50克，放入锅中炒出香味，然后捣为散，每次服用10克，用竹叶汤送服即可。

虚烦不眠 用酸枣仁2升，知母、干姜、茯苓、川芎各100克，炙甘草50克。然后加水1斗，先煮枣仁，减去3升，然后再加其他的药物一起煮，取汁3升，分次服用即可。

心烦不眠 用酸枣仁50克，水2盏，研绞取汁，下粳米200克，放入锅中煮粥，等到熟后下地黄汁100毫升，继续煮，调匀后服用。

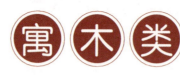

寓木类

琥珀

【别名】血琥珀、血珀、红琥珀、光珀。

【释义】数千万年前的树脂，由于在地下埋藏时间长，经过化学变化，最后形成的树脂化石。传说中，虎死后精魄被埋入地下，最后化为石头，又因为此物形状像虎，因此也叫做虎魄。主要分布于砂砾岩、煤层的沉积物中。

【性味】味苦，性平，无毒。

【功效主治】安五脏，定魂魄，破结症，治产后血枕痛，止血生肌，聪耳明目、轻身、除邪鬼，止心痛颠邪，疗体内毒物，清肺利小肠，治泌尿结石，消散瘀血。

方

鱼骨鲠咽，六七日不出 用琥珀珠一串，然后推入鲠咽的地方，牵引它，刺立即出来。

茯苓

【别名】伏灵、伏菟、松腴。

【释义】多为不规则的块状，大小不一，内虚泛红色的不好。每年的2月、8月份采摘，阴干备用。生长在泰山山谷及松树下，以云南所产品质较佳，安徽、湖北产量较大。

【性味】味苦，性平，无毒。

【功效主治】安魂养神，治小儿惊痫，止烦渴，利小便，生津导气，平火止泻，除虚热，开腠理，开胸腑，调脏气，开胃止呕逆，善安心神。经常服用使人不饥延年。可利腰脐间血，治肾积水，开心益志，止消渴嗜睡，治腹水、胸水及水肿病症，胸胁逆气，忧恐惊邪，养阴益气，保神气，补五劳七伤，暖腰膝并安胎。

茯神

【性味】味甘，性平，无毒。

【功效主治】宁心安神。适用于心悸怔忡、失眠健忘等症。有开心益智、养精神、止惊悸的功能。

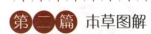

附方

小便不禁，心肾俱虚，神志不清 用白茯苓、赤茯苓等份，共研为份，用新汲水揉洗，然后去筋，沥干水，用酒煮地黄汁，然后捣膏加入茯苓末，制丸。每次嚼服1丸，空腹服下。

养心安神，治心神不安，恍惚健忘，火不消，水不降 茯神100克，沉重半两，共研为末。炼如蜜丸。每次服用30丸，之后用人参汤送下即可。

血虚心孔有汗，养心血 用艾汤调茯苓末，每日服5克即可。

竹

【别名】竹子。

【释义】竹的种类非常的多，肉质浮，竹节间有粉，有的低矮似草，又有的高如大树。多年生植物，竹叶生长茂盛，适应性强，分布广泛。长江、黄河以南竹子最多，北方很少见，而南方则生长茂盛。

淡竹叶

【性味】味辛，性平、大寒，无毒。

【功效主治】清心除烦，治小儿惊痫、双目上翻、胸中痰热、中风失语、发狂、烦闷、高热，止惊悸、消渴，解丹石毒，治咳嗽气逆、吐血、瘟疫。缓脾气，益元气，痰除热，杀小虫。煎浓汁漱口能够治疗牙齿出血，如果外用，可以治疗脱肛。

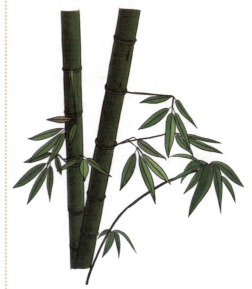

竹

淡竹根

【功效主治】除烦热，消痰，祛风热，治疗惊悸，因服丹石之药后引起的发热、口渴、小儿惊痫。淡竹叶与淡竹根同煎煮，取汁外用，对于妇女子宫下垂有非常好的效果。

淡竹茹

【性味】味甘，性微寒，无毒。

【功效主治】治伤寒病后劳累复发、小儿发热、惊痫，妇人妊娠胎动不安等。对于寒热、肺痿、吐血、鼻衄、妇女血崩、筋脉弛缓、各种痔疮都有效果。

附方

久泻久痢，脱肛 鲜竹笋适量，放入锅中，煮粥，食用即可。

小儿麻疹、风疹或水痘初起，发热口渴，小便不利 鲜竹笋适量，然后同鲫鱼炖汤，让小儿饮服，可以有效促使早愈。

高血压，头病、面红、烦渴、夜不安眠 鲜竹叶芯60克，夏枯草15克，槐花9克，放入锅中，水煎，服用即可。

虚烦不眠 嫩竹叶卷芯30克，灯芯草3克，所有材料放入锅中，水煎，睡前饮服。

产后虚热心烦，手足心热 鲜竹茹、竹叶芯各30克，共入锅中，水煎服。

第七章 虫部

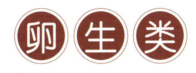

蜜蜂

【别名】蠟蜂。

【释义】黄褐色或黑褐色，尾部有垂锋，腹末有螫针。蜜蜂分为3种，在林木或土穴中生活的叫做野蜂；另外一种是人们家养的家蜂，蜜甜美；还有一种是在山岩高峻处作窝，这种叫做石蜜，蜜味较酸。

蜂菁

【性味】味甘，性平、寒，无毒。

【功效主治】去浮血，治妇女带下病，下乳汁，治心腹漏，利大小便，补虚弱伤中，腹内留热，除蛊毒。长时间服用可以滋润肌肤，光泽容美，长生不老，轻身益气。

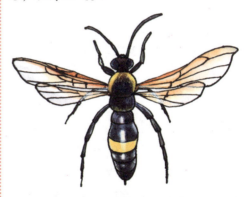

蜜 蜂

附方

须眉脱落，皮肉已烂成疮者 用蜜蜂子、胡蜂子、黄蜂子一起炒好，各一分，白花蛇、乌蛇用酒浸好，去皮、骨，并将其炙干；全蝎炒好；白僵蚕炒好，地龙去土，炒好；蝎虎炒好，丹砂50克，雄黄一分，龙脑半钱。以上材料共研成末。每次温蜜汤送服，每天服3次。

【别名】蚕蛾。

【释义】种类非常的多，有大，有小。通常喜欢在干燥的地方出没。蚕吐丝成茧，茧在里面包裹着蛹，蛹出生后会慢慢化为蛾。蛾长大后产卵。食桑叶的蚕可入药。

白僵蚕

【性味】味咸、辛，性平，无毒。

【功效主治】将其研末，可以治疗封疔肿，拔根极效。对于小儿惊痫夜啼，男子阴痒病，女子崩中赤白、产后余痛有特别的疗效。

蚕茧

【性味】味甘，性温，无毒。

【功效主治】止消渴反胃，疗诸疮疥，治痈肿，下血、血淋、血崩，除蛔虫。

茧卤汁

【功效主治】可以治疗百虫入肉。用汤淋浴小儿，能够起到去疥疮、杀虫的作用。

蚕蛹

【功效主治】炒而食用，能够有效治疗风及劳瘦。研成末服用，可以治疗小儿疳瘦，长肌退热。煎服，可以止消渴。

蚕蜕

【性味】味甘，性平，无毒。

【功效主治】治血风病，益妇女，对于目中翳障、疳疮非常有效。

蚕连

【功效主治】治妇女难产，吹乳疼痛，吐血，崩中带下，鼻出血，肠风泻血，赤白痢。

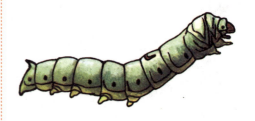

蚕

附方

崩漏下血不止 蚕蜕纸、棕榈皮各等份（烧灰存性）。研末，每次服10克，温酒调下。

反胃吐食 蚕茧10个，放入锅中煮汁，烹鸡蛋3个，以无灰酒服下，1日2次，效果很好。

治肠风，大小便血，淋沥疼痛 用茧黄、茧蜕纸并烧存性，晚蚕沙、白僵蚕并炒等份为末，加入麝香少许。每服10克，用米汤饮下，1日3服。很有效。此方还可治妇人血崩。

口舌生疮 用5个蚕茧，在瓦上焙焦，然后研成末，涂抹在患处即可。

酒后咳嗽 白僵蚕焙研成末，然后用茶送服，每次5克。

消渴止烦 蚕蛹100克，用无灰酒1中盏，水1大盏，共同放入锅中，煮取1盏，澄清，将蚕蛹挑出，温服即可。

小儿惊风 选用白僵蚕、蝎梢各等份，天雄尖、附子尖共5克，将其微炮，制为末。每次服用半钱，用姜汤送服，效果非常好。

土蜂

【别名】马蜂、蝗蜂、蜚零。

【释义】通常为赤黑色，也有黄色，土蜂能酿蜜，采集力强。

蜂

【功效主治】烧末，用油调和，外敷，可以治疗蜘蛛咬成疮，效果好。

蜂子

【性味】味甘，性平，有毒。

【功效主治】利大小便，治痈肿，妇女带下病。

房

【功效主治】治痈肿不消。研成末，用醋调和，外敷，可以治疗肿疮毒。

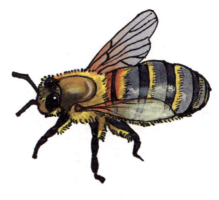

土 蜂

附方

疗肿疮毒 用土蜂房1个，蛇蜕1条，煅成性，研成末。每次服用5克，空腹，用酒送服即可。

使人颜面变白 未成头翅的土蜂子，将其炒好后食用，以酒浸敷面，可以让人面色增白。

湿生类

蚯蚓

【别名】土龙、地龙子、寒蚓、歌女。

【释义】体形圆长、柔软，爬行的时候先向后伸，然后再向前行。经常在泥穴中，可以改良土壤。它的分布非常的广，在平原、水泽地、山地都能够生存。

白颈蚯蚓

【性味】味咸，性寒，无毒。

【功效主治】治脚风，疟疾，中风，喉痹，大腹黄疸，温病，小儿热病癫痫，伤寒，大热狂言等症，解蜘蛛毒。

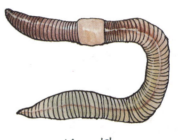

蚯蚓

附方

水足肿痛　取蚓蚓3升，水5升，然后绞汁，服用即可。

小便不通　将蚯蚓捣烂，浸入水中，然后滤取脓汁，服用即通。

蜘蛛咬伤　用葱1根，去掉尖头，然后将蚯蚓放入叶中，紧捏两头，不要让泄气，频频摇动，等到化为水，然后用来点敷患处，即可。

阳毒结胸，按之极痛，促喘，闷躁狂乱　取蚯蚓4条，将其洗净，研为泥状，加入生姜汁，蜜1匙，薄荷少许，然后用新汲水调服即可。

蜗牛

【别名】蜗螺、土牛儿、山蜗、蚶蠃。

【释义】软体动物，主要生活在土中或树上，在身体外面有甲壳，和小螺很像，头上长有能够伸缩的角。虽然蜗牛的嘴很小，但是它是世界上牙齿最多的动物。蜗牛的身上有唾涎，取唾液可以入药。

【性味】味咸，性寒，有小毒。

【功效主治】清热解毒，软坚消肿，平喘理疝，利尿。治跌打损伤、脱

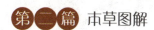

肛等症。研烂后外敷，可以治疗各种肿毒、痔漏、蜈蚣、蝎毒。生研饮汁，对于消渴有非常好的效果。

蜗壳

【功效主治】治一切痔疾，面上赤疮，久痢脱肛。

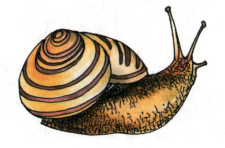

蜗　牛

附方

耳腮疮肿及喉下诸肿　用蜗牛和面一起研末，外敷患处即可。

鼻血不止　蜗牛1个，将其焙干，然后用乌贼骨半钱，研为末，并且吹入鼻内即可。

小便不通　蜗牛捣烂，然后贴在脐下，并且用手擦，效果很好。

大肠脱肛　用蜗牛烧成灰，然后用猪脂调和，涂敷即可。

第八章 鳞部

蚺蛇

【别名】南蛇、埋头蛇。

【释义】大的蚺蛇有五六丈长，四五尺粗，巨蚺蛇是世界上最大的蛇。形状比较吓人，头是扁的，身上没有鳞，生命力强。通常在春夏的山林中捕食。

胆

【性味】味甘、苦，性寒，有小毒。

【功效主治】主治眼睛肿痛、心腹隐痛、下部暗疮。治小儿癫痫、疳疾，去翳膜，疗大风。

肉

【性味】味甘，性温，有毒。

【功效主治】可杀三虫，去死肌，治流行病，喉中有毒，吞吐不出。除痔疮及瘟瘴气、手足风痛，疠风、疥癣、恶疮。

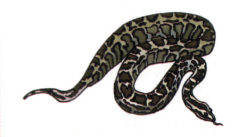

蚺 蛇

附方

急疳蚀烂　蚺蛇肉适量，作脍服食即可。

小儿急疳疮　水调蚺蛇胆，外敷。

小儿疳痢　用蚺蛇胆2枚，然后放入锅中煮通草片研化，不拘时，随意饮。

狂犬啮人　蛇脯为末，用水服，1日3次。

痔疮肿痛　蚺蛇胆，研为末，然后用香油调涂，立刻见效。

白花蛇

【别名】蕲蛇、褰鼻蛇。

【释义】身上有黑质白花,腹部有念珠斑,胁上有二十四个方形的花纹。多在石南藤上,以食其花叶为生。喜欢咬人的脚,身上有烂瓜气味。在浙江、江西、福建等地较多。

肉

【性味】味甘、咸,性温,有毒。

【功效主治】祛风,通络,止痉。治小儿风热,口眼㖞斜,半身不遂,肺风鼻塞,瘾疹,破伤风,筋脉拘急,骨节疼痛,肢体麻木不仁,急慢惊风抽搐。

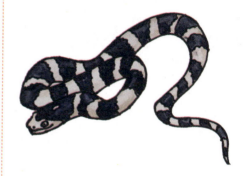

白花蛇

附方

风瘫疠风,遍身疥癣 用白花蛇肉200克,用酒炙好,天麻7钱半,薄荷、荆芥各11克,共同研为末。然后取酒2升,蜜200克,放入石器中,熬成膏,每服1盏,温汤送下。

紫癜风 以白花蛇头2枚,用酒浸好,蝎梢50克,炒好,防风50克,研为末。每次服5克,用温酒送服,1日1次即可。

癞 白花蛇5寸,用酒浸,然后去皮、骨,将其炙干,雄黄50克,以白沙蜜1斤,杏仁1斤,将其去皮研烂,并且同炼为膏,每次服5克,用温酒送服,1日3次。

乌蛇

【别名】乌梢蛇、黑花蛇。

【释义】体形较大,没有毒,性情比较温和。在它的背部有三条棱线,黑色。经常在农田、河沟附近出没,但不咬人。

肉

【性味】味甘,性平,无毒。

【功效主治】主治风瘙瘾痒、皮肤生癞、顽痹诸风、疥癣、皮肤不仁、眉毛胡须脱落。

膏

【功效主治】主治耳聋，用棉花裹豆粒大的膏塞进耳朵，有非常好的效果。

胆

【功效主治】主治大风疠疾、木舌胀塞。

皮

【功效主治】主治风毒气、眼生翳、唇紧、唇疮。

卵

【功效主治】主治大风癞疾。

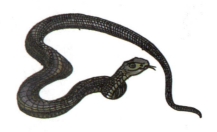

乌 蛇

附方

面疮黑斑 乌蛇肉100克，将其烧灰，然后用腊猪脂调好，外敷即可。

破伤中风 用白花蛇、乌蛇，取颈后的2寸，然后用酒洗润，取肉，蜈蚣1条，用酒炙好。为末，每次服15克，用温酒调服即可。

紫白癜风 乌蛇肉6两，枳壳、羌活、牛膝、天麻各150克，熟地黄200克、白蒺藜、五加皮、防风、桂心各100克。锉片，用绢袋盛好，放入无灰酒中，浸泡，密封7日。每日服用3次。

水蛇

【别名】公蛎蛇。

【释义】躯体粗壮，通常为黄黑色，有花纹，无毒，通常为咬杀猎物。主要生活在水中，中国南北各地均有分布。

肉

【性味】味甘、咸，性寒，无毒。

【功效主治】治消渴、烦热、毒痢。

皮

【功效主治】烧成灰，加入油调和，外敷，可以有效治疗小儿骨疽脓血不止，对于手指天蛇毒疮也有一定的效果。

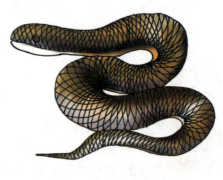

水 蛇

附方

小儿骨疮 取水蛇皮1个，烧灰，外敷即可。

消渴，四肢烦热，口干舌燥 水蛇1条，将其剥皮，炙黄，然后研为末，蜗牛50个，全部水浸，5日后取涎，放入天花粉末煎稠，再加麝香、粟饭和丸。每次服10丸，取姜汤送下即可。

金蛇

【别名】金星、地鳝、银蛇、锡蛇。

【释义】身体是金黄色的，如果在阳光下，可以发出亮光。头小，呈椭圆形，尾很短，长1尺左右。栖于山地，或潮湿地区、水边。经常在夜间活动。

肉

【性味】味咸，性平，无毒。

【功效主治】解众毒，止泄泻，除邪热，疗久痢。

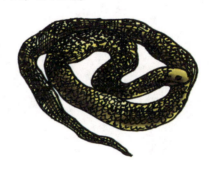

金　蛇

附方

解中金药毒 取蛇适量，炙黄，放入锅中煮汁，经常服用，直到毒消为止。

蝮蛇

【别名】鼻蛇。

【释义】中国各地均有分布，数量较多，黄黑色，有杂斑，有剧毒。生活于平原、丘陵及山地，主要食用鱼、蛙、鸟、鼠等。夜间活动频繁。

肉

【性味】味甘，性平，有毒。

【功效主治】用其酿作酒，能够治疗癞疾诸瘘、心腹痛，下气结，除蛊毒。

胆

【性味】味苦，性寒，有毒。

【功效主治】研末，外敷，能够治疗各种漏疮。

皮
【功效主治】主治疔肿、恶疮、骨疽。

蜕
【功效主治】主治身痒、疥癣。

骨
【功效主治】主治痫。

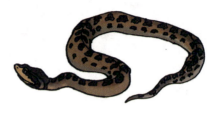
蝮 蛇

附方

白癜 大蝮蛇1条，不要让其伤，用酒1斗，渍好。置于火上令稍热，然后取蛇1寸，和腊月的猪脂一起捣烂，外敷。

瘰疬搭背 蝮蛇1条，放瓷罐内，加香油500毫升，浸泡，封口，埋地下，百日后取出晒半干，捣成膏状物敷患处。

半身不遂 蝮蛇500克，高粱酒1500毫升，浸泡10天，饭后服25～50毫升，日服2～3次。

#

鲤鱼

【别名】鲤拐子、毛子。

【释义】体侧扁、肥厚，适应性强，多栖息于江河、湖泊、水库、池沼的水草丛生的水体底。由于鳞有十字纹理，因此名鲤。现在到处可见，是非常美味的食物。

肉
【性味】味甘，性平，无毒。

【功效主治】补脾健胃，利水消肿，通乳，清热解毒，止嗽下气。治各种水肿、腹胀、少尿、黄疸、乳汁不通等。

胆
【性味】味苦，性寒，无毒。

【功效主治】长时间服用可以让人强身健壮，益志气。治目热肿痛、视物不清。聪耳明目，滋润肌肤，抗衰老，延年益寿。

脂

【功效主治】服食可以治疗小儿惊厥和抽搐症状。

脑髓

【功效主治】主治各种抽搐症、青光眼。煮粥食能够有效治疗突然耳聋。

血

【功效主治】涂于患处治小儿红肿疮毒，效果非常显著。

肠

【功效主治】主治小儿皮肤生疮。和醋一起捣烂，然后用棉布裹好，塞入耳中，效果非常好。将鱼肠切断，烤熟后用棉布裹好，坐贴于患处，能够有效治疗痔瘘。

齿

【功效主治】主治结石症及小便不利。

骨

【功效主治】主治女性白带多、带血、阴部疮疖。

皮

【功效主治】主治瘾疹。烧研成灰后用水服，可以治疗鱼鲠不出，效果显著。

鳞

【功效主治】烧研成灰，用酒送服，可以有效治疗产妇滞血腹痛。同时也可以治吐血、崩中漏下、痔疮脱出。

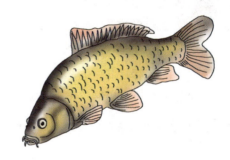

鲤 鱼

附方

乳汁不通 用鲤鱼烧好，研为末，每服5克，用酒调下即可。

反胃吐食 鲤鱼，用童便浸一晚上，炮焦，然后研为末，和米一起煮粥食用。

妊娠感寒 用鲤鱼烧末，以酒送服，令汗出即可。

耳卒聋 竹筒里盛鲤鱼脑，然后放在饭上蒸，之后注入耳中即可。

痔漏疼痛 鲤鱼鳞2~3片，用绵裹好，纳入坐之，疼止。

诸鱼骨鲠 鲤脊36鳞，焙干，研为末，然后用凉水服用，刺自跳出。

耳脓有虫　鲤鱼脑和桂末一起捣烂，调匀，绵裹好，塞入耳即可。

鼻衄不止　鲤鱼鳞烧成灰，冷水服10克。

阳痿　鲤鱼胆、公鸡肝各1枚，研为末，然后成丸，每次吞1丸即可。

咽喉麻痹疼痛　用鲤鱼胆20枚，同灶底土一起混合，然后涂抹在咽喉外即可。

鳜鱼

【别名】石桂直、水豚。

【释义】形体扁平，肚底宽阔，肉多刺少，味美鲜嫩，是淡水鱼中上等的鱼类。鱼的皮比较厚，身上有黑色的斑彩，颜色较为鲜明的一般为雄性，鱼背上有鳍刺。

【性味】味甘，性平，无毒。

【功效主治】主治肺结核、咳嗽、贫血，腹内恶血，肠风泻血，杀肠道寄生虫。另可益胃固脾，益气力，补虚劳。

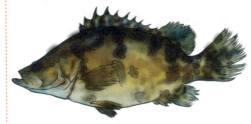

鳜鱼

附方

骨鲠竹木刺咽喉　在腊月收获阴干的鳜鱼胆，将其研末，用水冲服即可。

鲫鱼

【别名】鲋鱼。

【释义】鲫鱼的品种较多，主要生活在池塘的水泽地域。头比较小，形体黑胖，在肚腹会有很大的隆起。食用非常的美味，大的可达2斤重。

肉

【性味】味甘，性平，无毒。

【功效主治】调理中焦，补益五脏，补虚羸，止下痢肠痔，治疗消渴、便血、膈气、脾胃虚弱、饮食不下。和当归焙干，研成粉，能够治疗牙出血，起到乌胡须的作用。治疗肠风血痢。杀虫止痒，治疗恶核肿毒不散及恶疮。捣烂外敷，可以治疗丹毒，消除水肿。

头

【功效主治】主治小儿头疮、口疮、重舌和眼睛视物不清。烧灰，同酱汁一起涂抹，可以治疗面部黄水疮。用酒送服，对于脱肛、女性子宫脱垂都有非常好的效果。烧成灰，研末冲服，对于咳嗽、下痢有奇效。

子

【功效主治】调中，益肝气。

骨

【功效主治】治疗虫咬而引起的烂疮，烧成灰敷于患处，效果显著。

胆汁

【功效主治】将其外敷，可以治疗各种恶疮，杀虫止痛。点于喉中，能够治疗骨鲠、竹刺不出。

脑

【功效主治】主治耳聋。

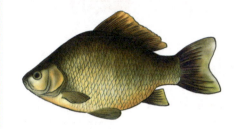

鲫 鱼

附方

妇女血崩 用鲫鱼1尾，去肠，将血竭、乳香都放在腹中，然后在炭火中煅烧，研成末，每次用热酒送服即可。

小儿秃疮 用鲫鱼烧成灰，然后用酱汁和好，涂敷在局部即可。

小儿鼻喘 活鲫鱼7尾，放入器皿中，用小儿的小便饲养，待鱼体发红的时候，煨熟吃即可。

小儿丹毒，阴部红肿出血 鲫鱼肉五分，赤小豆末二分。将以上材料捣匀，然后加入水和好，外敷即可。

金鱼

【别名】金鲫鱼。

【释义】金鱼的品种很多，颜色各异，形态优美。春末产子，刚出生的时候为黑色，渐渐会变成红色或者白色。

【性味】味甘、咸，性平，无毒。

【功效主治】治久痢。

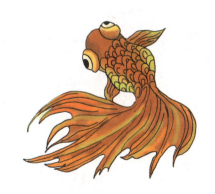

金 鱼

附方

久痢噤口 用金鱼1尾，去鳞、内脏，放入锅中煮熟，用盐、酱、葱、胡椒末等调味，让患者嗅闻，随意吃，病即除根。

青鱼

【别名】鲭鱼、鳟鱼。

【释义】体圆筒形，腹部比较圆，没有腹棱，青色。主要产于长江流域地区，食用，味道鲜美。

肉

【性味】味甘，性平，无毒。

【功效主治】同韭菜一块煎煮，能够有效治疗脚气、下肢软弱无力，同时还可以补气，解除烦闷。

头中骨

【功效主治】磨成粉，用水送服，能够治疗心腹忽然气滞作痛，平抑水气。另外，还具有解毒的功效。

胆

【性味】味苦，性寒，无毒。

【功效主治】尤其是在腊月的时候，收取阴干的青鱼胆可以治疗恶疮，吐出因咽喉痹引起的痰多、鱼骨鲠喉。用来点眼，可以有效消除眼睛赤红肿痛。

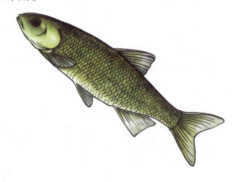

青鱼

附方

乳蛾喉痹 将青鱼胆含在口中，化后咽下即可。

红眼及视物不明 用青鱼胆进行点眼，经常使用即可。

治疗一切视物不清 青鱼胆、鲤鱼胆、羊胆、牛胆各25克，熊胆11克，石决明50克，麝香少许。以上所有材料研为粉末，然后制成丸，每次空腹服用，用茶送服，每次10丸。

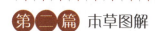

鲢鱼

【别名】白鲢、水鲢、跳鲢、鲢子。

【释义】形态像鳙鱼，背部青灰色，腹部白色，头比较小，有细小的鱼鳞。非常适合在肥水中生长，现在到处都有。

【性味】味甘，性温，无毒。

【功效主治】温中益气，治疗脾胃虚寒、皮肤干燥、生疮等症状。食用过多会使人的中焦酿生湿热，口干舌燥。

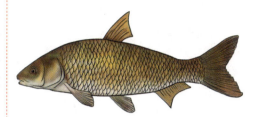

鲢　鱼

附方

脾胃虚寒，少食纳呆，胃脘有冷感　鲢鱼1尾，生姜6克，同时加食盐少许，共放入锅中，蒸熟食用即可。

石首鱼

【别名】石头鱼、江鱼、黄花鱼等。

【释义】体形大小不一，在头上有2枚白石，莹洁如玉。形体像白鱼，体扁骨弱，细鳞是金黄色的。生在东南沿海，主要生活在多泥沙的海底，多数都是群体生活。

肉

【性味】味甘，性平，无毒。

【功效主治】和莼菜一起做汤服用，能够起到开胃益气的效果。

头中石枕

【功效主治】研末服，可以解砒霜毒、野菌毒和蛇毒。

附方

石淋诸淋　石首鱼头14个，当归等份，共研为末，加水2升，在锅中煮剩余1升，顿服立愈。

耳内出脓　石首鱼头研末，或烧存性，研末，用来掺耳即可。

白鱼

【别名】白扁鱼。

【释义】体形长、窄，头背平直，肉中有细刺。体背略呈青灰色，大的有六七尺长。肉质白、细嫩，食用，味道非常鲜美。分布比较广，是我国比较常见的淡水鱼。

肉

【性味】味甘，性平，无毒。

【功效主治】长时间食用可以聪耳明目、轻身，强身健体，抗衰老，延年益寿。助血脉，开胃下气，调整五脏，治肝气不足，还可治疗疮疖、痤疮等病症。

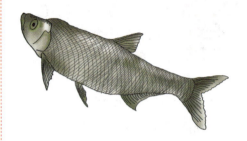

白鱼

附方

疮疖、痤疮 用新鲜的豆豉适量，与白鱼一起放入锅中煮汤，效果很好。

鲥鱼

【别名】迟鱼、时鱼、三来、三黎鱼。

【释义】主要在海洋中生活，每年的五六月会到长江产卵，等到秋天的时候又回到海中，因此称为"鲥鱼"。其营养比较丰富，味道鲜美，可入药。

肉

【性味】味甘，性平，无毒。

【功效主治】不适合经常食用，对于小儿慢性营养不良、顽症、烧伤、烫伤有非常好的效果。另外，还可以起到补虚劳的作用。

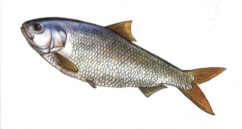

鲥鱼

附方

烫伤 将鲥鱼连鳞蒸熟，用其流下的油涂抹烫伤处即可。

鲂鱼

【别名】鳊鱼。

【释义】体高、侧扁，显菱形，身体扁平。头小，脊背微微隆起，腹部较为宽阔。用来食用，味道鲜美。较适于静水生活，各地都有，主要分布于中国长江中、下游等地区的湖泊中。

肉

【性味】味甘，性平，无毒。

【功效主治】调理胃气，健脾益胃，补虚，养血，滋养五脏，治消化不良，胸腹胀满。助脾气，助肺气，去胃中之风，使人食欲增强。做成汤，对人有益，不过患小儿营养障碍与痢疾的人不宜食用。

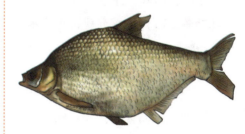

鲂鱼

附方

开胃消食 鲂鱼和白芥子一起煮好，同食，有非常好的效果。

##
无鳞鱼类

乌贼

【别名】花枝、墨斗鱼、墨鱼。

【释义】身体主要分为头、足、躯干三个部分，躯干像一个袋子，背腹部略扁，没有鳞，皮黑肉白。在体内有墨囊，遇到危险时会喷出墨汁，以掩护其逃生。

肉

【性味】味甘、咸，性平，无毒。

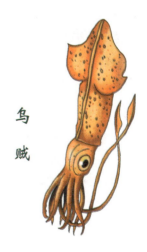

乌贼

【功效主治】益气，补虚，通行月经。能动风气，不能够长期食用。

骨

【性味】味咸，性温，无毒。

【功效主治】治疗喉痹，小儿鹅口疮，补益精血，赤白漏下，闭经，女子阴痒肿痛，不孕，痘疹臭烂，水火烫伤，小儿痔疮及外伤出血，腹痛绕脐，舌体肿胀及出血。男子睾丸肿痛，杀虫，中耳炎及耳聋，止鼻衄出血，女子血枯病，肝伤咯血、尿血、便血、阴道流血、疟疾和结核病。

血

【功效主治】主要治疗耳聋。

腹中墨

【功效主治】主要治疗胸部刺痛。

附方

骨卡在喉 用海螺蛸、陈年橘红一起焙干，然后等份制成末，同时用冷面和饮，做成药丸。每次1丸，含服即可。

鳝鱼

【别名】黄鳝。

【释义】一种身体像蛇的鱼，没有鳞，肤色有青、黄两种。主要生活在水边泥洞以及石缝里，大的有2～3尺长。通常在夏季出来活动，到了冬天藏于洞中。白天很少活动，通常在夜间觅食。

肉

【性味】味甘，性平，无毒。

【功效主治】益血，补虚损，治各种痔、瘘、疮疡，止血，治风恶气，体虚出汗，腹中冷气，风邪，肠鸣。妇女产后恶露淋沥、血气不调、消化不良均可食用。

血

【功效主治】主要治疗耳痛鼻衄、口眼歪斜、疥癣、痔瘘。

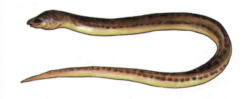

鳝鱼

头

【性味】味苦，性平，无毒。

【功效主治】烧成灰，研末，然后包好塞入耳中，可以有效治疗虫类入耳。治小肠痈，止痢疾，治疗消化不良、食物积滞、消渴症。

皮

【功效主治】烧成灰后空腹以温酒送服，对于妇女乳房红肿疼痛有非常好的效果。

附方

心悸头晕 黄鳝1尾去内脏，猪瘦肉100克，黄芪15克，共煮熟。去药食用。

黄鱼

【别名】六线鱼、海黄鱼。

【释义】它的背部有三行骨甲，色灰白，鼻上长有胡须，没有鳞。嘴靠近颔下，尾部有分叉。它生长在深水处，主要以鱼虾为食。

肉

【性味】味甘，性平，有小毒。

【功效主治】通利五脏，健身美容。吃得过多容易造成消化困难。

肝

【功效主治】治疗瘀血疥癣。与荞麦一起食用，会让人声音嘶哑。

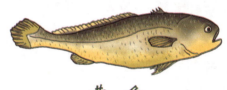

黄鱼

附方

胃口不好 莼菜15克，黄鱼500克。共同放入锅中，煮浓汁服即可。

鲛鱼

【别名】鲨鱼。

【释义】体细而长，长约60厘米，腹面较平，头宽，眼为青色，颊为红色，背部有长毛。食用味道肥美。主要分布在我国黄海和东海。

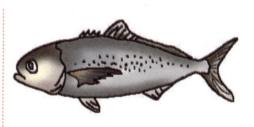

鲛鱼

肉

【性味】味甘，性平，无毒。

【功效主治】能补益五脏。

胆

【功效主治】主治喉痹，去恶涎。

皮

【性味】味甘、咸，性平，无毒。

【功效主治】可以治疗心神不定、吐血及虫毒。烧成灰，然后用水送服，可以解鱼毒。

附方

小儿长期发热 鲛鱼皮、龙骨、鹿角、犀角、麝香、蜈蚣、雄黄、朱砂、干姜、蜀椒、蘘荷根、丁香各1份，贝子10枚。所有材料共为末，用酒服1匙，然后加至2匙，每日服3次即可。

泥鳅

【别名】鱼鳅。

【释义】泥鳅形体小，仅有3~4寸长，圆身短，没有鳞，全体有许多小的黑斑点。主要生活在湖池。颜色青黑，皮下黏液腺发达，滑腻，很难捉住。

肉

【性味】味甘，性平，无毒。

【功效主治】补脾益气，开胃，调补中焦，暖中益气，醒酒。治疗痔疮，解除消渴症。

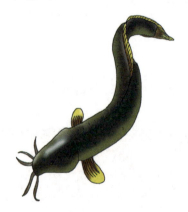

泥 鳅

附方

痔疮下附 泥鳅250克，配少许桔梗、地榆、槐花、诃子，共炖汤服。也可将泥鳅用醋炙熟服用。

消渴病 泥鳅适量，烘干研末，每次取10克，与葛根、花粉各30克煎水服，每日3次。

虾

【别名】鰕。

【释义】体长而扁，有胡须钩鼻，分为头胸和腹两部分。背弓，头胸部有 2 对触角，脚多，善于跳跃。食用味道鲜美。主要生活在江湖中。

肉

【性味】味甘，性平，有小毒。

【功效主治】治小儿赤白游肿，除痘疮，下乳汁，治风痰、血风臁疮。和热饭盛于密器中腌制来吃，可以把人毒死。

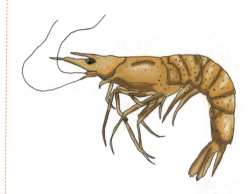

虾

附方

补肾兴阳　虾米1斤，蛤蚧2枚，茴香、蜀椒各200克，同时以青盐化酒炙炒，加入木香粗末50克，调匀，密封，每服1匙，空腹嚼下即可。

血风臁疮　生虾、黄丹捣烂，贴患处，1日1换。

宣吐风痰　用连壳虾半斤，与葱、姜、酱同放入锅中，煮汁。先吃虾，后吃汁，紧束肚腹，呕吐即愈。

鲍鱼

【别名】干鱼。

【释义】在身体外面有一个贝壳，壳内为软体，扁椭圆形，营养价值极高。主要分布在太平洋沿岸及其部分岛礁周围。

肉

【性味】味辛、臭，性平，无毒。

【功效主治】通乳汁，治疗骨折、扭伤，女子阴道流血、贫血等病症。

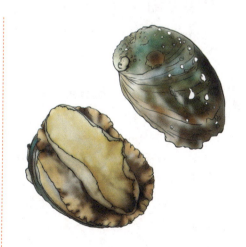

鲍鱼

头

【功效主治】煮汁，服用，可以治疗眼病；烧成灰后，外敷，能够治疗疮肿及瘟疫。

附方

产后贫血 鱼胶烧存性，研为末，然后用酒和童便一起调好，每次服用3～25克即可。

鳢鱼

【别名】黑鳢、玄鳢、文鱼、鲷鱼。

【释义】头长，全身黑色，前部平扁，后部隆起，有斑点花纹，在头上有7颗星。和蝮蛇有点像，有舌、齿及肚，尾部没有分叉。一般会栖息于水草丛生、底泥细软的静水中，分布在湖泊、江河等区域。

肉

【性味】味甘，性寒，无毒。

【功效主治】利气，利大小便，治各种痔及湿痹、面目浮肿，妊娠有水气。制成鱼汤，可以治疗风气、脚气，效果非常好。

肠

【功效主治】治冷败疮中生虫。用五味调料炙香，研成末，外敷，可以治疗痔瘘、蛀骨干疮。

胆

【性味】味甘，性平。

【功效主治】喉痹将死的患者，点入少许，效果显著，很快即可痊愈。

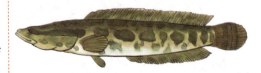

鳢 鱼

附方

一切风疮 用鳢鱼1尾，将其肠肚去除，然后以苍耳叶填满。另外以苍耳安锅底，放鱼于上，煨熟，去皮骨淡食即可。

肠痔下血 鳢鱼切细成肉脍，以蒜泥调味，食用即可。

浴儿稀痘 除夕黄昏的时候，用鳢鱼1尾，煮汤食用，用汤汁沐浴小儿，再用清水洗净即可。

河豚

【别名】河鲀。

【释义】体圆，为棱形，在体背侧呈灰褐色，江浙地区较常见。大的有1尺多长，没有鳞、腮、胆，有黄色条纹。由于体形的原因，不擅长游泳。种类不同，体形的差异较大。

肉

【性味】味甘，性平，大毒。

【功效主治】补虚，去湿气，利腰脚，去痔疮，杀虫。使用不当，非常容易中毒。

肝及子

【性味】有大毒。

【功效主治】可以治疗疥癣虫疮。

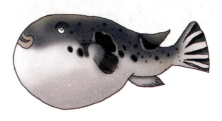

河 豚

附方

人口烂舌，人腹烂肚 将河豚与橄榄木、鱼茗木、芦根一起煮汁，服用即可。

海马

【别名】水马。

【释义】一种小型海洋动物，身长5～30厘米。雌者为黄色，雄者为青色。形状和马相似，属虾类，行动迟缓，但捕捉行动迅速。主要产于南海。

【性味】味甘，性温、平，无毒。

【功效主治】可以治疗难产、血气痛。对于男子可以起到补肾、壮阳的作用，因此，多用于房中方术。还能够起到消瘰块、疗肿毒的作用。

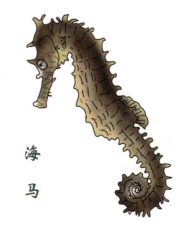

海 马

附方

发背恶疮 用海马1对，将其炙黄，穿山甲5克用黄土炒好，朱砂、水银各5克，雄黄15克，龙脑、麝香各少许，共研为末，入水银。以少许点患处，毒自出。

第九章 介部

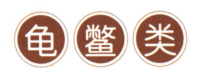

水龟

【别名】玄衣督邮。

【释义】属于卵生动物，喜欢蜷缩着，头和蛇非常的像，颈部很长，能够用耳朵呼吸。它的肠和头部是连在一起的，因此，可以非常好地通运任脉。一般是在春、夏季脱甲，到了秋、冬季会藏到洞穴中。常见于丘陵地带半山区的山间盆地或河流谷地的水域中。

龟甲

【性味】味甘，性平，无毒。

【功效主治】能够起到压惊解烦、轻身不饥的作用，治疗骨中寒热、胸腹痛、腹内包块、疟疾、外阴溃烂、痔疮、漏下赤白、湿痹、四肢痿缩、不能久立。长久服用能够治疗小儿头疮瘙痒。

肉

【性味】味甘、酸，性温，无毒。

【功效主治】益气增智，开胃补虚，治疗风湿痹痛、身肿、中风四肢拘挛、骨折、筋骨疼痛、泻血血痢、日久寒嗽。食后令人轻身不饥，强壮身体。

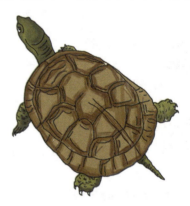

水　龟

血

【性味】味咸，性寒，无毒。

【功效主治】用酒送服，可以治疗脱肛、跌打损伤等病症。

胆

【性味】味苦，性寒，无毒。

【功效主治】治痘疹后眼睛浮肿，闭经。取汁点，有非常好的效果。

尿

【功效主治】可治惊邪不语，小儿龟胸、龟背、耳聋，大人、小孩中风。将龟放在荷叶上用镜子照，它的尿就会自然流出来。

附方

滋阴补水，填髓益神 用酒炙龟甲、熟地黄各6两，黄檗用盐浸好、知母用酒炒好，各200克，然后用石器研末，加入猪脊髓，调好，制丸。每次服用100丸，空心服用，温酒送服。

小儿龟背 用龟尿摩其胸背，多次使用即愈。

中风不语 乌龟尿点少许于舌下，即可。

下痢下血 乌龟肉，用砂糖水拌好，用椒和，炙煮食用即可。

鳖

【别名】甲鱼、团鱼、神守。

【释义】水陆两栖动物，没有耳朵。在水中的时候，水面上有鳖吐出的津液，叫鳖津。分布于中国南北各地，多生活在池沼、河沟、稻田中。鳖只有雌的，通过和蛇或鼋交配来繁殖后代。

肉

【性味】味甘，性平，无毒。

【功效主治】治久痢，去血热，治腹内积热，妇女漏下，形体消瘦，虚劳，脚气。补中益气，补阴虚，治热气及风湿性关节炎，可长胡须。

鳖甲

【性味】味咸，性平，无毒。

【功效主治】滋阴潜阳，退热除蒸，软坚散结。用于阴虚发热，骨蒸劳热，阴虚阳亢，头晕目眩，虚风内动，经闭，癥瘕，久疟，疟母。

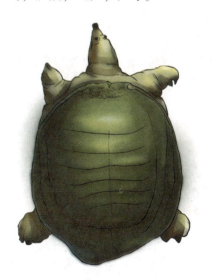

鳖

脂

【功效主治】能够除去白发。将白发拔掉，然后取脂涂孔，白发以后不再生长。

头

【功效主治】烧灰，可以治疗小儿发高热、胸腹痛，妇女子宫脱垂、产后阴户不闭、脱肛等病症。

卵

【功效主治】用盐腌藏后煨食，能够有效止小儿下痢。

附方

寒湿脚气，痛不可忍 用鳖2只，水2斗，煮取1斗。去鳖留汁，加苍耳、苍术、寻风藤各半斤，煎至7升，去渣，用盆盛好后熏蒸，待水温凉一些浸洗。

痈疮久不收口 将鳖甲烧灰存性，然后研末，外敷疮口上，治疗效果非常好。

脐腹或胁肋长硬条块 用大鳖1个，蚕砂、桑柴灰各1斗，淋汁5次，在煮烂之后去骨，然后再煮成膏，捣成丸。每天服用3次，每次服10丸。

妇女难产 取鳖甲适量，将其烧灰存性，研为末，用酒送服即可。

产后阴户不闭 用5枚鳖头烧后，研为末，然后每次用井水送服，1日3次。

大肠脱肛 将鳖头烧后，研为末，用米汤送服，1日2次。

阴茎生疮 将鳖甲烧后，研为末，用鸡蛋清调匀，外涂即可。

小便沙石淋痛 将鳖甲用醋炙好，研为末，然后用酒送服，每日3次。

蟹

【别名】螃蟹、郭索、横行介士。

【释义】有两只前爪，八只脚，特别的锋利，外壳比较坚硬。雄蟹的脐比较长，而雌蟹的脐比较圆。性躁，主要生长在流水中，有腥味。孕妇吃了容易导致难产。蟹的种类非常多，如河蟹、海蟹等。

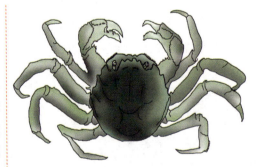

螃 蟹

第二篇 本草图解

【性味】味咸、性寒，有小毒。

【功效主治】治疟疾，黄疸，口眼歪斜，胸中邪气，耳聋，产后腹痛血不下，热结作痛，面部浮肿。养精益气，患有风症的人不能吃。

蟹爪

【功效主治】破胞堕胎，破宿血，止产后血闭。

壳

【功效主治】治冻疮及蜂伤，消积。酒服，能够治疗妇人血崩腹痛。

附方

湿热黄疸 蟹烧存性，研为末，酒糊丸。每服50丸，用白汤饮下即可，1日2次。

骨节脱离 生蟹捣烂，并且用热酒倒入碗内，连饮数碗，可以用余渣外敷患处。

妊妇有病欲去胎 将蟹爪做好，加入桂心、瞿麦各50克，牛膝100克，研为末。空心温酒送服即可，每次5克。

蚌蛤类

牡蛎

【别名】蚝。

【释义】表面粗糙，暗灰色，只有雄体。两壳的内面白色，非常的光滑。主要在海边，大部分附在石头上。食用，肉质鲜美，营养价值较高。

肉

【性味】味甘，性温，无毒。

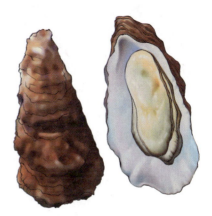

牡蛎

【功效主治】煮食，可以治疗虚损。调中益气。拌姜、醋生吃，能够治丹毒、酒后烦热。

壳

【性味】味甘，性温，无毒。

【功效主治】治男子虚劳、小儿惊痫，止汗止渴，除瘀血，大人、小孩盗汗、风疟及鬼邪缠身。补肾安神，去烦热，治咽喉肿痛、咳嗽胸胁下结块热，温疟、风疟、消气，女子白带出血。长时间服用可以起到壮筋骨、抗衰老的效果。

附方

妇女月经不止 牡蛎煅烧存性，研为末，用米醋调成团，再煅烧研末，用米醋调艾叶末熬膏，做成梧桐子大的丸，每次服40~50丸，醋汤送下。

梦遗及大便溏 用醋和牡蛎粉一起调好，制成丸，每次服用30丸，米汤送服即可。

痈肿未成 调牡蛎粉，将其外敷于患处，干了再敷，可以除毒根。

蚌

【别名】河蚌。

【释义】软体动物，壳为长圆形，大的有6~7寸长，有的可以产珍珠。种类较多，肉能够食用，味道鲜美，壳制成粉能够入药。主要生活在江、河、湖、沼里。

肉

【性味】味甘、咸，性冷，无毒。

【功效主治】滋阴养肝，明目，清热，解酒毒、丹石毒，治妇女劳损下血、白带过多，除热止渴，治耳眼红肿、痔瘘。聪耳明目、轻身，滋润肌肤，强身健体，抗衰老。

蚌粉

【性味】味咸，性寒，无毒。

【功效主治】化痰消积，清热燥湿。治痰饮咳嗽，胃痛，呕逆，白带，痈肿，湿疮。

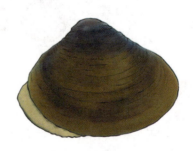

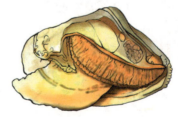

蚌

附方

近视，夜晚视物不明 选用螺蚌粉15克，然后洒上几滴水，同时剖开雄猪肝，将蚌粉放入其中，扎好，然后再同第2次的淘米水煮熟。用蚌粉蘸食，1日1次。

痰饮咳嗽 将蚌粉放入瓦器中炒红，同时加入少许青黛，可以用麻油将其调匀，每次服用10克即可。

脚趾湿烂 用蚌粉适量，掺涂患处即可。

反食吐食 将10克蚌粉，1盏姜汁，用米醋调好即可，送服立即见效。

痛疽红肿 用米醋和蚌粉混合，调好，外敷即可。

蛤蜊

【别名】蛤、蚌、花甲。

【释义】壳色白，坚硬而且较厚。肉质鲜美，营养价值较高。有花蛤、文蛤等多个种类。生活于浅海泥沙滩中，我国沿海均有分布。

【性味】味咸，性冷，无毒。

【功效主治】滋润五脏，醒酒，开胃，治寒热引起的结胀，止消渴，治妇女瘀血，非常适合煮食。

壳粉

【性味】味咸，性寒，无毒。

【功效主治】化积块，解结气，散肿毒，利小便，止呕吐，止遗精，定喘嗽，消浮肿，消瘿核。治妇女血证，心痛，疝气，小便白浊，热痰、老痰、湿痰、顽痰等。

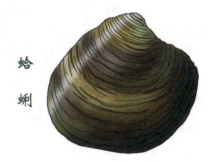

蛤蜊

附方

雀盲，夜视不清 蛤粉炒黄，研为末，然后用油熔化，并且和好，放入猪肾中扎好，蒸熟后食用，1日1次即可。

小儿软骨病，怀孕妇女缺钙症，痉挛抽搐 蛤壳、炮山甲片、炮鳖甲片各等份，共研细末，炼蜜为丸，以米汤送服，每服6克（小儿减半），1日2次。

田螺

【别名】蜗斗牛、乌斗牛。

【释义】软体动物,圆形,较小,在身体中很容易生寄生虫,头上长有口、眼、触角等其他器官,肉会随着月的圆缺而变得肥瘦。主要生长在水田及湖泊中,中国大部分地区均有分布。

肉

【性味】味甘,性寒,无毒。

【功效主治】止消渴,止痢疾,利湿热,解渴,除腹中结热、眼胞黄,利大小便,治小腹拘急、小便短赤。捣烂贴脐,能退热,治饮食不进,下水肿淋闭。治黄疸,压丹石毒,清热醒酒,治热疮,眼睛红肿疼痛,痔疮狐臭,腹痛。

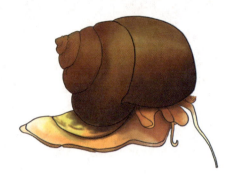

田 螺

附方

酒醉不醒 螺、蚌和葱、豉一起煮好,然后饮汁,即醒。

腋气狐臭 取田螺1只,塞入巴豆仁1粒,将田螺放入杯中,存放6夜,化成水,经常用来涂擦,可以断根。

小便不通,腹胀如鼓 用田螺1个,盐少量,生捣敷在脐下,即通。

外阴长疮 用大田螺2枚,和壳一起烧存性,同时加入轻粉,研为末,外敷有效。

蚬

【别名】扁螺。

【释义】壳较厚,而且非常的坚硬,外形有圆形,也有近三角形,黑色,体小如蚶。主要生长在淡水中,分布于除南极洲外各大洲水域。食肉,味道鲜美,有非常高的营养价值,也可入药。

【性味】味甘、咸,性冷,无毒。

【功效主治】除湿气,通乳汁,利小便,解丹毒及疔疮,除暴热,治消渴。经常食用可以聪耳明目,轻身,滋润肌肤,强身健体,抗衰老。另外,还可以治热气脚气湿毒,解酒毒,除目黄。

壳

【性味】 味咸，性温，无毒。

【功效主治】 止痢，化痰止呕，治阴疮及遗精泄精、反胃，治吞酸心胸及暴嗽。

附方

反胃吐食，治一切湿疮 将蚬烧灰，每日服用，效果非常好。

紫贝

【别名】 文贝。

【释义】 壳面较为平滑，有光泽，质地坚硬，形状为卵圆形，大概有两三寸。主要分布在海南岛、西沙群岛一带。

【性味】 味咸，性平，无毒。

【功效主治】 能够滋润肌肤，强身健体，让人精力旺盛，抗衰老，可以起到聪耳明目、轻身、去热毒的效果。对于小儿痘疹入目、眼睛生翳都有非常好的疗效。

附方

小儿痘疹入目 紫贝1个，将其研为细末，然后再取羊肝1具，用快刀剖开，同时将紫贝末放入其中，扎好，同淘米水一起煮熟，同时装在瓶里，放置1晚，空腹嚼食即可。

海螺

【别名】 流螺、假猪螺。

【释义】 软体动物，壳大，而且非常的坚硬，螺肉的营养价值非常高，食用味道鲜美。主要生长在暖海潮水中，多见于沿海浅海海底，以山东、辽宁、河北较多。种类较多。

肉

【性味】 味甘，性冷，无毒。

【功效主治】 主治眼痛。

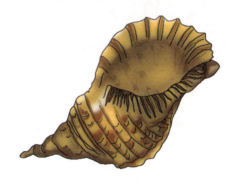

海 螺

附方

多年眼痛 把生螺肉取出汁，用汁来洗眼即可。

蜗螺

【别名】螺蛳。

【释义】种类非常的多，和蜗牛的形状非常像，壳比田螺厚很多，大的有拇指大小，喜欢在泥水中生活。人们采来，将其放在锅中蒸，肉会自己滑出。

肉

【性味】味甘，性寒，无毒。

【功效主治】消黄疸水肿，治反胃、痢疾、止渴，利大小便，聪耳明目、轻身，滋润肌肤，强身健体，抗衰老。食用太多的话，会让人腹痛不消。

壳

【功效主治】治疗痰饮，痰嗽，鼻窦炎，胃脘痛，反胃膈气，脱肛痔疮，水火烫伤。

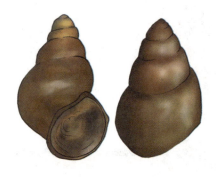

蜗　螺

附方

淋巴结炎已溃烂 选用土墙上的蜗螺壳，将其研为末，每日外敷，即可。

各种淋症及小便白浊 将1碗螺蛳连壳放入锅中，炒热，然后倒入白酒，煮好，挑肉吃，用酒送服即可。

小儿哮喘 取朝南的墙上螺蛳，研为末，并且在下午用水调好，晚上的时候吞服即可。

黄疸酒疸 将小螺蛳放入水中，喂养，等到它吐出泥土后，煮食饮汁，自愈。

第十章 禽部

水禽类

鹅

【别名】家雁。

【释义】一种家禽，比鸭子要大，有白色、灰色，眼睛为绿色，嘴为黄色，脚掌红色。不吃肉，喜食稻谷。鹅肉的营养价值极高，味道鲜美。

肉

【性味】味甘，性平，无毒。

【功效主治】滋润五脏，治消渴，除五脏热邪。嫩鹅肉有毒，因此不要食用。

尾罂

【功效主治】尾罂，实际上也就是尾部的肉。将它塞入耳中，对耳聋的治疗有良效。如果外涂，能够有效治疗手足皲裂。

血

【性味】味咸，性平，微毒。

【功效主治】解金属及药毒。

腿

【性味】味甘，性寒，无毒。

【功效主治】主治热毒及痔疮初起。

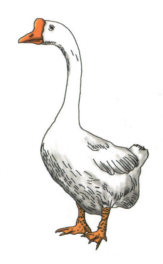

鹅

卵

【性味】味甘，性温，无毒。

【功效主治】补中益气。不可过

食，食用太多容易引发旧病。

涎

【功效主治】主治麦芒刺喉、骨鲠等病症。

掌上黄皮

【功效主治】烧后，研末搽脚，能够有效治疗脚趾缝湿烂流水。将其焙好，然后研末，外敷，对于治疗冻疮有奇效。

毛

【功效主治】解毒，治小儿惊风。将其烧灰，然后研末，和酒一起服用，可以有效治疗消化不良等病症。

附方

饮食不下 取白鹅尾毛适量，烧成灰，然后用米汤送服，每次5克。

阴虚气短，口干思饮，阴虚咳嗽，饮食减少 鹅肉、瘦猪肉各250克，淮山药30克，北沙参、玉竹各15克，同煮汤食用。

鸭

【别名】鹜、舒凫、家凫。

【释义】体形较小，颈比较短，嘴较大。性情较为温顺，雌性为黄斑色，雄性的头呈绿色。分为家鸭和野鸭两种，家鸭不会飞。雄鸭不会鸣叫，雌鸭则会叫。

肪

【性味】味甘，性寒，无毒。

【功效主治】治风虚感冒、水肿。

肉

【性味】味甘，性冷，微毒。

【功效主治】解丹毒，止热痢，补虚，调和脏腑，除心中烦热，通利水道，生肌敛疮，治小儿抽风。

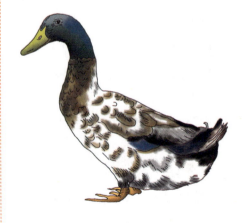

鸭

头

【功效主治】治疗水肿、小便不利。

脑

【功效主治】外用，可以治疗冻疮。

血

【性味】味咸，性冷，无毒。

【功效主治】活血，治蚯蚓咬疮，解中生金、尘银、丹石、砒霜诸毒。

舌

【功效主治】治痔疮，杀虫。

胆

【性味】味苦、辛，性寒，无毒。

【功效主治】治疗外痔、赤目初起，很有效果。

胏衣

【功效主治】烧后研末，用水送服，可以治疗诸骨鲠喉，同时还有消食导滞的功效。

卵

【性味】味甘、咸，性寒，无毒。

【功效主治】去心腹、胸膈热邪。

附方

小儿白痢 白鸭杀死后取血，然后用滚酒泡服即可。

瘰疬汁出 用鸭脂调半夏末，一起外敷即可。

大腹水病，小便短少的人 用青头雄鸭放入锅中煮汁，服用即可。

原禽类

雀

【别名】瓦雀、宾雀。

【释义】羽毛褐色，有斑点，嘴又粗又短，为圆锥状。下颌、嘴巴均为黑色。喜欢在屋檐下面搭建巢穴。脚爪为黄白色，习惯跳跃，不会走。主要以吃粮食粒、昆虫为生。

雀肉

【性味】味甘，性温，无毒。

【功效主治】壮阳，暖腰膝，滋养五脏六腑，益精髓，缩小便。

雀卵

【性味】味酸，性温，无毒。

【功效主治】下气，治便溺不利，男子阳痿不起，女子带下，除癥瘕。

雀肝

【功效主治】治肾阳虚衰。

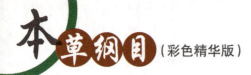

头血

【功效主治】治夜盲。

脑

【功效主治】用布包好，塞入耳中，可以治疗耳聋。如果外用的话，那么可以治冻疮。

雄雀屎

【性味】味苦，性温，有小毒。

【功效主治】消积除胀，治眼痛，龋齿，妇女乳房肿痛，女子带下，小便不利。消腹内包块，破痈疽，健身美容，利咽。治疮疡、中风及风虫牙痛。

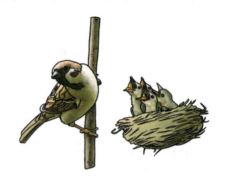

雀

附方

老人脏腑衰弱羸瘦，阳气衰弱 雀5只，粟米100克，葱白3根。先把雀放入锅中炒热，加酒煮，再加水，最后下葱，煮粥，服用即可。

浸淫疮癣 把癣外洗净，然后用雀屎、酱瓣一起研为末，涂擦即可。

咽喉堵塞不利 用雄雀屎研末，然后用温水送服，每次服用半钱。

睾丸湿冷坠胀及疝气 雀3只，同毛及肠，茴香15克，胡椒5克，缩砂、桂肉各10克，全部纳于雀腹中，然后用湿纸包好，煨熟，在空腹的时候食用。

霍乱，腹部胀闷难忍 用雄雀粪21粒，将其研为末，然后用温酒送服。

鸡

【别名】烛夜。

【释义】家禽，种类很多，头部有红色的肉冠，雄鸡可以报晓。

肉

【性味】味甘，性温，无毒。

【功效主治】补虚，祛邪，能助湿生热。不要多吃，吃多了会引发旧病。

丹雄鸡肉

【性味】味甘，性温，无毒。

【功效主治】能杀恶毒、辟邪，主治妇女崩中漏下。且能温中补血，治疗疮疡溃烂、久不收口，补肺。

白雄鸡肉

【性味】味酸，性温，无毒。

【功效主治】止消渴，安五脏，治丹毒、狂躁，下气消积，调中祛邪，利小便。

乌雄鸡肉

【性味】味甘，性温，无毒。

【功效主治】温中止痛，补虚，安胎。治疗肚痛、风湿麻痹、骨折痛疽。将其生肉捣细，然后外敷，可以治疗肉中刺入竹木。乌鸡非常适合产妇食用，有暖血的效果。

黑雌鸡肉

【性味】味甘、酸，性温、平，无毒。

【功效主治】安胎定志，补血。治疗痈疽，辟除邪气，治腹痛、骨折、产后虚弱。用黑雌鸡加五味炒香，再加入适量酒，密封1夜，饮服后能够让人的皮肤变白。

黄雌鸡肉

【性味】味甘、酸、咸，性平，无毒。

【功效主治】补水气，填精补髓，助阳。治疗饮食伤中，五脏虚损，小便频数，产后虚弱，消渴，泄泻痢疾。

乌骨鸡

【性味】味甘，性平，无毒。

【功效主治】补虚强身，治妇女崩中带下，口痢，消渴，一切虚损病，心腹疼痛。捣和丸药服用，效果非常好。

反毛鸡

【功效主治】治反胃，把鸡煮烂，同时加入人参、当归、食盐等，再煮，吃肉即可。

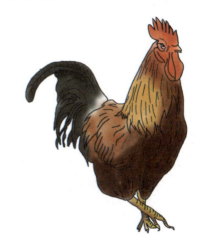

鸡

鸡头

【功效主治】祛除瘟疫，祛阳邪。

鸡冠血

【性味】味咸，性平，无毒。

【功效主治】治白癜风，小儿急惊风，乳汁不通，解蜈蚣、蜘蛛毒，祛除经络间风热，治口眼歪斜。用乌鸡的鸡冠血可以治疗眼睛见风流泪、天行赤眼等症状。

鸡血

【性味】味咸，性平，无毒。

【功效主治】治白癜风、疬疡风，小儿便血，腹痛，惊风，乳汁不下。解丹毒及虫毒。

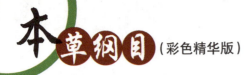

肪

【性味】味甘，性寒，无毒。

【功效主治】主治耳聋，头发脱落。

脑

【功效主治】主治小儿惊痫，治妇女难产。

心

【功效主治】祛五邪。

肝

【性味】味甘、苦，性温，无毒。

【功效主治】补肾壮阳，安胎止漏。治妇女阴痒，心腹疼痛，肝虚，视物昏花。

胆

【性味】味甘，性寒，无毒。

【功效主治】耳聪明目、轻身，滋润肌肤，强身健体，延年益寿。用水化后，外敷，治疗痔疮非常有效。

膆

【功效主治】主治小便失禁、噎食不消。

鸡内金

【性味】味甘，性平，无毒。

【功效主治】消食和胃。治疗遗精，泄泻下痢，崩中带下，肠风下血，小便频数，尿血，五脏烦热。

肠

【功效主治】治疗遗尿、小便失禁，遗精。将鸡肠烧灰，用酒送服，即可。

肋骨

【功效主治】主治小儿多食易饥，形体消瘦。

距

【功效主治】治疗难产，将其烧后研末，然后用酒送服，效果很好。同时又可软化骨鲠。

翮翎

【功效主治】治疗妇女小便失禁，骨哽、痈疽，妇女闭经、子宫脱垂。

尾毛

【功效主治】烧成灰，然后用水外敷，可以治小儿痘疮后化脓。将其烧成灰，外敷于男子乳上，可以让肉中入刺自出。

屎白

【性味】味甘，性平，无毒。

【功效主治】安胎止痒，除胸腹结块，止痢，祛热，治风痹、破伤中风。

鸡蛋

【性味】味甘，性平，无毒。

【功效主治】安胎止痒，治耳鸣、耳聋，祛热，止痢，治风邪，赤白久痢，产后虚痢，妇女阴疮，痔痢等。多食使人腹鸣、动风气。

蛋清

【性味】味甘，性寒，无毒。

【功效主治】治疗难产，产后血闭不下，小儿下泄，胸中郁热，咳喘，烦热，丹毒肿，肋痛，眼睛红肿疼痛，黄疸。

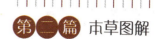

蛋黄

【性味】味甘,性温,无毒。

【功效主治】祛烦热,治疗久疟,小便不通,小儿气虚发热,突然干呕,妇女产后身体虚弱,呕逆。

蛋壳中白皮

【功效主治】主治日久咳嗽。

抱出蛋壳

【功效主治】治疗疥癣、反胃。研成末,用酒送服,效果良好。

窠中草

【功效主治】治疗头疮、白秃。与白头翁草一起烧成灰,调和猪油,外敷,效果很好。

附方

反胃呕吐　用乌雄鸡1只,把腹掏尽,接着加入胡荽子半斤,煮食服用即可。

癫狂　白雄鸡1只,和五味子一起煮好,经常食用,做成羹粥食用即可。

补益虚弱　用1只乌雄鸡,加入五味煮烂,食用即可。

小儿眼上生瘤　用鸡炖煮黄皮（鸡内金）,外擦即可。

胎死腹中　取乌鸡1只,将其去毛,用水3升,煮取2升,用布蘸汁,擦脐下,死胎就会出来。

雉

【别名】野鸡。

【释义】雄性的羽毛色彩艳丽,尾巴较长,非常漂亮。雌性的羽毛色彩较暗,而且尾巴短小。喜欢在稠密的灌丛中出没。

肉

【性味】味酸,性寒,无毒。

【功效主治】补中益气,止泻痢。患有痢疾的人不可以食用。

脑

【功效主治】外涂可治疗冻疮。

嘴

【功效主治】治疗蚁瘘。

尾

【功效主治】烧成灰,同麻油调好,外敷,可以治疗丹毒。

屎

【功效主治】治疗久疟。

附方

产后下痢 用野鸡1只，做成馄饨，经常食用即可。

伏翼

【别名】蝙蝠。

【释义】体形很小，灰黑色，通常在白天休息，到了晚上出来捕食。冬天的时候藏在洞中，夏天出来活动。主要分布于中国江西、陕西、云南、四川、新疆等地。

肉

【性味】味咸，性平，无毒。

【功效主治】治久疟，妇女不孕，带下病，产后痛，疮疡，痔瘘。聪耳明目、轻身，治疗久咳上气，小儿惊风。经常服用可以让人精力旺盛，滋润肌肤，延缓衰老。

脑

【功效主治】涂面，可以治女子面部疱疹。内服能够增强记忆力。

血及胆

【功效主治】将血滴眼，可以起到聪耳明目、轻身的效果。同时还可以滋润肌肤，抗衰老。

屎

【性味】味辛，性寒，无毒。

【功效主治】治小儿疳积，面部痈肿，惊悸，颈淋巴结结核，寒热积聚，血气不和，腹中疼痛。

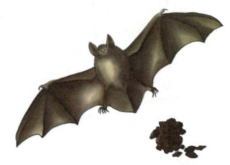

伏 翼

附方

久疟不止 取蝙蝠7只，去头、足、翅，将其捣烂，做成丸，鸡叫的时候服1丸。

小儿雀目 蝙蝠用夜明砂炒好，再将猪胆汁加入，调好，做丸，每次用米汤送服，每次服5丸。

多年的颈部淋巴结结核 蝙蝠1只，猫头1只，全部都撒上黑豆，用火烧至骨化，研末，外涂即可。

蒿雀

【别名】青头雀。

【释义】形体像雀，羽毛为青黑色，主要生活在蒿草间。主要分布在我国的东北地区。

肉
【性味】味甘，性温，无毒。
【功效主治】补精髓，壮阳。

脑
【功效主治】涂治冻疮。

附方
酒中毒 青头雀1只，将其去毛、肠，烧焦，研为末，用白开水冲服即可。

阳痿 青头雀肉放入锅中，煮食。连续服用效果更好。

鸽

【别名】鹁鸽。

【释义】一种飞鸟，比较常见，品种非常多。体形较小，主要以谷物为食，羽毛颜色有青、白、黑、绿、花等色。

肉
【性味】味咸，性平，无毒。
【功效主治】治恶疮癣、白癜风，疥疠，调精益气，解药毒。

屎
【性味】味辛，性温，有小毒。
【功效主治】炒熟后，研为末，外敷，可以治疗疥疮。另外，还可以消肿，除腹中包块。

血
【功效主治】解药物、虫蛇毒。

卵
【功效主治】主治疮疡、疱疹。

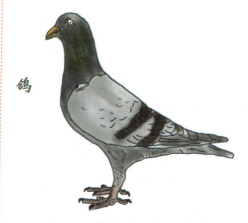

鸽

附方
鹅掌风 用鸽粪和雄鸡屎一起炒好，研为末，煎水外洗即可。

阴症腹痛，面色青紫 将鸽子屎炒好，然后研为末，同时用加热滚烫的酒调好，澄清，一次服用即可治疗。

##

乌鸦

【别名】老鸹。

【释义】全身都为黑色，喜欢群居，多在树上筑巢，主要食物为谷物、昆虫等。喜欢鸣叫，具有灵性，主要分布在中国东部至东北部广大平原地区。

肉

【性味】味酸、涩，性平，无毒。

【功效主治】主治内伤咳嗽，咯血，体虚，小儿惊痫，发潮热，五劳七伤。

头

【功效主治】主治土蜂瘘，将其烧灰，外敷，效果良好。

心

【功效主治】烤熟后，用来吃，能够治疗咳嗽。

胆

【功效主治】主治外感眼病。

翅膀

【功效主治】治疗瘀血，气短，小儿瘟疹不出。还具有活血化瘀的功效。

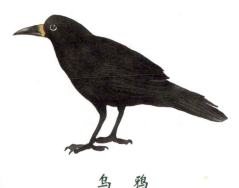

乌 鸦

附方

五劳七伤，吐血咳嗽 乌鸦1只，栝楼瓤1枚，白矾少许。将栝楼瓤、白矾纳入鸦肚当中，扎好，放入瓷罐中煮熟，分为4次服用。

山禽类

鹗

【别名】雕鸡、王雎。

【释义】体形和鹰差不多大,为土黄色,眼眶比较深。主要生活在江边或者有水的地方。能够在水面上飞翔捕鱼。夏天主要在中国的西部和北部活动,冬季则会迁徙到华南地区。

骨

【功效主治】可接骨续筋。

嘴

【功效主治】烧存灰性研末,一半用酒送服,一半外部涂抹,治疗毒蛇咬伤。

附方

骨折 用鹗骨烧存性,选用古钱1个,煅红,用醋淬7次,研为末等份。用酒送服5克,不能服太多。

第十一章 兽部

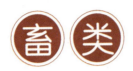

豕

【别名】猪、豚、彘等。

【释义】猪的身体肥壮，肉多，四肢又短又小，繁殖非常快。目前以家猪多见，是人们经常食用的肉类。

肉

【性味】味酸，性冷，无毒。

【功效主治】润肠胃，生津液，补肾气，解热毒。治热病伤津，消渴羸瘦，肾虚体弱，产后血虚等。

猪头肉

【性味】有毒。

【功效主治】补气补虚，治肢体乏力，鱼脐疮，小儿惊风和五痔，下丹石，治寒热所致的尿闭症。

项肉

【功效主治】主治酒积而引起的面黄、腹胀等病症。将项肉切碎，呈泥状，和甘遂末调好，制作成丸子，用酒送服，即可。

脂膏

【性味】味甘，性微寒，无毒。

【功效主治】治五疸水肿，痈疽，通调小便，破冷结，散瘀血。治皮肤病，产后胎盘不下，解地胆、亭长、野葛、硫黄等毒。调养胃肠，养血脉，滋养肌肤，生毛发，杀虫，散风邪挟热，润肺。

脑

【性味】味甘，性寒，无毒。

【功效主治】治疗手足皲裂、出血，风眩脑鸣。将猪脑涂在纸上，然后外敷于冻疮痈肿上，能够起到很好的效果。

髓

【性味】味甘，性寒，无毒。

【功效主治】益脑，补虚。将髓外敷，能治疗头颅疮、扑损恶疮、脐肿、眉疮。

血

【性味】味咸，性平，无毒。

【功效主治】治疗奔豚暴气，头痛眩晕，出血不止，淋沥病，压丹石，解诸毒。用清油炒食，能够治疗嘈杂有虫。

心

【性味】味甘、咸，性平，无毒。

【功效主治】补养身心，治疗血亏、血虚，对于惊邪忧愤、虚悸气逆，以及妇女产后中风等有非常好的效果。

肝

【性味】味苦，性温，无毒。

【功效主治】治疗肝虚浮肿，小儿惊痫，冷劳脏虚，乳妇赤白带下。还能起到补肝，使人聪耳明目、轻身，强身健体的作用。

脾

【性味】味涩，性平，无毒。

【功效主治】治疗脾胃虚热之证，用陈橘红、人参、生姜、葱白、陈米一块煮羹，食用即可。

肺

【性味】味甘，性寒，无毒。

【功效主治】治疗肺虚嗽血，将肺煮熟，然后蘸薏苡仁末食用，效果很好。

肾

【性味】味咸，性冷，无毒。

【功效主治】补虚壮气，暖腰膝，理肾气，补膀胱，消积滞。治耳聋，腹泻，糖尿病和尿崩症，分娩期虚汗，消渴，肾气虚寒，肾脏有虚热等病症。

胰

【性味】味甘，性平，微毒。

【功效主治】润养五脏，通畅乳汁，治痃癖羸瘦，冷痫引起的虚弱，慢性肺病引起的咳嗽，肺气干胀喘急，脓血不止，去皱疱，解昆虫、地胆、亭长等毒。

肚

【性味】味甘，性微温，无毒。

【功效主治】补中益气，治劳气，补虚损，止渴，杀寄生虫。治疗肺痨后血脉不行，恶疮，小儿蛔虫引起的营养不良病，腹泻引起的虚弱等病症。

肠

【性味】味甘，性寒，无毒。

【功效主治】润肠，补肾，止小便，还可用于血多等症。治疗小便频数，大、小肠风热，调血痢脏毒。

脬

【性味】味甘、咸，性寒，无毒。

【功效主治】可以治疗梦中遗尿，阴囊湿痒，疝气坠痛，阴茎生疮。

胆

【性味】味苦，性寒，无毒。

【功效主治】凉肝脾，通小便。治疗小儿五痔，肺痨病，消渴，恶疮，伤寒热渴，小儿头疮，便秘。还可以起到聪耳明目、轻身、滋润肌肤、强身健体、抗衰老的作用。

猪卵

【性味】味甘，性温，无毒。

【功效主治】用热酒吞食，可以治疗惊厥癫疾，阴茎中痛，小腹急痛，阴阳易病等，还可以除寒热。

蹄

【性味】味甘、咸，性小寒，无毒。

【功效主治】清热毒，消毒气，通乳脉，去寒热。解百药毒性，压丹石，下乳汁。

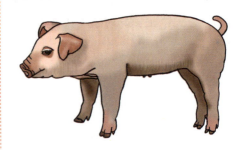

豕

附方

瘦病咳嗽 猪胆、人尿、姜汁、橘皮、河黎勒、桃皮各等份。所有的材料一起煮汁食用即可。

阴茎生疮臭烂 猪脬1个，里面的尿留一半，然后用煅红的新砖焙干，捣为末，同时再加入黄丹5克，搽涂，3~5次即可治好。

梦中遗尿 取猪脬1个，洗净，然后用火炙熟，食用。

产后遗尿 猪脬、猪肚各1个，糯米半升然后放入脬内，把猪脬再放入肚内，同五味一起煮食即可。

消渴饮水没有度 干猪脬10个，将其剪破，然后去蒂，烧存性，捣为末，用温酒送服，每次服用5克。

颈下淋巴结核 用猪膏浸泡生地黄，然后煎沸6~7次，涂抹即可。

漏疮不合 用纸粘腊猪脂，纳入疮内，每日3次。

关格闭塞 猪脂油、姜汁各2升，用微火煎好，剩余1升，放入酒500毫升再煎，服用即可。

小儿百日内风噤，口中有物如蜗牛 用猪脂油涂擦，即消。

胞衣不下 猪油50克，水1盏，将其放入锅中煎沸5次，服食后即出。

杂物入目 猪脂煮好，取水面如油的部分，仰卧于床，将其点鼻中，杂物即出。

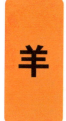

羊

【别名】绵羊，白羊。

【释义】全身白色，性情温驯，公羊头上长角，吃草。羊肉有非常高的营养价值，对人体有益。

肉

【性味】味苦、甘，性大热，无毒。

【功效主治】暖中补虚，补中益气，开胃健力。治虚劳，恶冷，五劳七伤，小儿惊痫，风眩引起的头晕和消瘦。用铜器来煮羊肉食用，会导致男子损阳，女子暴下等病症。白羊黑头、黑羊白头、独角羊都有毒，因此，不要食用。

头、蹄

【性味】味甘，性平，无毒。

【功效主治】安心止惊，补胃缓中。主治小儿惊痫，潮热盗汗，肾虚精竭，脑热头晕，男子五劳受损，风眩等。

皮

【功效主治】治散打伤青肿，蛊毒导致的下血，一切风和脚中虚风。

脂

【性味】味甘，性热，无毒。

【功效主治】润肌肤，辟温气，治下痢脱肛，祛风热毒气，止劳痢，治产后腹中绞痛，杀虫，治疮癣。

血

【性味】味咸，性平，无毒。

【功效主治】治女人血虚，下胎衣，产后血闷，中风，解草毒、一切丹石毒。

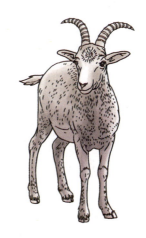

羊

乳

【性味】味甘，性温，无毒。

【功效主治】润心肺，补虚劳，益精气，利大小肠，治口疮、消渴、小儿惊痫、糖尿病、尿崩症。

脑

【功效主治】有毒，不宜食用。制成膏状，涂抹，可以滋润皮肤，治疗丹瘤、肉刺等。男子食用后，会损伤精气。

髓

【性味】味甘，性温，无毒。

【功效主治】利血脉，益经气，润肺气，养皮肤，治女子血虚风闷，男子伤中，阳气不足，祛风热，止毒，除瘢痕。和酒一起服用，能够起到补血的作用。

心

【性味】味甘，性温，无毒。

【功效主治】可以治疗由于忧愤而产生的膈气，还可以起到补心的作用。

肺

【性味】味甘，性温，无毒。

【功效主治】补肺，止咳嗽，通肺气，利小便，去风邪，止小便频数，行水解毒。

肾

【性味】味甘，性温，无毒。

【功效主治】止小便，壮阳气，补虚益胃，益精髓，治肾虚消渴，腹内积块、胀痛，盗汗，治劳痢等。

肝

【性味】味苦，性寒，无毒。

【功效主治】治眼睛红、痛，补肝，解蛊毒。和生椒一起食用，会伤人五脏。

胆

【性味】味甘，性寒，无毒。

【功效主治】主治各种疮，解蛊毒。长期服用可以使人耳聪目明、轻身、滋润肌肤、抗衰老。治青盲点赤障、赤风眼、风泪眼。

胃

【性味】味甘，性温，无毒。

【功效主治】治反胃，补虚，利小便。

脬

【功效主治】主治下虚遗尿。把水盛入脬中，等到炙熟后空腹食用，即可。

胰

【功效主治】润肺止渴，治黑斑，除瘢痕，各种疮疡。滋润肌肤，有光泽。

舌

【功效主治】补中益气。

睛

【功效主治】晒干后，研末，点眼即可，能够治疗目赤、翳膜。

筋

【功效主治】主治尘土入眼，将筋煮熟，嚼烂纳入眼眦中，仰卧尘土即出。

公羊角

【性味】味咸，性温，无毒。

【功效主治】主治妇女产后余痛，漏下，退热，百节中结气，青盲，风头痛和蛊毒吐血等。能够起到聪耳明目、轻身、滋润肌肤、强身健体、抗衰老的作用。

齿

【功效主治】主治小儿寒热引起的痫症。

头骨

【性味】味甘，性平，无毒。

【功效主治】主治风眩，小儿惊

痛。用公羊的头骨效果更好。

脊骨

【性味】味甘，性热，无毒。

【功效主治】补虚，益气，治疗肾虚、腰痛、下痢等病症。

尾骨

【功效主治】治下焦虚冷，补肾，明目轻身，滋润肌肤，抗衰老。

胫骨

【性味】味甘，性温，无毒。

【功效主治】治疗腰膝虚冷，肾虚，精液白浊，脾弱。可以除湿热，健腰脚，固牙齿，去黑斑。

毛

【功效主治】用醋煮后裹脚能够治疗转筋。

须

【功效主治】主治小儿口疮、尿疮等病症。

附方

女子虚怯不孕，带下赤白 羊肉2斤，香豉、大蒜各150克，水1斗。将所有材料放入锅中，煮至5升。加醋50克，再煮，至2升时，服用即可。

鼻出血不止 饮热羊血，有良效。

遍身丹瘤如火 羊脑同朴硝混合，研为末，涂搽即可。

肾虚精竭 羊肾2只，切碎，然后将其加在豉汁中，以五味、白粱米糅作成羹，食用即可。

漆疮作痒 羊乳用来外敷，即可。

虚劳白浊 羊骨研为末，然后用酒服，每日服3次，效果非常好。

疮口不合，脓水不止成漏 用小羊脊骨，盐泥固济，煅过研末，加麝香、雄黄末各5克，填好疮口，3日之后即可愈合。

咽喉骨鲠 羊胫骨灰，用米汤送服，每次服用5克。

妇女月经不断 羊前左脚胫骨1条，用纸包好，再用泥封好，干后煅赤，加棕榈灰。每次服用5克，用温酒送服。

面黑干黯，皮厚黧黑 用羊胫骨灰、鸡蛋清一起调好，然后敷搽，在晚上涂，早晨洗。

颈淋巴结结核已破，久不生肌 用羊屎25克，烧杏仁25克，共研为末，然后用猪骨髓一起调好，外涂即可。

牛

【别名】黄牛、水牛。

【释义】体形较大，种类较多，有黄牛、水牛、奶牛等。性情温驯，食草，通过牙齿可以判断出年龄，一般2颗牙齿的3岁，4颗牙齿的4岁，6颗牙齿的5岁。

黄牛肉
【性味】味甘，性温，无毒。
【功效主治】安中益气，健脾开胃，止消渴，补益腰脚。

水牛肉
【性味】味甘，性平，无毒。
【功效主治】补虚壮健，安中益气，消水肿，止干呕腹泻，除湿气，消渴，益脾胃。

头蹄
【性味】性凉。
【功效主治】主治肾、膀胱炎症。

鼻
【功效主治】主消渴。同石燕一起煮汤，服用后能够起到下乳汁的作用。还可以治疗口眼歪斜。

皮
【功效主治】主治水肿，小便涩少。

乳
【性味】味甘，性寒，无毒。
【功效主治】补益劳损，养心肺，治反胃热哕，热风，气痢，黄疸，小儿吐乳。补虚羸，止渴，解热毒，润大肠，非常适合老人煮粥食用。

血
【性味】味咸，性平，无毒。
【功效主治】解毒利肠，治血痢便血，金疮，下水蛭。

髓
【性味】味甘，性温，微毒。
【功效主治】润肺补肾，益气力，平胃气，去消渴，泻痢，安五脏，平三焦，滋润肌肤，长久服用可以起到延年益寿的作用。

膽
【性味】味甘，性温，微毒。
【功效主治】主治各种疮、疥、癣所致的白秃。食用过多容易引发旧病。

脑
【性味】味甘，性温，微毒。
【功效主治】主治晕眩消渴，脾积痞气，润皴裂。

心
【功效主治】主治虚忘，可补心。

脾
【功效主治】主补脾，治痔瘘，消痞块。

肺
【功效主治】主补肺。

肝
【功效主治】聪耳明目、轻身，滋润肌肤，抗衰老。治疟疾、痢疾，妇女阴部疾患等。

肾

【性味】味甘，性温，无毒。

【功效主治】主治消渴晕眩，补五脏，补中益气，解毒，养脾胃。

胃

【功效主治】解酒毒、药毒、丹石毒，治热气水气、发热、水痢等。

胆

【性味】味苦，性大寒，无毒。

【功效主治】治痈肿，止下痢，治惊风，除心腹热渴。聪耳、明目、轻身，滋润肌肤，强壮身体，延年益寿。

喉

【功效主治】治小儿喘气，反胃吐食。

胞衣

【功效主治】臁疮不敛，将牛胞衣烧灰存性，然后研搽，效果良好。

齿

【功效主治】主治小儿牛病。

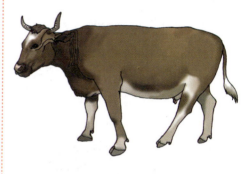

牛

附方

水肿胀满，小便涩者 选用水牛蹄1具，将毛去除，然后放入锅中，煮汁并且做羹，将蹄切好，食用。同时也可以以水牛尾1条，切好，煮食即可。

水肿尿涩 牛肉1斤，放入锅中，加水蒸熟，然后放入姜醋，空腹食用即可。

腋下狐臭 牛脂和胡粉混合，调匀，外涂，3次即好。

补益劳损 钟乳粉50克，放入袋中，用牛乳1升，放入锅中煎好，去袋，服用，1日3次。

血上逆心，烦闷刺痛 水牛角适量，用火烧存性，研为末，用酒送服即可。

鼻中生疮 牛骨、狗骨烧存性，研为末，腊猪脂一起调和，外敷。

大便下血 黄牛角1具，煅烧，研为末。用浓煮豉汁，送服10克，1日3次。

石淋破血 牛角烧好，研为末，用酒送服，1日5次。

损目破睛 牛口涎适量，每日点眼2次，注意避风。

驴

【别名】毛驴。

【释义】体形比马小,但和马很像。毛为灰褐色,脸长,耳朵比较小。身体结实,不容易生病,性情温驯。

肉

【性味】味甘,性凉,无毒。

【功效主治】补血益气,安神,止风狂,治一切风,多年劳损,痔引虫,解心烦。孕妇食用后容易发生难产。

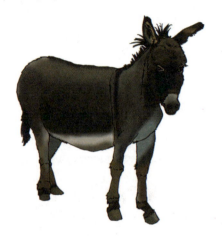

驴

头肉

【功效主治】煮汤,服用,能够治疗多年消渴,效果非常的好。

脂

【功效主治】治咳嗽,多年耳聋,多年疟疾,狂癫病。外敷,能够治疗恶疮、疥、癣和风肿。

髓

【性味】味甘,性温,无毒。

【功效主治】主治耳聋。

血

【性味】味咸,性凉,无毒。

【功效主治】利大小肠,润燥结,下热气。

乳

【性味】味甘,性寒,无毒。

【功效主治】主治风热赤眼,小儿痘疹,惊邪赤痢,解小儿热毒,止消渴,小儿惊痫。将其用器具盛来浸泡,能够治疗蜘蛛咬疮。

阴茎

【性味】味甘,性温,无毒。

【功效主治】强阴壮筋。

驹衣

【功效主治】将驹衣煅研为末,用酒送服,能够帮助人戒酒。

皮

【功效主治】主治鼻出血、吐血,一切风毒,骨节疼痛,肠风引起的血痢,白带过多等病症。

毛

【功效主治】主要治疗一切风病。

骨

【功效主治】将母驴骨煮汤,服用,可以治疗多年消渴,效果非常好。

头骨

【功效主治】将头骨烧灰、调油,能够治疗小儿头颅内缝的分裂。

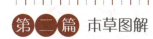

悬蹄

【功效主治】烧灰，外敷，可以治疗痈疽，散脓水。和油外敷，可以治疗小儿颅囟不闭。

尿

【性味】味辛，性寒，有小毒。

【功效主治】治虫牙痛，癣疥恶疮，反胃噎病，狂犬咬伤，蜘蛛咬疮等。

屎

【性味】味辛，性寒，有小毒。

【功效主治】主治牙齿痛，水肿，止鼻出血，风肿漏疮，恶疮湿癣，心腹结块疼痛，反胃不止等。

附方

饮酒过度成漏，欲穿肠者　将驴蹄的硬处削下，然后加入水煮浓汤，等到冷了之后饮服。

白癜风　驴尿、姜汁各等份，一起调好，多次洗，即可。

目中胬肉凸出　将驴脂、白盐各等份，一起调好，注入两眼眦。每日3次，1个月就可以治好。

小儿口噤，不啼不哭　驴乳、猪乳各2升，一起放入锅中煎，剩余1升后，分作5次服，有良效。

风入头脑，头眩目晕　用乌驴头1个，用豆豉汁放入锅中煮好，服用立止。

中风口眼歪斜　将驴皮拔毛，洗干净，放入锅中蒸熟，然后加入豆豉汁、五味，一起煮好，食用即可。

牛皮癣　生驴皮1片，然后用朴硝腌好，烧成灰，再用油调好，外敷即可。

狗

【别名】犬。

【释义】狗是非常常见的哺乳动物，种类很多，其嗅觉非常灵敏，可以辨别人的气味。平均寿命为13年。

肉

【性味】味咸、酸，性温，无毒。

【功效主治】补血脉，暖腰膝，轻身益气，安五脏，补绝伤，补胃气，壮阳养肾，填补精髓，加强肠胃运化能力，补五劳七伤。

蹄肉

【性味】味酸，性平。

【功效主治】煮成汤，食用后能够下乳汁。

血

【性味】味咸，性温，无毒。

【功效主治】补安五脏，治痘疮入目，癫疾，伤寒热病，心痹心痛，避诸邪。治虚劳吐血，横生难产，解射罔毒。

乳汁

【功效主治】主治十年不愈的青光眼。

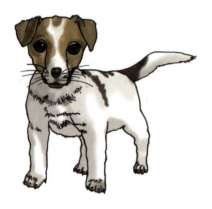

狗

膀胱

【功效主治】主治手足皴皱，制成膏，外用，可以除去脸上黑斑。

脑

【功效主治】主治头风痹、鼻中息肉。将犬脑外敷，可以治疗狂犬咬伤，不复发。

心

【功效主治】主治忧愤，除邪气，也可以治疗狂犬咬伤、鼻出血及阴部疮。

肾

【性味】味平，微毒。

【功效主治】主治妇女产后肾劳，体热，体冷，疟疾等。

肝

【功效主治】外敷，可以治疗狂犬咬伤。

胆

【性味】味苦，性平，有小毒。

【功效主治】治瘀血、恶疮，止消渴，治疗鼻道阻塞，鼻中息肉，杀虫除积。聪耳明目、轻身，滋润肌肤，强身健体，抗衰老。

公狗阴茎

【性味】味咸，性平，无毒。

【功效主治】治中焦受损，妇女性冷淡，补阳气。

阴卵

【功效主治】烧灰，服用，能够治疗妇科十二种疾病。

皮

【功效主治】主治腰痛。

毛

【功效主治】主治难产。

齿

【性味】性平，微毒。

【功效主治】主治寒热、痱子。

头骨

【性味】味甘、酸，性平，无毒。

【功效主治】主治金疮出血、久痢、劳痢、痈疽恶疮、头颅闭合不全、女人白带过多。

颔骨

【功效主治】治小儿诸痫、诸瘘。

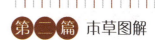

骨

【性味】味甘，性平，无毒。

【功效主治】治久痢，生肌，补虚，敷鼻疮，治乳痈肿痛、小儿惊痫等。

附方

戊戌酒，大补元气 黄狗肉1具，放入锅中煮1小时，然后再捣成肉泥，同汁一起拌炊糯米，入曲，酿酒，每日早晨服用即可。

肝虚目暗 白狗胆1枚，萤火虫14只，将其阴干，然后捣成末，点眼服用即可。

大肠脱肛 狗涎液涂抹在大肠上，其自己便会回缩。

附骨疽疮 烧狗头骨，令其起烟，同时用此烟熏疽疮即可。

恶疮不愈 狗头灰骨、黄丹粉各适量，然后调好，敷涂即可。

产后血乱，奔入四肢，并违堕 以狗头骨灰，用酒送服，每次服10克。

打损接骨 狗头1个，烧存性，捣为末，用热醋调好，外敷即可。

梦中泄精 狗头鼻梁骨烧存性，然后研末，每日休息时，用酒送服，每次服5克。

马

【别名】白驹、飞黄、马冀。

【释义】马的品种很多，不同品种的体形大小也不同。身体强壮，骨骼坚实，善于奔跑。根据牙齿可以判断马的年龄。广泛分布于世界各地。

白马肉

【性味】味辛、苦，有毒。

【功效主治】主治寒热痿痹，洗头疮引起的白秃，除热下气，轻身不饥，长筋骨，强腰脊，壮健强志。

马颈上的膏脂

【性味】味甘，性平，有小毒。

【功效主治】主治由偏风引起的口歪、面黑斑，手足皴裂粗糙，可生人发。

乳

【性味】味甘，性冷，无毒。

【功效主治】治发热。将其作成酪，食后能够起到减肥的作用。

心

【功效主治】主治善忘。患痫的人吃了以后，会让胸腹的痞闷更加严重。

肺

【功效主治】主治寒热，小儿阴茎萎缩。

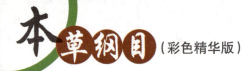

肝

【性味】有大毒。

白马阴茎

【性味】味甘、咸，性平，无毒。

【功效主治】主治伤中绝脉，阴茎不举，益养男子阴气，小儿惊痫，使肌肉肥健，生子。

驹胞衣

【功效主治】主治妇女不通经。

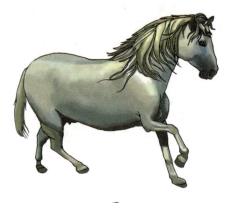

马

眼

【性味】性平，无毒。

【功效主治】主治惊痫、腹满、疟疾。

牙齿

【性味】味甘，性平，有小毒。

【功效主治】主治小儿马痫。烧成灰后，用唾液调和，外敷，可以有效治疗痈疽疔肿。

骨

【功效主治】治小儿夜啼，耳疮、头疮、阴疮，止邪疟。

头骨

【性味】味甘，性寒，有小毒。

【功效主治】治疗马汗气入疮后痛肿，头疮、耳疮、牙痛。

胫骨

【性味】味甘，性平，无毒。

【功效主治】煅存性，降阴火。

悬蹄

【性味】味甘，性平，无毒。

【功效主治】治癫痫，龋齿，肠痈，鼻出血，恶气蛊毒，白带过多。另外，可以杀虫。

皮

【功效主治】主治小儿白秃。将赤马皮烧灰，同腊猪的脂调膏，可以在妇女临产时起到催生的作用。

鬐毛

【功效主治】治小儿惊痫，女子崩中赤白，治愈血，恶疮。

尾

【功效主治】主治女人白带过多，小儿惊痫。

脑

【功效主治】可以起到戒酒的作用，将腊月的脑用温酒中服，即可。

血

【性味】有大毒。

汗

【性味】有大毒。

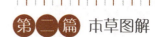

白马尿

【性味】味辛,性寒,有毒。

【功效主治】能杀虫,治消渴,反胃,洗头疮白秃,妇女中腹结块,恶刺疮。

白马屎

【性味】性温,无毒。

【功效主治】止渴,治久痢赤白,鼻出血,产后下腹子宫寒热,产后各种血气、伤寒等。

附方

肠炎症腹痛,其状两耳轮甲错,腹痛或绕脐有疮如粟,下脓血 用马蹄灰、鸡蛋清一起混合,外敷,就可以让毒气拔出。

牙齿疼痛 用白马尿适量,浸泡茄科3天,然后晒干,研为末,用其点牙,即脱落。

赤根疔疮 马牙齿适量,烧存性,捣为末,然后同腊猪脂调好,外敷,根即出来。

小腿两侧的臁疮溃烂 2~4岁马牙床骨,将其烧存性,研为末,以土窨过,然后用小便洗多次,外搽即可。

肛门腐烂,见脏腑则死 用猪脂和马蹄灰,调好,一起绵裹,导入肛门,每日数次即愈。

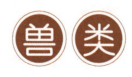

兔

【别名】卯畜。

【释义】形体较小,尾短,前肢短,后肢长而有力,善于奔跑。颜色有白、灰、黑等多种。上唇中间分裂,三瓣嘴,长胡须。胆小、怕人,喜欢吃草。

肉

【性味】味辛,无毒。

【功效主治】补中益气,止渴,开胃健脾。凉血,解热毒,利大肠。

脑

【功效主治】治冻疮、耳聋。

血

【性味】味咸,性寒,无毒。

【功效主治】凉血活血,解胎中热毒。

骨

【功效主治】治热中消,止霍乱,治鬼疰,疮疥刺风。

肝

【功效主治】明目,补虚劳,治头晕目眩。

屎

【功效主治】主治目中浮翳,痔疾痔瘘,杀虫解毒。

皮毛

【功效主治】烧成灰,用酒送服,可以治疗难产、胞衣不下、余血攻心。煎汤,能够治疗豌豆疮。

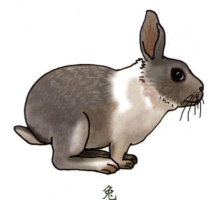

兔

附方

催生 难产时,选用腊月兔血,将其放入笼中蒸饼,纸裹阴干,研为末,然后服用10克,即可。

心气痛 用腊月兔血,茶末200克,乳香末100克,一起混合,调匀,捣成丸。温醋化服,每次服1丸。

风热目暗,肝痛气虚,风热上攻,目肿暗 用兔肝1具,米300毫升,将其加入豉汁,然后经常煮粥食用即可。

消渴羸瘦 用兔1只,去皮、爪、五脏,加入水适量,放入锅中煎稠,去滓即可饮用。

猫

【别名】家狸。

【释义】猫的身体短小,尾巴较长,有多种颜色,以黄、白为主。现在到处都有,喜欢吃老鼠和鱼。

肉

【性味】味甘、酸,性温,无毒。

【功效主治】主治瘰疬和血吸虫病,补虚劳,大补气血。

头骨

【性味】味甘,性温,无毒。

【功效主治】主治血吸虫病,痄疾,心腹疼痛,颈淋巴结结核,痘疮变黑,恶疮等。

脑

【功效主治】主治颈淋巴结结核溃烂。将脑与荞草共研为末,纳入疮口,即可。

眼睛

【功效主治】主治颈淋巴结结核。

舌

【功效主治】主治颈淋巴结结核,把生舌晒干,研末,外敷,即可。

涎

【功效主治】主治颈淋巴结结核,将患部刺破,然后用涎涂,即可。

肝

【功效主治】主治劳病,杀虫。方法为,取黑猫的肝1具,生晒研末,每月朔、望日的五更,用酒调服。

胞衣

【性味】味甘、酸,性温。

【功效主治】主治反胃吐食,方法为,先将胞衣烧灰存性,然后加朱砂末少量,置于舌下,十分有效。

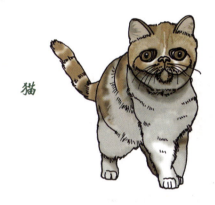

猫

附方

血吸虫病 腊月取死猫头,将其烧成灰,每次服5克,用水送服,每日3次。

毒疮 猫头骨适量,烧存性,研为末,然后用温酒服15克,即可。

走马牙疳 黑猫头烧成灰,用酒送服即可。

第十二章　水部

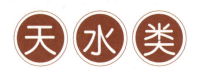

夏冰

【别名】凌。

【释义】冰是阴气的精华。

【性味】味甘，性冷，有毒。

【功效主治】消暑毒，醒酒，解饮渴，去热。

附方

灭瘢痕　用夏冰经常熨患处，效果很好。

冬冰水

【释义】冬天的天气非常的寒冷，由于严寒，会让水结成冰。

【性味】味甘，性寒。

【功效主治】主要用来煎治肠风赤带、清热消烦的药。

附方

寒热疟疾　取秋后的霜7.5克，然后用热酒送服，即可。

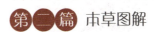

半天河

【别名】天河水。

【释义】由于这种水是从银河而降,所以称之为天河水。通常会积在竹篱头和树穴中。

【性味】味甘,性寒,无毒。

【功效主治】治疗各种风毒,心病、癫狂,皮肤出现乳白色斑块,风瘙、疥癣等症。

附方

身体白斑 取树孔中的水将患处洗净,然后用肉桂适量,捣为末,用唾液调和,外敷,可治愈。

腊雪

【释义】腊月的雪花,能够冻死蝗虫卵。腊雪均为五瓣,而一般的雪花是六瓣。

【功效主治】除蝗虫。用腊雪水浸五谷和种子,来年种植,耐旱,不生虫。

腊雪水

【性味】味甘,性冷,无毒。

【功效主治】能解各种毒。

附方

牙根溃烂,满口发白如粉 用腊雪水进行搽抹,每日3次,很快就会治愈。

梅雨水

【释义】梅雨通常都非常的长,可以连续下好几天。3月的时候梅雨开始,到了5月的时候,梅雨基本没有了,这之间下的雨都可以称之为梅雨水。

【性味】味甘,性平,无毒。

【功效主治】可以用来洗癣、疥疮,并且在愈合后,不会留有疤痕。涤清肠胃中的积垢,还可以用来煎药。

液雨水

【别名】药雨。

【释义】通常在立冬后的十天,称之为入液,等到小雪的时候,又叫出液,在这之间的雨就叫做液雨。

【功效主治】杀各种昆虫,煎杀虫药和消除胸腹胀闷的药。

明水

【别名】方诸水。

【释义】用掌摩擦,让大蚌的贝壳发热,然后,对着月亮所取的水就是明水。

【性味】味甘,性寒,无毒。

【功效主治】主治小儿惊厥,去小儿心烦闷热,聪耳明目、轻身,滋润肌肤,抗衰老。

潦水

【释义】天上降注的雨水,称之为潦水。

【性味】味甘,性平,无毒。

【功效主治】适合用来煎补脾胃、去湿热的药。

露水

【释义】露是阴气的积聚,是在夜晚或者清晨接近地方,遇冷而凝结的水汽。我们清晨在草叶上看到的水珠就是露。

【性味】味甘,性平,无毒。

【功效主治】秋露水适合用来煎润肺的药,可以制作成疥、癣、虫癞的各种散剂。

各种草尖上的秋露

【功效主治】止消渴,使人身轻,肌肤润泽。

柏树叶上的露和菖蒲上的露

【功效主治】外敷,可以治疗白癜风。

繁露水

【功效主治】用来酿酒,味道非常的香冽。煎至浓稠,食用,可以延年益寿,使人不饥。

地 水 类

井泉水

【释义】指的是带泥的井水，不可以喝，不能够用来煎药、酿酒等。

井华水

【性味】味甘，性平，无毒。

【功效主治】镇心安神，补阴，治口臭、受惊后九窍出血，祛痰，养颜。

新汲水

【功效主治】调中，下热气，解毒，治消渴，反胃，痱子疮，鱼骨鲠喉，泄泻，尿道疼痛，烦渴。

附方

鼻出血不止 用新汲水，左鼻出血的就用来洗右脚，右鼻出血的则用来洗左脚，效果良好。

烧酒醉死 用新汲水浸洗，然后用毛巾浸湿，贴在他的胸膈，灌入，到醒时停止。

心闷汗出，不能识人 新汲水和蜜一起调好，服用，很有效。

呕时阳厥方 突然昏迷，饮服新汲井水，服用3升即可。

口气臭恶方 在正月初一的时候含嗽井华水，然后吐弃到厕所，多次即可痊愈。

流水

【别名】活水。

【释义】也就是指流动着的水，和池塘里的死水不一样。

千里水

【性味】味甘，性平，无毒。

【功效主治】主治病后虚弱，清洗肠胃污物。

东流水

【性味】味甘，性平，无毒。

【功效主治】主要用来制作泻下的药，饮用后，可以清洗胃肠的邪秽之物。

甘烂水

【性味】味甘，性平，无毒。

【功效主治】益养脾胃，主治阳盛阴虚，失眠，上吐下泻等病症。

顺流水

【功效主治】通利大小便，治风痹。

逆流水

【功效主治】适合煎制能够使人发吐、治痰饮的药。

池沼水

【性味】味甘，性平，无毒。

【功效主治】适合煎治泄泻的药。

附方

汗后奔豚方 茯苓50克，炙甘草11克，桂枝15克，大枣2枚。用甘烂水2升，先煮茯苓，然后放入其他药物同煮，饮服即可，每日3次。

服药过剂方 若服药过剂，出现烦闷，饮服东流水2升即可。

温汤

【别名】温泉、沸泉。

【释义】在地表下面有硫黄，因此，水温会升高，也叫温泉。

【性味】味辛，性热，微毒。

【功效主治】主治诸风筋骨挛缩，身体虚乏，手足不遂，不长头发、眉毛，疥癣等病。

附方

诸疮 用温泉水进行洗浴，经常使用即可。

寒泉水

【释义】在高山顶上的泉水，水非常的清澈。

【性味】味甘，性平，无毒。

【功效主治】主治消渴、反胃，对于热淋和暑热伤胃而导致的痢疾有良效。

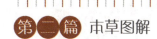

附方

下热气，通利小便；解使口闭不能开的花椒毒 用寒泉水来洗痱子疮、痈肿，即可。

磨刀水

【释义】指的是两把刀在水中磨后的水。

【性味】味咸，性寒，无毒。

【功效主治】利小便，消热肿，治鼻生疮。

附方

肛门肿痛 生痔疮，用磨刀水服用，效果良好。

耳中卒痛 磨刀的铁浆水适量，然后滴入耳中，即愈。

蛇咬毒攻入腹 用两把刀在水中相磨，将水饮下，即可治愈。

节气水

【释义】节气水就是随着一年的二十四个节气不断变化性质、气味的水。

立春、清明水

【功效主治】适合长久保持，不败味。适合浸泡和制造治诸风、脾胃虚损的药。

清明水和谷雨水

【性味】味甘。

【功效主治】适合用来浸泡制造滋补五脏、治痰火积聚和解毒的药。

重午日午时水

【性味】有毒。

【功效主治】适合用来制作治疟痢、痈痛、疔疮、疖肿、金疮和解百虫毒、蛊毒的丹丸。

小满、芒种、白露三节内的水

【功效主治】适合用来酿酒、醋，人饮用后对脾胃有益。

盐胆水

【别名】卤水。

【释义】指的是盐在刚刚熟的时候，盐槽中流下的黑色液体。味道非常的苦，不能够食用。

【性味】味咸、苦，有大毒。

【功效主治】主治蚀、疥癣、瘘疾、虫咬和马牛被虫叮咬，毒虫在肉中生子。

生熟汤

【别名】阴阳水。

【释义】将新汲水、开水放在一个杯子中，混匀，叫做生熟汤。

【性味】味甘、咸，无毒。

【功效主治】调中消食，治疗霍乱，呕吐。

浆水

【别名】酸浆。

【释义】先将粟米蒸热，放到冷水中浸泡五六天，等到气味变酸了，而且上生白花，与浆的颜色一样的时候，这就是浆水。

【性味】味甘、酸，性微温，无毒。

【功效主治】开胃止渴，调中理气。主治霍乱泻痢，止呕哕，消宿食，利小便，除烦，增白皮肤。

附方

霍乱吐下方 用酸浆水，放入锅中，煎干姜屑，服用即可。

手指肿痛方 在浆水中加少量盐，然后在锅中加热浸泡，冷后更换使用。

面上黑子方 每晚用温酸浆水进行洗脸，用布将脸擦红，将白檀香磨汁，外敷即可。

过食脯腊方 筋肉疼痛烦闷欲绝，可以用浆水适量，放入锅中煮粥，加入鹰屎，调和，食用即可。

滑胎易产方 在酸浆水中兑入水，顿服即可。

地浆

【别名】土浆。

【释义】在黄土地上挖三尺左右深,将新汲水灌入,搅混后待澄清,就是地浆。

【性味】味甘,性寒,无毒。

【功效主治】主要用来解一切鱼肉、果菜药物中毒,还能够治疗霍乱,突然昏迷,烦闷。

附方

热渴烦闷方 饮服1盏地浆即可。

干霍乱病方,不吐不利,腹部胀痛极重 饮服地浆3盏,即可痊愈。

中野芋毒方 饮服土浆,效果良好。

黄鳞鱼毒方 服地浆,能够解毒。

中砒霜毒方 用地浆调铅粉服用,马上即可解毒。

服药过剂方 出现闷乱的,饮服地浆即可治愈。

闭口椒毒方 出现口吐白沫、身冷欲绝的,饮用地浆,效果良好。

第十三章 火部

阴火、阳火

【释义】火是五行之一，造化人间，用途很大。火分为阴火和阳火。李时珍说，火有气而无质造化天地间，生杀万物，显仁能藏妙用，神奇无穷。

桑柴火

【功效主治】解一切毒，主治痈疽，瘀肉不腐，阴疮，淋巴结结核溃烂流脓，漆疮顽疮。

附方

各种疮 燃着的火，吹灭，每天用其灸两次，效果很好。

炭火

【释义】将木头烧成灰，那么就是炭。木头时间久了会腐烂，炭不会腐烂，原因是木有生性，而炭没有生性。

栎炭火

【功效主治】适合进行煅炼一切金石药物。

桴炭火

【功效主治】适合用来烹、煎、焙、炙百药丸散。

生灰火

【功效主治】用来煎茶，味道鲜美，不浑浊。可以用来解水银、轻粉的毒，对于金银铜铁误吞腹中有奇效。

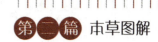

艾火

【功效主治】灸治百病、疮、诸风冷疾等。

灯火

【功效主治】明目,祛风解毒,治小儿惊风,抽搐,外痔肿痛,头风胀痛等。

附方

汤火灼疮 炭末和香油一起调好,然后外涂,立愈。

阴囊湿痒 用桦炭、紫苏叶末适量,研末擦患处即可。

肠风下血 用生炭15克,枳壳25克,烧存性,研为粉末。每次服用15克,用米汤送服,即可。

白癞头疮 生炭烧红,将其投入沸汤中,用来温洗1~2次,即可痊愈。

火针

【别名】烧针、煨针。

【释义】就是用火烧、煨过的针。

【功效主治】用火针过深会伤经络,太浅不能起到治病的效果。主治风寒、筋脉急挛引起的痹痛。

附方

腹内肿块结积 用针扎入肿块,缓慢拔出,同时左右转动,可以让污浊之物流出。

烛烬

【释义】烛分为很多种,有蜜蜡烛、虫蜡烛、柏油烛、牛脂烛等,其中只有蜜蜡烛、柏油烛的烬能够用来入药。

【功效主治】主治疔肿,治九漏。

第十四章 土部

黄土

【释义】三尺以上的土有污秽之物，因此三尺以下的土才是黄土。用时不要沾水及污物，能够入药。

【性味】味甘，性平，无毒。

【功效主治】解诸药毒，主治赤白痢，腹内热毒绞痛，下血。

附方

小儿乌纱惊风 选取黄土1碗、陈醋1杯，一起炒好。用布将其包好，熨小儿全身，可以治愈。

肉痔肿痛 用向阳的黄土、黄连、皮硝各50克，一起用来调猪胆汁，共研为泥，做成枣丸，塞进肛门。第二天丸会随大便排出，即可治愈。

蜈蚣或其他毒虫螫伤 取黄土适量，掺敷，或用醋调土，涂擦即可。

眼睛突然看不见东西 用黄土溶水中，取用上面的清液，滴眼即可。

跌打损伤 用黄土5升，将其蒸热，然后分两包轮换熨患处，即可。

釜脐墨

【别名】釜月中墨、铛墨、釜煤、锅底墨、釜火台。

【释义】指的是杂草燃烧后，附在锅底的烟灰。大的叫釜、锅，小的叫铛。

【性味】味辛，性温，无毒。

【功效主治】将其外涂，能够治疗金疮，而且有止血的功效。还可治聤耳、口疮。

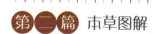

附方

霍乱吐下方 锅底墨煤0.5克,灶额上墨0.5克,百沸汤1盏。将所有材料搅拌好,把碗盖在上面,大口服用即可。

吐血咯血方 锅底墨炒过,研细,然后用井华水送服,每次服用10克,连服3次。

中恶心痛方 铛墨25克,盐5克,将其混合研匀,用热水送服,即可。

小儿口疮方 用釜底墨经常外搽,即可。

产血不下方 取锅底墨烟,然后用热酒送服,每次10克,即可。

墨

【别名】乌金、陈玄、玄香。

【释义】墨是由松烟形成的,松烟形成的墨能够入药。

【性味】味辛,性温,无毒。

【功效主治】治产后出血,晕厥,崩漏。止血,愈合金疮,止血痢。

附方

血痢,小儿见生人啼哭不止 将墨捣烂,过筛,然后用温水调服即可。

烟胶

【别名】牛皮灶岸。

【释义】烟胶是熏硝牛皮过程中,牛皮受热后淋于灶及烧瓦窑上的液体,日久而成的黑褐色胶状物。

【功效主治】主治头疮、白秃、疥疮、癣症、瘙痒流水。

附方

牛皮血癣 取烟胶、寒水石各15克,白矾10克,花椒5.5克,共研为末,然后用醋调和猪脂,外敷即可。

百草霜

【别名】灶突墨、灶额墨。

【释义】是灶和烟炉当中的墨烟。因为质地比较轻细,因此也称作霜。

【性味】味辛,性温,无毒。

【功效主治】消积化滞,主治黄疸,疟痢,妇人崩中带下,胎前产后各种病证。

附方

一切痢下方 百草霜15克,金墨5克,半夏七分,巴豆煮14粒。所有材料研匀,然后加入黄蜡15克,和香油一起化开,和成药剂服用即可。

胎动下血方 百草霜10克,棕灰5克,伏龙肝25克。所有材料共研为末,每次服10克,加酒白汤,同童便一起服下即可。

胎前产后方,治胎前产后诸病,逆生横生,瘦胎,虚损,月经不调,崩中 百草霜、白芷各等份,共研为末,用少量的童子便和醋一起调匀,每次服10克,用热汤送服。

脏毒下血方 百草霜25克,将其调入米汤中,放置1夜,第二天早晨空腹服下即可。

衄血吐血方 百草霜25克,槐花末100克,调和,研末,用茅根汤送下,每次服10克,出血立止。

厥不醒,脉动如故 灶突墨适量,用浆水调好,饮服即可。

妇人白带方 百草霜50克,香金墨25克,共研末。每次服用15克,用温酒送下。

夹热下痢脓血方 灶突墨、黄连各50克,共研末,用酒送服,每次服用10克,每日2次。

梁上尘

【别名】乌龙尾、倒挂尘、烟珠。

【释义】指的是古屋里倒挂的尘土。

【性味】味辛、苦,性微寒,无毒。

【功效主治】主要治疗腹痛,噎膈,鼻衄,金疮出血,齿龈出血。

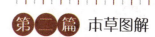

附方

小便不通方 取梁上尘二指撮，然后用水调好，服用即可。

大肠脱肛方 梁上尘，与鼠屎一起放入桶内，烧烟，然后坐在桶上熏烤，多次使用即不再脱肛。

妇人胎动方 日月未足欲产。取梁上尘、灶突墨等份，然后用酒送服，即可。

横生逆产方 梁上尘，用酒送服。

鼻中息肉方 取梁上尘，吹入鼻中即可。

经血不止方 梁上尘炒烟尽、荆芥穗各半两，将其研末，每次服10克，用茶水送服即可。

无名恶疮方 梁上倒挂尘适量，韭地蚯蚓泥少量，然后用生蜜调和成药饼，阴干，用蜜水调好，经常外敷使用。

小儿头疮方 取梁上尘、油瓶下滓，然后用皂荚汤来洗头，外涂即可。

妇人妒乳方 醋调梁上尘，用来外敷。

石痈不脓方 梁上尘、葵根茎灰等份，用醋调好，外敷即可。

发背肿痛方 厨内倒吊尘，研为末，与生葱心捣成膏，外敷，1日换1次药，干燥的时候用水浸润即可。

小儿赤丹方 腊猪脂调和屋尘，用来外敷。

冬灰

【别名】藜灰。

【释义】冬灰本是藜经焚烧后的灰，质较重，可以用来染衣。

【性味】味辛，性微温，有毒。

【功效主治】热灰外敷，能够治疗犬咬伤。对于消痈疽，去黑痣、疣，都有很好的效果，还能够蚀疮止痒，利水消肿。

附方

心腹冷痛，气血瘀痛 用醋和热灰调好，然后外熨，冷了再换灰，继续熨。

白垩

【别名】白善土、白土粉、画粉。

【释义】是一种非常细微的沉淀物，白色，质软，分布很广。现今画家用以作画，也可以当作粉刷材料。

【性味】味苦，性温，无毒。

【功效主治】主治鼻衄，痔瘘，泻痢，女子寒热经闭，宫寒不孕，阴部肿痛，崩漏。

附方

水泄不化，日夜不止 白垩（煅）、干姜各50克，楮叶（生）100克。以上材料共为末，然后糊丸，用米饮送下，每次服用20丸。

翻胃吐食方，男女都治 白垩土煅红，然后用米醋1升淬，多次煅淬，至醋干为止，然后取50克研末，干姜10克，共为末。每次服用5克，多次服用即可。

痱子瘙痒方 在旧屋梁上刮取赤白垩末，用来外敷。

代指肿痛方 用猪膏和白垩土粉一起调好，外敷。

卒暴咳嗽方 白垩土粉、白矾各50克，研为末，然后用姜汁制成丸剂即可。

腿疮不干方 白垩土适量，煅研末，用生油调好，外搽即可。

东壁土

【别名】东墙土。

【释义】指的是古代土城墙，或者民屋墙东边墙上的泥土。能够洗除衣物上的油垢。

【性味】味甘，性温，无毒。

【功效主治】排毒，解毒，外敷可以治疗豌豆疮、疮疡、脱肛等。

附方

药毒烦闷欲死方 东壁土适量，加水3升，调好，顿服即可。

六畜肉毒方 东壁土末5克，用水送服，解毒。

目中翳膜方 东壁土研为细末，每日用来点眼，泪出即可。

疬破经年方，治疬破经年不合，脓水不绝　取百年茅屋厨中壁土，将其研末，然后加入轻粉，调和，外敷，半月即愈。

肛门凸出方　取旧屋东壁土1升，研为末，然后用长皂荚研末，磨粉，并且灸皂荚，交替外熨即可。

诸般恶疮方，拔毒散　东墙上土、大黄各等份，共研为末，然后用无根井华水进行调搽，在干燥的时候更换新药即可。

石碱

【别名】灰碱、花碱。

【释义】是从蒿、蓼等草灰中提取的碱汁，然后加入面粉，时间久了所凝结成的石头。

【性味】味辛、苦，性温，微毒。

【功效主治】能杀死齿虫，止心痛，消痰积，祛瘀血，导食滞，祛目中翳障，祛湿热。

附方

积破气　石碱15克，山楂150克，阿魏25克，半夏50克。将所有材料研为末，加入醋煮，糊丸服用即可。

虫牙疼痛　花碱适量，填入牙孔内即可。

甘土

【别名】白单、白墡。

【释义】土块状，白色或灰色，可去油垢。主产于黑龙江、吉林、辽宁、河北、浙江等地。

【性味】无毒。

【功效主治】清热解毒。主治食物或菌类中毒。

附方

草药及诸菌中毒　可用热汤和甘土末，调好，服用即可。

蚯蚓泥

【别名】蚓蝼、六一泥。

【释义】指的是蚯蚓的粪。

【性味】味甘、酸，性寒，无毒。

【功效主治】主治赤白痢、久痢、热痢，小儿阴囊虚热肿痛，狂犬咬伤。去热毒。

附方

小儿吐乳方 田中地龙粪50克，将其研末，空腹服用半钱，用米汤送服2~3次见效。

小儿卵肿方 用薄荷汁适量，与地龙粪一起调好，外涂。

伤寒谵语方 用凉水和蚯蚓屎一起调好，外敷即可。

一切丹毒方 用水调蚯蚓泥，调好后外敷。

脚心肿痛方 若因久行或久立引起的，用水调和蚯蚓粪，然后慢慢涂脚心，一夕即愈。

时行腮肿方 用柏叶汁适量，和蚯蚓泥一起调好，外涂。

耳后月蚀方 将蚯蚓粪烧好，然后用猪脂调好，外敷。

聍耳出水成疮 蚯蚓粪适量，研为末，外敷，并且将药末吹入耳中。

蜈蚣蟹伤方 取蚯蚓泥适量，外敷，有效。

金疮困顿方 用水送服蚯蚓屎末，每日3次，即可。

解射罔毒方 井水适量，将蚯蚓屎末送服，即可。

小儿头热方，治小儿头热，鼻塞不通 取湿地龙粪，将其研成饼，然后贴在囟上，每日更换多次即可。

足臁烂疮方 取韭地中蚯蚓泥，将其干研，然后加入轻粉，用清油调好，外敷即可。

反胃转食方 地龙粪50克，木香15克，大黄七钱，将其混合后研为末，用无根水送服，每次服用25克。

燕窝生疮方 取韭地中蚯蚓泥，然后用米泔水调好，煅后再加入百草霜，研为末，然后用香油调和，外涂即可。

外肾生疮方 蚯蚓屎2份，绿豆粉1份，研为末，外涂，干后更换新药即可。

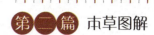

伏龙肝

【别名】 灶心土。

【释义】 在灶中,经过长时间柴草熏烧的锅底下的黄土,色红如石,里面为黄色。

【性味】 味辛,性微温,无毒。

【功效主治】 主要治疗小儿夜啼,心痛狂癫,肠风带下,小儿脐疮重舌,风邪蛊毒,妇人崩中吐血,各种疮疡。

附方

中风口噤不语,心神恍惚,手足不遂,或是腹痛胀满,或昏厥而苏醒 取伏龙肝末5升,加入8升水,搅混,等到澄清后取上层饮之即可。

卒中恶气方 取鸡子大小的伏龙肝末适量,然后用水送服,探吐即可。

重舌肿木方 伏龙肝末适量,用牛蒡汁调好,外涂即可。

冷热心痛方 取伏龙肝末适量,用温水送服即可。

反胃吐食方 取年久的灶心土,将其研为末,每次服用15克。

小儿夜啼方 伏龙肝末10克,朱砂5克,麝香少许。共研为末,然后制成蜜丸,每次服5丸,用桃符汤送服即可。

吐血便血方,治吐血、便血,心腹疼痛 伏龙肝、地炉土、多年烟壁土各等份,每次用25克,然后用水2碗煎取1碗时,澄清,饮上层清水,空心服。另吃些白粥补身体。

妇人血漏方 伏龙肝25克,阿胶、蚕砂(炒)各50克。将以上食材研末,空腹,用酒送服,每次服用15克。

吐血、衄血方 取伏龙肝末半升,用新汲水1升,淘汁和蜜,服用即可。

赤白带下方,治赤白带下,日久面黄憔悴,六脉微涩 伏龙肝炒好,令烟尽,棕榈灰、屋梁上尘炒烟尽,各等份,研为末,然后加入少量龙脑、麝香,每次服用15克,用温酒送下。

产后血气方 取灶心土研末,用酒送服,每次服用5克。

妊娠热病方 取鸡子大伏龙肝末,然后用水调服。

中诸蛊毒方 鸡子大伏龙肝末,用水送服,探吐即可。

灸疮肿痛方 灶中黄土研为末,将其煮汁,淋洗即可。

诸腋狐臭方 伏龙肝末,外敷腋下,经常使用即可。

发背欲死方 伏龙肝末,酒调好,然后外敷,干燥后更换即可。

第十五章　金石部

金玉类

金

【别名】黄牙、太真。
【释义】一种金属元素，在岩石中以金块或金粒的形式出现，抗腐蚀，光亮。

金屑
【性味】味辛，性平，生的有毒，熟的无毒。
【功效主治】镇心安魂，通利五脏，主要治疗癫痫风热，上气咳嗽，小儿惊伤五脏，风痫失志，伤寒肺损吐血，去邪气，疗肺疾。

金浆
【功效主治】治惊痫、风热、肝胆的病。

附方

水银入耳　用金枕在耳边，水银自然会流出。

银

【别名】白金、鋈。
【释义】一种银白色的贵金属，在自然界中主要以化合物矿石存在。

银屑
【性味】味辛，性平，有毒。
【功效主治】主治风热癫疾，小儿癫疾，除邪气，去惊痫，止惊悸，定心神，破冷除风。

生银
【性味】味辛，性寒，无毒。
【功效主治】主治热狂惊悸，小儿丹毒，夜卧不安，发痫恍惚。能够起到聪耳明目、轻身、滋润肌肤、抗衰老、安神定志的作用。

附方

妊娠腰痛 腰疼似折断的患者，取银50克、水3升，共入锅中，煎剩余2升，服用即可。

胎动欲堕 银250克，芦根50克，清酒1盏、水1大盏，共入锅中，煎剩余1盏时，温服即可。

风牙疼痛 文银50克，烧红，淬入烧酒1盏，热漱服用，立止。

铅

【别名】青金、黑锡、金公、水中金。

【释义】一种重金属，有毒，青白色，主要是从矿物中提取得到。

【性味】味甘，性寒，有毒。

【功效主治】主治颈淋巴结结核，反胃呕吐，疮肿恶毒，痈肿，噎膈，消渴，蛇蝎咬伤。还可杀虫坠痰，聪耳明目、轻身，滋润肌肤，抗衰老。

黑锡灰

【功效主治】积聚，杀虫。

附方

去轻粉毒 黑铅5斤，打壶1把，然后盛烧酒15斤，放入土茯苓半斤，乳15克，密封好，重汤煮1天1夜，然后埋土中，除火毒。每天早、晚各饮1杯，用瓦盆接小便，即可有粉出。

乌须明目 黑铅250克，放入锅内熔汁，然后加入桑条灰、柳木，一起搅成沙，每天早上揩牙，用水漱口洗目，即可。

铅霜

【别名】铅白霜。

【释义】铅霜是将十五分之一的水银与铅混合，炼成片，放在醋瓮中日久成霜。白色，有金属光泽。

【性味】味甘、酸，性冷，无毒。

【功效主治】主治吐逆，胸膈烦闷，膈热涎塞。黑须发，消痰，解酒毒，止渴。

附方

惊风病疾方，治惊风痫疾，喉闭牙紧 铅白霜适量，蟾酥少许，共研为末，然后用乌梅肉蘸药末，揩抹在牙龈上，即可。

悬痈肿痛方 铅白霜适量，甘草半生半炙，共研为末，绵包裹好，含咽即可。

口疮龈烂方 铅白霜、铜绿各10克，共研为末，然后扫抹即可。

消渴烦热方 铅白霜、枯白矾等份。以上材料共研为末，用蜜做丸。用绵布包好，含化咽汁。

痔疮肿痛方 铅白霜、白片脑各等份，用酒调好，外涂，即可。

室女经闭，恍惚烦热 铅霜半两，生地黄汁100毫升，然后混合调好，服下，1日3次。

小儿惊热方，治心肺积热，夜卧多惊 铅霜、牛黄各等份，铁粉适量，共研为末，调匀。竹沥调服。

喉痹肿痛方 铅白霜、甘草各半两，青黛50克。共研为末，然后用醋糊为丸。每次含咽1丸，即刻见效。

鼻衄不止方 铅白霜末适量，用新汲水送服，即可。

粉锡

【别名】解锡、铅粉、铅华、胡粉、定粉、瓦粉、光粉等。

【释义】也就是铅的粉末，铅、锡为一类，所以也叫粉锡。

【性味】味辛，性寒，无毒。

【功效主治】主治呕逆，恶疮，小儿疳疾，积聚不消，痈肿瘘烂，疥癣狐臭。止小便，治食复劳复，杀三虫。

附方

小儿夜啼方 胡粉适量，用水送服，1日3次。

寸白蛔虫方 胡粉炒燥，放入肉羹中，空腹服用即可，非常有效。

身热多汗方 胡粉半斤，雷丸200克，共研为末，然后擦身即可。

抓伤面皮方 用香油调铅粉，外搽，一晚上即愈。

染白须发方　胡粉、石灰等份，用水调好，外涂。

腋下狐臭方　经常用胡粉外敷，或取胡粉300毫升，和入牛脂煎稠，外涂。

阴股常湿方　用胡粉适量，外涂。

小儿舌疮方　胡粉与猪胫骨中髓相调和，外敷，1日3次即可。

疮似蜂窠方　胡粉、朱砂各等份，共研为末，然后用蜜调好，外涂即可。

妒精阴疮方　铅粉10克，银杏仁7个，然后在铜铫内将其炒至杏黄色，去杏取粉，研末，外搽即可。

诸蛇蜇伤方　胡粉和大蒜各适量，一起捣烂，外涂。

汤火烧疮方　胡粉，用羊髓调好，外涂即可。

疮伤水湿方　胡粉、炭灰各等份，用脂调好，涂在疮孔上，即可治好。

目翳方　胡粉适量，外涂。

锡

【别名】白镴。

【释义】一种金属元素，颜色像银，不会被空气氧化。

【性味】味甘，性寒，微毒。

【功效主治】治恶毒风疮。

附方

解砒霜毒　锡器，在粗石上磨水，服用即可。

铅丹

【别名】黄丹、丹粉、朱粉、铅华。

【释义】常温状态下，为鲜红色的粉末。抗腐蚀性强，耐高温。

【性味】味辛，性微寒，无毒。

【功效主治】主治金疮血溢，惊悸狂走，消渴。镇心安神，聪耳明目，止小便，治疟和久积。

附方

小儿吐逆方 黄丹适量,共研末,小枣肉制成丸。每次用1丸研细,用乳汁送服。

泄泻下痢方 枣肉适量,将其捣烂,放入黄丹、白矾各皂子大,粳米饭一团,将其混合制成丸,在灯上烧过,研为末,然后用米汤送服即可。

消渴烦乱方 黄丹,用新汲水送服,每次5克。

铁

【别名】黑金、乌金。

【释义】铁是一种常用的金属,主要是从矿石中提炼出来的。色黑,比较坚硬,适合用来做刀剑。

【性味】味辛,性平,有毒。

【功效主治】坚肌耐痛,疗贼风。

生铁

【性味】味辛,性寒,微毒。

【功效主治】镇心安五脏,主治痫疾,恶疮癣疥,蜘蛛咬伤。散瘀血,清丹毒。

附方

打扑瘀血 在骨节及胁外不去的,选用生铁1斤,酒3升,放入锅中煮至1升,外洗即可。

脱肛多年 生铁2斤,水1斗,共入锅中,煮汁5升,外洗,每日2次。

小儿丹毒 烧铁适量,淬水,然后饮用即可。

玉

【别名】玄真。

【释义】一种非常好看的石头,质地坚硬,有光泽,有很多种类。

玉屑

【性味】味甘,性平,无毒。

【功效主治】滋养五脏,润心肺,能够起到止烦躁、止渴的作用,治喘息烦满。久服能轻身、抗衰老。

附方

小儿惊啼 白玉13克，寒水25克。将其共制成末，然后用水调好，外敷，即可。

钢铁

【别名】跳铁、跳音条。

【释义】钢铁有多种，是一种铁碳合金，主要通过铁矿石冶炼而成。针砂、铁粉、铁精，都是用钢铁作成的。

【性味】味甘，性平，无毒。

【功效主治】主治金疮，烦满热中，胸膈气塞。

铁粉

【性味】味咸，性平，无毒。

【功效主治】安心神，坚骨髓，可以起到化痰、抑肝邪、滋润肌肤、抗衰老的作用。

针砂

【功效主治】乌须发，消积聚肿满黄疸，平肝气。

附方

脾劳黄病方 针砂200克，用醋炒7次，然后将干漆烧存性，香附15克，平胃散25克，共研为末，蒸饼做丸，用汤送服即可。

风湿脚痛方 针砂、川乌头各等份，研为末，调和，炒热，然后用绵包裹，外熨即可。

风痹暖手方 针砂200克，硇砂15克，选用黑脚白矾六钱，然后研为末，用热醋以及水拌湿，油纸包好，装在袋中即可，冷时再拌。

项下气瘿方 针砂放在水缸中，浸泡，用缸中水食用，半年可见效。

惊痫发热方 铁粉适量，然后用水调好，少量服下。

水肿尿少方 针砂适量，用醋煮，炒干，猪苓、生地龙各15克，共研为末，葱涎研末，调和，外敷在脐中，1日换1次。

虚寒下痢方，治虚寒下痢，肠滑不禁 针砂七钱半，官桂5克，枯矾5克，共研为末，然后用凉水调和，摊在脐上，即可。

急惊涎潮方，治急惊涎潮，壮热闷乱 铁粉10克，朱砂5克，共研为末，服用即可。
伤寒阳毒方，治伤寒阳毒，狂言妄语乱走，由毒气在脏所致 铁粉100克，龙胆草50克，研为末。然后用磨刀水调服，每次服用5克，小儿服五分即可。
头痛鼻塞方 铁粉100克，龙脑半分，共研末，调匀，用新汲水送服，每次服用5克。

铁锈

【别名】铁衣。
【释义】红棕色粉末，为铁上长的红锈。
【功效主治】主治恶疮疥癣，则和油涂搽。铁锈水和药服，性沉重，最能坠热开结，有神效。

附方

内热遗精 取铁锈适量，研为末，用冷水调服，每次服用5克，3次即止。
重舌肿胀 取锈铁锁，将其烧红，打下锈，研为末，用水调好，噙咽即可。
汤火伤疮 取青竹烧出的油，然后和铁锈一起混合，外敷即可。
脚腿红肿 用铁锈适量，同水一起调好，外敷，即解。

玉泉

【别名】玉札、玉浆、琼浆、玉屑。
【释义】用美玉制成的浆液，是玉的精华，明亮清澈。
【性味】味甘，性平，无毒。
【功效主治】益气，安神，主治妇人带下病，除气癃，利血脉，久服轻身，抗衰老。

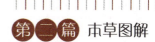

附方

痃癖鬼气方，往来疼痛，心下不可忍受 白玉、赤玉等份，将所有材料共研为末，然后糊为丸。每次服用30丸，用姜汤送下即可。

面身瘢痕方 用真玉摩擦患处，经常使用，瘢痕即可自灭。

云母

【别名】云华、云珠、云英、云液、云砂、磷石。

【释义】云母是一种矿石，绝缘、耐高温、有光泽。

【性味】味甘，性平，无毒。

【功效主治】除邪气，安五脏，主治五劳七伤，身皮死肌，止痢，补肾冷，益子精，中风寒热。可以起到明目、轻身、延年益寿的效果。

附方

痰饮头痛方 云母粉100克，恒山50克。将所有材料共研为末。用汤送服，取吐即可。

牡疟多寒方 云母适量，将其烧2天，龙骨、蜀漆烧去腥味，然后制成散。用浆水送服，每次服用半钱即可。

小儿下痢方，赤白痢和水痢 云母粉半两，将其煮白粥，调好，服下即可。

小便淋疾方 用温水同云母粉一起调好，每次服用15克即可。

妇人难产方 云母粉半两，加入温酒，调好，服用即可。

风疹遍身方 取用云母粉适量，用清水调服，每次服用10克，有良效。

赤白久痢方 取云母粉适量，调服，有良效。

妇人带下方 云母粉适量，用水调和，服用，立刻见效。

一切恶疮方 云母粉适量，外敷即可。

古镜

【别名】鉴，照子。

【释义】由金属铸成，可以用来照人。

【性味】味辛，无毒。

【功效主治】辟邪魅，治惊痫邪气，突发心痛，百虫入耳鼻中，催生，小儿疝气肿硬。

镜锈
【功效主治】主治腋臭，瘑疮。

锡铜镜鼻
【性味】味酸，性平，无毒。

【功效主治】主治伏尸邪气，产后余疹刺痛，女子血闭。

附方

小儿客忤方，面青惊痫 铜照子鼻，将其烧红，用少量酒淬好，让小儿服用即可。

玛瑙

【别名】马脑、文石、摩罗伽。

【释义】是玉髓类矿物的一种，有的透明，有的不透明，南北方均生产。

【性味】味辛，性寒，无毒。

【功效主治】可以起到辟恶的作用，对于目赤烂、目生障翳也有良好的效果。

琉璃

【别名】脱蜡琉璃。

【释义】颜色多种多样，艳丽，有光泽，非常漂亮。

【功效主治】主治身热目赤。

附方

身热目赤 将琉璃放入水中，浸冷后熨即可。

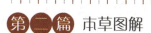

水晶

【别名】水精。

【释义】是一种石英结晶体矿物,无色,透明,刀刮不动。属玻璃一类,有黑、白两种颜色。

【性味】味辛,性寒,无毒。

【功效主治】熨目,除热泪。

玻璃

【释义】一种固体物质,透明,有不同的类型,应用广泛。

【性味】味辛,性寒,无毒。

【功效主治】主治惊悸心热,能够让人精力旺盛,聪耳明目,轻身,抗衰老。

白石英

【释义】有手指大小,白色,有光泽,产于岩石晶洞中。

【性味】味甘,性微温,无毒。

【功效主治】主治肺痈吐脓,利小便、大肠,治消渴,咳逆,慢性肺疾。

五色石英

【功效主治】主治女人心腹痛,下乳汁,定惊悸,益毛发,悦颜色。

附方

虚损劳瘦,皮燥阳痿,脚弱烦疼 白石英50克,将其装入袋中,加入水3斗,然后煮至4升,同时放入猪肉1斤,酒3升,一同煎服即可。

紫石英

【释义】和玻璃相似,紫色,一般为五角棱形,无毒。

【性味】味甘,性温,无毒。

【功效主治】主治女子子宫有风寒,散痈肿,止消渴,定惊悸,补心气不足,治惊痫,除胃中久寒。长时间服用可以轻身,延年益寿。

附方

妇人胎胞虚冷,久不受孕,或受孕多小产者 紫石英100克,香附、当归、川芎、白术各150克,枸杞子、熟地黄各适量。将所有材料研为末,然后炼蜜丸。每天早、晚各服15克,用酒送服即可。

怔忡惊悸,魂魄不宁,或心虚不寐,精神烦乱 紫石英50克,当归、远志、枣仁、川贝母、茯苓、柏子仁各100克,川黄连15克。将所有材料研为末,然后炼蜜丸。在每天的早晨服15克,临睡的时候服20克,即可。

肺寒咳逆上气 紫石英适量,用火煅醋淬7次,然后研为细末,每早用五分,花椒10粒,泡汤下即可。

虚劳惊悸,补虚止惊,令人能食 紫石英250克,将其捣碎,如豆大,用水洗1遍,放入锅中,加水1斗,煮取3升,服用即可。

水银

【别名】汞,灵液。

【释义】水银的形状如水似银,银白色,室温下为液态。

【性味】味辛,性寒,有毒。

【功效主治】主治呕吐反胃,除热毒,治恶疮痛疥,堕胎除热,镇坠痰逆,杀虫,催生,下死胎。

附方

小儿痫疾 把水银放入盏中,然后在沉汤里煮10分钟,让小儿服下。令其不要仰头,防水银入脑。

失心风疾 水银50克,藕节8个,将其共研成砂子,团成药丸,每次服用2丸,用磨刀水送服,每天服2次。

反胃吐食，水不能停 黑铅、水银各7.5克，混合结砂，取硫黄25克，官桂5克，将其共研成末。每次服用六钱，将米汤和姜汁各等份，混合而成汁水，同药末一起调好，服用即可。

精魅鬼病 水银50克，浆水1升，放入锅中，用炭火煎取一半，同时将水银取出，用神符包裹，吞下，晚上再服1次，即可治愈。

消渴烦热 水银、铅各50克，两者混合结砂，将皂荚炙酥，麝香5克，共研为末。每次服3克，用白开水送服即可。

妇人难产 水银100克，先放入锅中煮好，然后服用，胎儿立即就产出。

胎死腹中母欲死 水银100克，将其吞服，死胎立即产出。

妇人断产 取水银适量，用麻油煎好，空腹服用，即可。

胆热蛔蠚，血上妄行 水银、朱砂、麝香各等份，将其研为末。每次服半钱，然后用新汲水、泉水送服即可。

妊妇胎动母欲死 水银、朱砂各半两，将其混合，共研成膏。然后用水5大碗，煎至25克，再加些蜜，调好，服用即可。

误吞金银以及环钗之类 取水银半两，将其吞服，2次即可排出。

虫癣瘑痒 水银、胡粉各等份，然后研为末，外敷于患处，即可。

痔虫作痒 水银、枣膏各100克，共同研末，用绵裹好，然后纳于下部，第二天虫子自出。

石膏

【别名】细理石、寒水石。

【释义】石膏是一种矿物，有软石膏和硬石膏2种。软石膏松软易碎；硬石膏，块状，光亮，白色，煅烧容易分解。

【性味】味辛，性微寒，无毒。

【功效主治】主治肠胃中结气，腹胀暴气，伤寒头痛，消渴烦逆，发热恶寒，牙痛，散阴邪，产乳金疮。

附方

伤寒发狂 寒水石10克，黄连5克，共研为末，然后用煎甘草冷服，即可。

小儿丹毒 石膏50克，青黛5克，共研为末，用糕糊成丸，每次服用1丸，用灯芯汤送服，即可。

小便卒数，不是淋病，但令人消瘦 石膏半斤，将其捣碎，然后加入水1斗，放入锅中，煮至5升，每次服用500毫升即可。

水银粉

【别名】汞粉、轻粉、峭粉、腻粉。

【释义】水银粉的质地较轻，形状陡直，白色粉末状。

【性味】味辛，气冷，无毒。

【功效主治】主治毒疮，风疮瘙痒，小儿疳和瘰疬，痰涎积滞。

附方

幼儿呕乳不止 用水银粉5克，盐豉7粒，将其去皮，研为末，调匀，做成药丸。每次服3丸，用藿香汤送服即可。

小儿吃泥及肥肚 水银粉一分，用砂糖制成药丸。空腹服用，用米汤送服，每次1丸。

大小便闭胀闷欲死 将5克水银粉、100毫升生麻油混合，空腹服下即可。

血痢腹痛 用水银粉25克，粉锡15克，共研为末，水浸后蒸饼，和成药丸。每次服7丸。用水送服即可。

痘疮生翳 用水银粉、黄丹各等份，共研为细末，左眼生翳，就从右耳将药末吹入，右眼生翳，那么就从左耳吹入。

抓破面皮 用生姜的原汁，和水银粉末一起调好，然后搽于破处，即可痊愈。

大便壅结 用水银粉半钱，砂糖一弹丸，研末，并糊成丸，每次服5丸，用温水送服即可。

一切虚风 用水银粉50克，汤煎五度，然后用慢火焙干，加麝香25克，研为细末，温水调服，即可。

水气肿满 水银粉5克，乌鸡蛋，去蛋黄，盛入轻粉，蒸饼。5克苦葶苈炒好，然后同蒸饼杵丸，每次服3丸，用车前汤送服，每日3次。

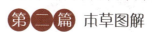

丹砂

【别名】朱砂。

【释义】细粒的块状体，粉末为红色，长时间不会褪去。可制作颜料、药剂。

【性味】味甘，性微寒，无毒。

【功效主治】养精神，安魂魄，可以治疗惊痫，通血脉，驱邪疟，止烦渴，解胎毒痘毒。

养正丹

【功效主治】主治妇人产后月经不调，腹痛腰痛，咳逆，四肢厥冷，中风涎潮，虚烦狂言。

附方

产后舌出不收　丹砂适量，外敷即可。

预解痘毒　初发时或未出时，以朱砂末半钱，用蜜水调好，服用。

产后癫狂　丹砂10克，将其研细，乳汁调匀，然后分为4次服用，用无灰酒送下即可。

小儿惊热，夜卧多啼　用朱砂半两，牛黄一分，研为末，犀角磨水调好，服下。

粉霜

【别名】水银霜、白雪、白灵砂。

【释义】指的是由汞粉转升而成的霜。

【性味】味辛，性温，有毒。

【功效主治】能够起到下痰涎、消积滞、利水的作用。

附方

小儿躁渴　用粉霜适量，莲花汤送服。冬天用莲子肉煎汤，送服即可。

腋下狐臭　取粉霜、水银各适量，然后用面脂调好，外涂于腋下。

小儿急惊搐搦痰盛　粉霜10克，炒白牵牛子、轻粉各5克。所有材料共研为末。每次服5克，用薄荷汤送服，服后吐出痰涎即可。

斑疹生翳　将粉霜适量，朱砂5克，共研为细末，然后用净水调好，滴入耳内即可。

灵砂

【别名】二气砂。

【释义】是用水银、硫黄混合炼制而成,其中水银的量要多一些,硫黄的量少一些。用灵砂喂食胡孙、鹦鹉、鼠、狗等,能够将它们的心改变,会说人类语言。

【性味】味甘,性温,无毒。

【功效主治】益气明目,养神安心,主治霍乱反胃,止烦满,升降阴阳,治心腹冷痛,上盛下虚,头旋吐逆。长久服用可以起到轻身、通血脉、延年益寿的作用。

附方

霍乱吐逆 用水银、硫黄各适量,研为末,每次服5克,用生姜汤送服即可。

脾疼反胃 灵砂、蚌粉各50克,将它们共同炒红,丁香、胡椒各49粒,研成末,用姜汁煮,半夏粉糊为丸。用姜汤送服,每次服20丸。

伏热吐泻 用硫黄半两,水银5克,然后将二药研成黑色,用姜汁糊成药丸。每次服3丸,用冷水送服即可。

冷气心痛 灵砂3分,五灵脂1分,共研为末,然后用稀糊做成药丸,每次服用20丸,用石菖蒲、生姜汤送服即可。

银朱

【别名】猩红、紫粉霜。

【释义】指的是硫黄和汞混合升炼而得到的物质,红色粉末状,久不褪色。

【性味】味辛,性温,有毒。

【功效主治】主治疥癣恶疮,能够起到破积滞、祛痰涎、散结胸、杀死虫及虱的功效。

附方

小儿内钓多啼 取银朱半钱,乳香、煨蒜各5克。所有材料共研为末,做成药丸。小儿每次服5丸,用薄荷汤送服即可。

汤火灼伤 把银朱研成末,然后用菜油调好,外敷于患处,多次使用即可痊愈。

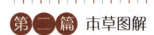

筋骨疼痛 猩红15克，枯矾20克。全部都研成细末，然后做成3个纸捻。早晨用一个捻蘸油点火，用来熏肚脐，盖好被子，发汗。

日久顽疮不收 银朱5克，取千年地下石灰适量，松香25克。全部材料都研成末，用香油50克调好，摊于纸上，外敷患处。

石钟乳

【别名】公乳、虚中、芦石、鹅管石、夏石、黄石砂。

【释义】是滴水石的一种，色白，稍微有点红。长在岩洞中，是山液流下慢慢形成的沉积物。

【性味】味甘，性温，无毒。

【功效主治】主治咳逆上气，寒嗽，五劳七伤，下焦伤竭，脚弱疼冷。能够起到安五脏、益气补虚、通利九窍、下乳汁的作用。长久服用可以达到益寿延年、抗衰老的作用。

附方

一切劳嗽 用石钟乳、雄黄、佛耳草、款冬花各等份，共研为末。然后每取用5克，就安香炉上焚，并将烟吹入喉中，1日2次。

石灰

【别名】石垩、希灰、白虎、矿灰。

【释义】将青石、石灰石等材料煅烧成灰而成。白色或灰色块状，也有粉状。

【性味】味辛，性温，有毒。

【功效主治】燥湿，杀虫，止血，定痛，蚀恶肉。治疥癣，湿疮，创伤出血，汤火烫伤，痔疮，脱肛，赘疣。内服止泻痢，崩带。

附方

落发不止、瘙痒 用石灰3升，然后水拌炒焦，用酒3升浸过，每次服用300毫升即可。

雄黄

【别名】石黄、黄金石、鸡冠石。

【释义】是一种矿石，含硫和砷等物质，块状或粉末状，黄色，没有杂色，可以入药。

【性味】味苦，性平、寒，有毒。

【功效主治】解毒杀虫，燥湿祛痰，截疟。治痈肿疔疮，蛇虫咬伤，虫积腹痛，惊痫，疟疾。

附方

突然中邪魔 雄黄末适量，共吹入鼻中即可。

鬼击成病，血漏腹中，烦满欲绝 雄黄粉适量，用酒送服，每日服3次，可化血为水。

慈石

【别名】玄石、处石、吸铁石。

【释义】多为粒块状，将其磨成针能够用来指南。淡紫色，能够吸引铁类物质。

【性味】味辛，性寒，无毒。

【功效主治】明目聪耳，益精除烦。主治小儿惊痫，男子肾虚风虚，止金疮血，消痈肿，除大热烦满，除烦躁，治筋骨羸弱，眼昏耳聋。

附方

阳事不起 慈石5斤，研为末，清酒浸泡好，每次服300毫升，白天3次，夜晚1次。

大肠脱肛 慈石25克，火煅醋淬，反复7次，研为末，空腹服下，用米汤送服，每次5克。

金疮肠出 以慈石、滑石各150克为末，用米汤送服，每日2次即可。

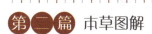

石炭

【别名】石黑、煤炭、焦石。

【释义】在我国的南北地区都有分布,用来炊煮、取暖。

【性味】味甘、辛,性温,有毒。

【功效主治】主治妇人血气痛,月经不通,诸疮毒,小儿痰痫。

附方

刀伤 用石炭捣成粉,然后外敷,疮口太深的,可以加入滑石。

误吞金银及钱在腹中不下 用石炭、硫黄各适量,然后研为细末,用酒送下即可。

月经不通 用石炭末5克,用水调成汤,送服,有效。

产后儿枕刺 用石炭、石膏各等份,研为末。每次服7.5克,用粥送服即可。

理石

【别名】肌石、立制石。

【释义】为硫酸盐类矿物石膏中的纤维石膏,白色纤维状,或针状,石膏中纹理长,细直如丝,明洁,微青色。

【性味】味辛,性寒,无毒。

【功效主治】润泽肌肤,强身健体,解烦毒,止消渴,利胃解烦,聪耳明目,抗衰老。

长石

【别名】方石、直石、土石。

【释义】形状和石膏相似,白色,有一定的纹理,烧时会发出声音。

【性味】味辛、苦,性寒,无毒。

【功效主治】主治身热,胃中结气。

方解石

【别名】黄石。

【释义】方解石的晶体，形状多种多样，有粒状、块状、纤维状等，白色，光洁。在自然界分布非常广泛。

【性味】味苦、辛，性寒，无毒。

【功效主治】主治胸中留热结气。

石脑

【别名】石饴饼、石芝、化公石。

【释义】指的是石脑芝在滑石中，需要将滑石打碎取得，然而，并不是所有的滑石当中都会出现。

【性味】味甘，性温，无毒。

【功效主治】主治风寒虚损，腰脚疼痛麻木，安五脏，益气。

第十六章 人部

牙齿

【释义】人类咀嚼食物的器官，白色，较为坚硬，人一生中长两次牙，2岁长齐，为乳牙，共20个；6岁脱落，新长的牙叫"恒牙"，共32个。

【性味】味甘、咸，性热，有毒。

【功效主治】可以起到除劳治疟，解蛊毒气，治痈肿、痘疮的作用。

附方

乳痈未溃 人牙齿烧灰研末，然后用油调好，外敷于患处即可。

人尿

【别名】小便、轮回酒、还元汤。

【释义】它可以游移精气，通调水道。可以入药。

【性味】味咸，性寒，无毒。

【功效主治】滋阴降火，止血散瘀。用于虚劳咯血，骨蒸发热，吐血，衄血，产后血晕，跌打损伤，血瘀作痛。

附方

蛇犬咬伤 以热尿淋在患处，即可治疗。
腋下狐臭 用自己的小便，趁热洗腋下，1日数次，多次使用即可。
突然腹痛 让小孩骑在患者腹部，用童子尿溺于脐中即可。
昏迷不醒 用童子尿，淋在脸上可以令醒。

爪甲

【别名】筋退。

【释义】手指或脚趾前端的角质硬壳，白色。

【性味】味甘、咸，性平，无毒。

【功效主治】主要治疗鼻出血、血尿及阴阳易病，同时还具有治破伤中风、催生、下胞衣的效果。

孕妇指甲

【功效主治】能够滋润肌肤，强壮身体，抗衰老，起到聪耳明目、轻身的作用。

附方

小儿腹胀 用父母指甲，烧为灰，然后敷于母亲乳房上，小儿吃母乳，病愈。

消除脚气 每到寅日剪手脚的指甲，贴紧肉剪可除脚气。

破伤中风 用手足十指甲，香油炒研，热酒进行调制，呷服，汗出即可。

人血

【别名】血。

【释义】人身上的血，在人体内流溢，布散于肌肤之中。红色，在人的血管内。

【性味】味咸，性平，有毒。

【功效主治】主治皮肉干枯，身起麸片。

附方

鼻出血不止 用白纸1张，将流出的鼻血接下，在灯上烧成灰，然后用井水冲服即可。

吐血不止 将吐出的血块，炒黑，然后研为末，并且用麦门冬加水调好，服用即可。

乳汁烧时 取酽醋，和产妇血一起调成丸，服用即可。

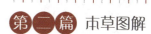

人胞

【别名】胞衣、胎衣、紫河车、仙人衣等。

【释义】人类的胎盘，生第一胎的入药效果最好。

胞衣

【性味】味甘、咸，性温，无毒。

【功效主治】虚损，羸瘦，咯血气喘，劳热骨蒸，遗精。

附方

五劳七伤，吐血羸瘦 用初生胞衣，将其洗净，然后用酒来煮烂，将其捣成泥，加白茯苓末，做成丸，每次服百丸即可。

久癫失志，气虚血弱 胎衣洗净，将其放入锅中，煮烂食用即可。

妇女月水

【别名】月经。

【释义】女子周期性的阴道排血，1月1次。

【性味】味咸，性平，无毒。

【功效主治】解毒，主治妇女劳疾。

月经衣

【功效主治】可以治瘀血。

胞衣水

【释义】把胞衣埋在地下，经过多年后会化为水，干净澄明。

【性味】味辣，性凉，无毒。

【功效主治】主治寒热不止，小儿丹毒，狂言乱语，止疟，解胎毒，敷脐疮。

附方

免痘患，解胎毒 小儿初生时，用本身的脐带烧灰，然后用乳汁调好，服用即可。

乳汁

【别名】奶汁，仙人酒。

【释义】未受孕的妇女，为月经；受孕后的妇女会逐渐变为白色，转化为乳汁。

【性味】味甘、咸，性平，无毒。

【功效主治】补五脏，润肌肤，令人肌肤白皙。

附方

男子女气，痰火上升，血衰；也治中风不语、偏瘫、手足疼痛、行动不便、食欲降低等病　用人乳2杯，色白味佳的最好，然后用1杯梨汁，将其和匀，并在银石器内将其煮沸。每日服1次即可。

月经不通　每天饮人乳300毫升，即可治愈。

中风不语，舌根强硬　用3年陈酱油500毫升，人乳汁500毫升，将其混匀，然后用生布绞汁。少量服用，即可治疗。

口津唾

【别名】灵液、神水、金浆、醴泉。

【释义】人口中的津液。

【性味】味甘、咸，性平，无毒。

【功效主治】能够起到聪耳明目、轻身、滋润肌肤、抗衰老的作用。另外，可以起到消肿解毒，治疮肿、疥癣的作用。

附方

手足发疣　选取粟米粉，将其在铁铛中炒好，研为末，然后用众人的唾液调和。外敷，即消。

腋下狐臭　用自己的唾液擦腋下数次，再用指甲去它的垢，热水洗手数遍。坚持下去，10天即可见效。

手指肿痛　唾液和白硇砂各适量。用面作碗，盛满唾液，加硇末少许，将痛指浸入，泡1天即可以治愈。

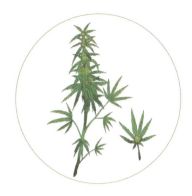

第三篇

百病主治

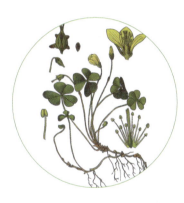

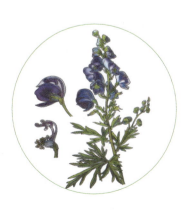

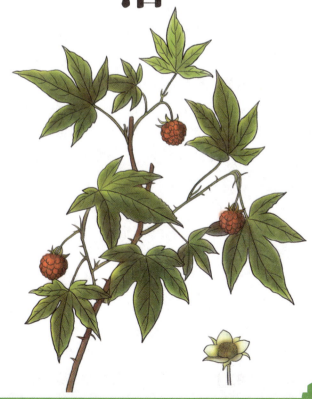

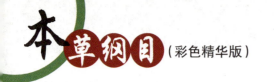

诸 风

【释义】包括有中脏、中腑、中经、中气、痰厥、痛风、破伤风、麻痹诸证。

【吐痰】方1：桔梗芦，将其研为末，用热汤送服，每次服用10克。**方2**：苏方木，用酒煎好，然后调入乳香末，服用即可，对于男女中风口噤不开，立刻吐出秽物非常有效。**方3**：胆矾末，用醋将其调好，然后灌服，即可。**方4**：苦茗茶，饮后探吐。**方5**：石胡荽，取它的汁，服用即可。**方6**：附子尖，研为末，茶水送服。

【贴㖞】方1：牛角，将其炙热，然后外熨即可。**方2**：乌头末，用龟血将其调好，然后外贴。**方3**：大蒜膏，贴在合谷穴为宜。**方4**：寒食面，用醋调好，然后外贴。**方5**：马膏、桂油、大麦面，用栝楼汁调好，外贴。**方6**：蓖麻仁，将其研捣为末，然后外贴。**方7**：伏龙肝，用鳖血调好，外贴。

【发散】方1：荆芥，能发散风热，祛除表邪，清头目，行瘀血。**方2**：水萍，治疗热毒风湿麻痹，左瘫右痪，三十六种风病，可将其制成蜜丸，然后用酒送服，取汗即可。**方3**：葱白，发散风寒风热风湿，治疗身体疼痛。**方4**：生姜，发散风寒风湿。**方5**：葛根，能发散肌表的风寒风热，能止渴。

【风寒风湿】方1：防风，治疗三十六种风证，能祛上焦风邪、头目滞气和经络留湿，治疗全身骨节疼痛，是除风去湿的仙药。**方2**：苍术，治大风麻痹，筋骨软弱，能散风除湿解郁。**方3**：牛蒡根，治风毒缓弱，浸酒服用。**方4**：白术，逐除风湿，治疗舌本僵硬，能消痰益胃。**方5**：石菖蒲，浸酒，服用，可治三十六种风，十二种痹，主治骨痿。**方6**：防己，治中风湿，不能言语，拘挛，口眼㖞斜，能清泻血中湿热。**方7**：白附子，治诸风冷气失音，头面游风，足弱无力。**方8**：秦椒，治风湿痹痛。**方9**：豆豉，浸入酒中，服用，治膝挛不遂，骨节疼痛。**方10**：大豆黄卷、巨胜，酿成酒，然后服用，治风痹疼痛。**方11**：蓖麻油，用酒将其煮好，每日服用，治偏风手足不遂，作膏服，可以通关，拔除风邪。**方12**：吴茱萸，放入锅中煎酒，治顽风痹痛瘙痒。**方13**：雄黄，祛除百节中的大风，搜肝气。**方14**：鳝鱼，逐除十二种风邪湿气，作肉羹食用取汗。**方15**：羊脂，治贼风瘘痛肿痛，能消除毒气，引药入内。

【风热湿热】方1：大黄，可以用来荡涤湿热，泻下一切风热。**方2**：胡麻，长期食用，能够起到不生风热的作用，风证病人宜食用。**方3**：龙葵，能祛风消热，可以让人睡眠减少。**方4**：钩藤，祛肝风心热，治成年人头晕，小儿十二种惊痫。**方5**：升麻，能祛皮肤肌肉风热。**方6**：绿豆，治浮风风疹。**方7**：竹沥，治突然中风痱，高热烦闷，失音不语，子痫风痉，破伤风噤，能养血清痰，适合与姜汁一起，服用即可。**方8**：侧柏叶，凡是中风不省人事、口噤不开、手足下垂的患者，取侧柏叶一把与葱白捣，酒煎服用，能祛风和气，不留后遗症。**方9**：白杨皮，治毒风缓弱，毒气停留皮肤中，浸酒服用。**方10**：槐实，治气热烦闷。**方11**：竹叶，治痰热，中风不语，烦热。

【痰气】**方1**：半夏，能消痰除湿。治疗痰厥中风，同甘草、防风一起放入锅中，共煎服。**方2**：木香，治中气不省人事，将其研末，服用能疏肝气，调诸气。**方3**：槟榔，能祛一切风，调一切气，宣利脏腑。**方4**：兰叶，洗浴治风痛。**方5**：牵牛子，祛除风毒，泻下一切壅滞。**方6**：陈橘皮，能理气除湿痰。**方7**：苏子，主治腰脚中湿风结气，能祛风顺气化痰，利膈宽肠。**方8**：麝香，能入骨，治疗风在骨髓。**方9**：白僵蚕，能散风痰。

【血滞】**方1**：丹参，祛除风邪留热，可以治骨节疼痛，四肢不遂。**方2**：麻仁，治中风汗出，能下气，逐除一切风邪，通利血脉。**方3**：地黄，能逐除血痹，填补骨髓。**方4**：虎杖，将其放入锅中，然后煮酒，服用，能治风邪停在骨节之间。**方5**：芍药，能治风，除血痹，泻肝，安脾肺。**方6**：桃仁，治血滞风痹，大便秘结。**方7**：乳香，治中风口噤，烧烟，用烟来熏治口眼㖞斜。**方8**：阿胶，治男女一切风病，骨节疼痛不遂。

【风虚】**方1**：黄芪，疗风虚自汗。**方2**：人参，补益元气，定魂魄，止烦躁，生津液，消痰。**方3**：沙参，去除皮肤肌肉浮风，宣除五脏风气，滋养肝气。**方4**：栗，治肾虚腰脚无力，每日食10颗。**方5**：云母粉，能治中风寒热，如在舟车中。**方6**：淫羊藿，治一切冷风，挛急不仁，老人昏乱。**方7**：菟丝子，能补肝治风虚，利腿脚。**方8**：石斛，治脚膝软弱，久冷风痹。**方9**：牛膝，治寒湿痿痹，拘挛膝痛，能强筋，补肝脏风虚。**方10**：松叶，治风痛脚痹，浸酒服用，引起出汗。**方11**：慈石，能治周痹风湿，肢节中痛，男女风虚，与白石英一起浸水，放入锅中，煮粥食用。**方12**：白及，去胃中邪气，治风痱不收，补益肺气。**方13**：乌鸡，能治中风舌强不语，烦热麻痹，放入锅中，加入酒，煮食。

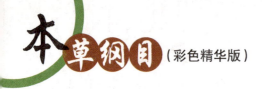

痉风

【释义】痉风即痉病，属太阳、督脉二经。其证发热口噤如痫，身体强直，角弓反张，甚则搐搦。伤风有汗者，为柔痉。伤寒湿无汗者，为刚痉。金疮折伤，痈疽产后，俱有破伤风湿发痉之证。

【风寒风湿】方1：葛根，治金疮中风伤寒，发痉病，欲死，放入锅中，煮汁，服用。**方2**：天南星，主治跌打损伤、金疮、破伤风和伤湿等出现的牙关紧闭，角弓反张，与防风混合，一起研末，加入热酒、小便，调好，服用，方名叫"玉真散"，服3剂即能苏醒。**方3**：龙齿，主治各种痉病。**方4**：当归，治客血内寒，中风痉，无汗。**方5**：手足爪甲，治破伤风，用油炒过，然后加入热酒，服用，出汗便痉愈。**方6**：白花蛇，治破伤中风，项强身直，与乌蛇、蜈蚣混合，共研末，服用。**方7**：细辛，治疗督脉病变出现的脊腰强直而昏厥。**方8**：僵蚕，治疗口噤，能发汗。**方9**：雀屎，治疗疮成白痂无血的破伤风，此病最为凶险，研末，然后用酒送服，每次服五分。**方10**：黑大豆，治疗破伤风湿，炒半熟后，研末，然后放在笼中蒸，用酒淋汁，服用，取汗，并将药敷在疮上。

【风热湿热】方1：黄连，治破伤风，放入锅中，用酒煎，加黄蜡烊化，服用。**方2**：杏仁，治金疮和破伤中风，角弓反张，杵末，然后放入笼中蒸，绞汁，服用。**方3**：人尿，治痉风和产后风痉，加酒，调好饮用。**方4**：蝉蜕，治破伤风病发热，放入锅中炒好，研末，加酒调好，送服5克，再用葱涎调药外涂，能去恶汗。

【外敷】方1：胡粉，治疮入水湿肿痛，与炭灰一起外敷。**方2**：薤白、韭叶，都能主治诸疮中风寒和水湿肿痛，捣烘好，外用，冷了就更换，或加用灸法引出脓水。**方3**：桑灰汁，治疮伤风水，入腹杀人。**方4**：猪肉，蒸熟，然后趁热外贴，连换3次，病势即消。

癫痫

【释义】有风热和惊邪之分，都兼有虚和痰。

【吐痰】方1：芭蕉油，能吐引起暗风痫的痰，治疗眩晕仆倒，饮用后不久即吐。**方2**：皂荚，用水浸好，然后揉搓取汁，并且熬成膏，另外加入麝香，将其摊开,晾晒,每次把一片化成浆水,灌入鼻中取涎。**方3**:白梅,研为末,用来擦牙,马上就可催吐,或加入白矾。

【风热惊痰】**方1**:钓藤,治突发痫病,与甘草一起放入锅中,煎服。**方2**:皂荚,能搜肝通肺,治疗五种风痫,烧研,与苍耳、密陀僧一起,混合调成丸,服用。**方3**:甘遂,治心风癫痫,痰迷心窍,与猪心一起煮好,食用即可。**方4**:乌鸦,治暗风痫疾,煅研后加入朱砂服用,不过10天即能痊愈。**方5**:紫河车,治惊痫癫疾,摇头弄舌,热在腹中。**方6**:苍耳,治疠风痫疾。**方7**:天南星,治疗风痫痰迷,需要放入锅中蒸熟,九蒸九晒,用姜汁做丸服用。**方8**:丹砂,与猪心一起放入锅中,同煮,与茯神做丸服用。**方9**:伏龙肝,治狂癫风邪,不识人,取末,放入水中,送服。**方10**:蚱蝉,治癫病寒热,小儿痫绝不能言。**方11**:黄连,能清泄心肝之火,去除心窍恶血。

【风虚】**方1**:石菖蒲,能开心窍,通九窍,出声音。**方2**:天麻,治小儿风痫,善惊失志,能补肝定风。**方3**:酸石榴,治小儿痫,酿蝎五枚,用泥裹好,煅烧,研为末,用乳送服五分。**方4**:白雄鸡及脑,治癫邪狂妄。

暑

【释义】暑有受暑中喝和受凉中暑之分。

【中喝】**方1**:胡麻,将其炒黑,然后用井水研磨,灌服。**方2**:热瓦,交替熨心窝处。**方3**:道中热土,堆壅在脐上,然后将人尿于土中,即可苏醒。**方4**:大蒜,与道中热土一起研捣,放入水中,搅,然后澄清服用。

【中暑】**方1**:雄黄,治暑毒在脾,湿气连脚,或痛或吐,或下痢或成疟,将其炼好,然后制作成丸,服用即可。**方2**:桂心,大解暑毒,与茯苓一起,研为末,然后做丸服用。**方3**:黄连,放入锅中,加入酒,煮好,制成丸,服用,主治伏暑在心脾,发热呕吐泻痢口渴诸病。

【泻火益元】**方1**:人参,治暑伤元气,大汗痿躄,与麦门冬、五味子一起煎服,大泻阴火,补元气,助肺肾。**方2**:麦门冬,能清肺金,降心火,止烦渴咳嗽。**方3**:苦茗,与姜一起放入锅中,煎好,饮用,或是与醋同饮,主治伤暑泻痢。

湿

【释义】有风湿、寒湿、湿热等。

【风湿】**方1**：蝎，治风淫湿痹，放入锅中，炒好，研为末，然后加入麝香，酒送服。**方2**：鳝鱼，除湿风恶气，做成肉汤羹食用。

【寒湿】**方1**：苍术，能除上中下三焦湿浊，发汗通利小便，逐水能力最强。**方2**：草乌头，能除风湿，燥脾胃，与苍术制煮做丸服用。

【湿热】**方1**：蚬子，能下湿热邪气。

火 热

【释义】有升散、泻火、缓火、滋阴等。

【升散】**方1**：柴胡，治疗虚劳发热，与人参一起放入锅中，加水，煎服。**方2**：白芷，能发散风寒身热，洗浴治小儿发热。**方3**：羌活，能散火郁治发热。**方4**：升麻，能解肌肉热，发散郁火。**方5**：水萍，治暴热身痒，能发汗。

【泻火】**方1**：黄芩，能泻肺和大肠火，治肌肉骨蒸等发热。**方2**：地骨皮，泻肺火、肾火、胞中火，补益正气，去有汗骨蒸，与防风、甘草同入锅中，然后一起煎服。**方3**：龙胆，泻肝胆火，清胃中伏热。**方4**：理石，泻营卫中大热烦毒。**方5**：灯笼草，治骨热肺热。**方6**：钩藤，平心肝火，通利小便。**方7**：沙参，清肺热。**方8**：石膏，除三焦肺胃大肠火，能解肌发汗退热，治潮热骨蒸发热，将其研为末，然后做丸散服。**方9**：连翘，泻少阳阳明三焦气分火热。**方10**：牛黄，清心肝火。**方11**：人屎，清解五脏实热，治骨蒸劳热。

【缓火】**方1**：黄芪，能泻阴火，补元气，去虚热。**方2**：甘蔗，能解热。**方3**：小麦，治邪热烦渴，能清心。**方4**：治阴虚火动而夹痰热的症，与五味子一起，研为末，然后做丸服。**方5**：葳蕤，治五劳七伤虚热。**方6**：栝楼根，能润肺降火化痰。**方7**：天门冬，治肺劳风热，研为末，然后做丸服。**方8**：梨，能消痰降火，凉心清肺。**方9**：乌梅，能下气除热。**方10**：人参，与黄芪、甘草一样，是益气泻火、除肌热烦热的圣药，是甘温除大热。

【滋阴】**方1**：当归，治血虚发热，口渴引饮，目赤面红，日夜不退，脉洪

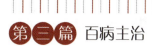

像白虎汤证一样的，与黄芪一同放入锅中，加入水适量，煎服。方2：玄参，疗烦躁骨蒸，能滋阴降火，与地黄功效相同。方3：熟地黄，治血虚劳热，产后虚热，老人虚燥。方4：牡丹，治少阴厥阴血分的伏火，能退无汗的骨蒸。

诸　气

【释义】怒则气逆，喜则气散，悲则气消，恐则气下，惊则气乱，劳则气耗，思则气结，炅则气泄，寒则气收。

【郁气】方1：马齿苋，疗诸气不调，放入锅中，加水煮粥，食用。方2：葱白，能除肝中邪气，通达上下阳气。方3：苍术，能消散气块，疏解气郁。方4：槟榔，能宣利五脏六腑壅滞，破除胸中一切结气，性与铁石一样。方5：榆荚仁，能消心腹恶气，增加食欲。方6：薄荷，能去愤气。

【痰气】方1：半夏，能消心腹胸胁痰热结气。方2：杨梅，能除愤愤恶气。方3：荞麦，能消气宽肠。方4：生姜，能去心胸冷热气。方5：山楂，行散结气。方6：柚皮，能消痰下气，去愤懑之痰，放入锅中，加入酒，煮后用蜜拌食，即可。方7：金橘，能下气快肠。方8：威灵仙，能宣通五脏，去心腹冷滞，推陈致新，治男女气痛，与韭根、乌药、鸡子一起放入锅中，然后煮酒服用即可。方9：桑白皮，能下气消痰。方10：龟甲，治结气不散，酒炙过，然后与柏叶、香附一起研为末，共做丸服。

【血气】方1：姜黄，能行血中之气。方2：郁金，行血气。

【冷气】方1：艾叶，去心腹一切冷气恶气，将其捣成汁，服用。方2：白芥子，去腹中冷气，放入锅中，微炒，制成丸服。方3：铜器，炙热，然后外熨，治冷气疼痛。方4：紫石英，去寒热邪气。方5：金屑，能破冷气。

痰　饮

【释义】痰有六，分别是湿、热、风、寒、食、气。饮有五，分别是支、留、伏、溢、悬，痰与饮都生于湿。

【风寒湿郁】方1：苍术，能消痰水，解湿郁。方2：橘皮，能除湿痰留饮，治呕哕反胃。方3：威灵仙，治心膈痰水，去宿脓久积。方4：白杨皮，浸入酒中，服用能化痰癖。方5：薄荷，是治小儿风涎的要药。方6：吴茱萸，祛厥阴痰涎。**方7**：艾叶，治口吐清水，放入锅中，加水，煎服。**方8**：白僵蚕，能散风痰治结核。**方9**：益智子，治上隔客寒，呕吐涎沫。**方10**：生姜，能除湿去痰下气。**方11**：白术，能消痰水，燥脾胃。**方12**：附子，治胃冷湿痰呕吐，与半夏、生姜一起研为末，然后做丸服用。**方13**：沉香，治冷痰虚热，与附子一起放入锅中，加水煎服。**方14**：麻黄，能散肺经火郁，止好唾痰喘。**方15**：人参，能治胸中痰，吐酸水，逆黄。

【湿热火郁】**方1**：贝母，能化痰降气，解郁润肺。**方2**：灵砂，治上盛下虚，痰涎壅逆。**方3**：竹沥，能去烦热，清痰养血，治痰在经络四肢和皮里膜外，不用此药则不达不行。**方4**：阿胶，能润肺化痰，利小便。**方5**：桑白皮，治上焦痰气。**方6**：牛黄，能化热痰。**方7**：茯苓，去膈中痰水，能淡渗湿热。

【气滞食积】**方1**：石膏，去食积痰火，煅好，研为末，然后用醋糊为丸，服用即可。**方2**：银杏，生食能降痰。**方3**：桑耳，治癖饮积聚，去留饮宿食，与巴豆一起放入锅中，蒸好，做丸服。**方4**：五灵脂，治痰血凝结，与半夏姜汁做丸服。

【荡涤】**方1**：牵牛，去痰饮宿脓。**方2**：巴豆，治寒癖宿食，大便闭塞不通，用酒煮3天3夜，煎丸用水送下，治风痰湿病，放在掌心取汗。

脾 胃

【释义】有劳倦内伤、饮食内伤、湿热和虚寒4种病变。

【劳倦】**方1**：柴胡，能轻身、除烦热，引清气从左上升。**方2**：葳蕤，能补中益气。**方3**：白术，放入锅中，加水熬膏，服有良效。**方4**：人参，治劳倦内伤，能补中气，泻邪火。**方5**：芍药，能泻肝，安脾肺，收胃气。**方6**：连翘，能去脾胃湿热。

【食滞】**方1**：肉桂，治食水果后腹胀，做饭丸吞7枚。**方2**：杏仁，治停食，用巴豆炒好，然后将其研为末，服用即可。**方3**：鳝头，将其烧好，服用，能去痞证，治食不消。**方4**：地黄，能去胃中宿食。**方5**：朴硝，治食饮热结。**方6**：食盐，治食酒肉过多胀闷，擦牙漱下，功效如汤沃雪。**方7**：橘皮，将其研末，加入水，在锅中煎饮代茶。

【酒毒】**方1**：食盐，用来擦牙，漱咽，能解酒毒。**方2**：猪肾，治酒积，掺入葛粉，炙食。**方3**：白蔹，治酒醉不醒，研子100毫升，然后用井水调好，送

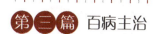

服即可。**方4**：菊花，治酒醉不语，研末，然后加入酒，调好送服。**方5**：雄黄，治饮酒成癖，遇酒即吐，与巴豆、蝎梢、白面一起做丸服用。**方6**：五灵脂，治酒积黄肿，加入麝香，共研为末，做丸服。**方7**：豉，与葱白一起，放入锅中，水煎服。**方8**：鹿茸，治饮酒成泄，冲任虚寒，与狗肾、白敛做丸服。

反 胃

【释义】以虚证为主，但有兼气、兼血、兼火、兼寒、兼痰、兼积的区别。病位在中焦和下焦。若食不能入，是有火，若食入反出，是无火。

【温中开结】**方1**：灵砂，是镇坠反胃的神丹。**方2**：铅灰，用醋蒸好，同时用蒸饼做丸服。**方3**：水银，与铅结砂，然后加入硫黄、官桂一起研为末，姜汁送服，能清镇反胃。**方4**：韭菜，炸熟，加盐、醋吃10顿，能治噎膈反胃。**方5**：生姜，放入锅中，取汁，煮粥食。**方6**：橘皮，西壁土炒，加姜、枣，水煎服。**方7**：木香，与丁香一起煎服，治反胃关格。**方8**：益智子，治客寒犯胃，唾沫多。**方9**：白豆蔻，治脾虚反胃，与丁香、缩砂、陈廪米相合，加入姜汁，然后作丸服。**方10**：蚌粉，姜汁送服。**方11**：鲫鱼，酿绿矾煅研服用。**方12**：五灵脂，狗胆汁做丸，用热姜酒磨服。

【和胃润燥】**方1**：人参，能止反胃吐食，可煎饮或煮粥食用，也可与半夏、生姜、蜜一起煎服。**方2**：地龙屎，与木香、大黄末，用水调好，送服，能止反胃。**方3**：牛羊乳，治反胃燥结，经常咽服，或加入汤剂中服。**方4**：棠梨叶，炒好，研为末，然后用酒送服，能止反胃。**方5**：甘蔗汁，与姜汁同饮，能止反胃。**方6**：石莲，加入少量肉豆蔻末，同时用蜜汤送服，能止反胃。**方7**：乌芋，主治五种噎膈气。**方8**：茅根，能治反胃上气，除胃中客热，与芦根一起煎汁，饮用即可。**方9**：马齿苋，饮汁。**方10**：牛涎，治噎膈反胃，用水送服2匙，或加入蜜，或加入麝香，或与糯米粉调和做丸，煮食。

呕 吐

【释义】有痰热、虚寒和积滞3种病证。

【痰热】**方1**：香附，治妊娠恶阻，与藿香、甘草一起加水煎服。**方2**：人乳，治新生儿吐乳，与蘘藤篾、少量盐一起煎汁，加入牛黄服用。**方3**：杨梅，止呕吐，除烦愦。**方4**：蝉蜕，治胃热呕吐，与滑石末一起，用水送服。**方5**：滑石，治突发呕逆，用汤送服10克。**方6**：石膏，治胃火上炎引起的呕逆。**方7**：枇杷，能止吐下气。**方8**：麦门冬，能止呕吐燥渴。

【虚寒】**方1**：藿香，是治脾胃吐逆的要药。**方2**：硫黄，治各种呕逆，与水银一起同研，姜汁糊丸，服用。**方3**：艾叶，治口吐清水，煎服。**方4**：蜀椒，能止吐杀虫。**方5**：苍术，能暖胃消谷，止呕吐。**方6**：生附子，治胃寒有痰，与半夏、生姜一起放入锅中，同煎服。**方7**：肉豆蔻，能温中下气止呕，能治小儿乳霍。**方8**：芥子，能治胃寒呕吐。**方9**：南星，能除痰下气止呕。**方10**：槟榔，治吐水。**方11**：白术，能治胃虚呕逆和产后呕吐。

【积滞】**方1**：香附子，能止呕吐，下气消食。**方2**：大黄，治口中常呕淡泔，煎服。

喘　逆

【释义】古名咳逆上气，有风寒、火郁、痰气、水湿、气虚、阴虚、脚气。

【风寒】**方1**：蜀椒，主治虚寒喘嗽。**方2**：款冬花，治咳逆上气，喘促气急，能除烦消痰。**方3**：羌活，治各种风湿冷所致的喘促气逆。**方4**：皂荚，治咳逆上气不能平卧，炙好，共研做蜜丸，每次服1丸。**方5**：巴豆，治寒痰气喘，用青皮1片，同时夹巴豆1粒，将其烧研，用姜汁、酒调好，送服，药入口则喘逆即止。

【痰气】**方1**：桔梗，治痰喘，研为末，在锅中加入童尿，煎服。**方2**：荞麦粉，治咳逆上气，与茶末、生蜜水送服，下气不止，咳逆即愈。**方3**：甘遂，治水气喘促，与大戟一起研末，每次服10枣丸。**方4**：雌黄，治痰停胃中，喘息欲绝，与雄黄一起，共研为末，然后做成大丸，在半夜时放到糯米粥中食用。**方5**：苏子，能消痰利气定喘，与橘皮相宜。**方6**：莱菔子，治老人气喘，做蜜丸，服用即可。**方7**：生姜，治暴逆上气，嚼服屡屡取效。**方8**：桃仁，治上气咳嗽喘满，研为汁，然后煮粥食用。**方9**：槟榔，治痰喘，研为末，服用。**方10**：阿胶，治肺风喘促，涎潮目窜，与紫苏、乌梅一起，放入锅中，煎服。**方11**：瓜蒂，能催吐痰涎。**方12**：大戟，治水喘，与荞麦面一起，研为末，制成饼食，取下利。**方13**：硫黄，治冷游在胁，咳逆上气。**方14**：猪蹄甲，治久咳痰喘，加入半夏、白矾煅好，研为末，服用。**方15**：银杏，能降痰，定喘，温肺，煨食。

【火郁】**方1**：生山药，治痰喘气急，将其捣烂，然后加入蔗汁，热服。**方2**：大黄，治突然喘急闷绝，流涎吐逆，齿动，是伤寒与热霍乱同病，与人参一起，放入锅中，加入水煎服。**方3**：石膏，治痰热喘急，与寒水石一起，共研为末，用人参汤送服。**方4**：沙糖，治上气喘嗽，与姜汁一起服用，共煎服。**方5**：茅根，治肺热喘急，用水煎服，叫"如神汤"。

【虚促】**方1**：猪肉，治上气咳嗽喘满，切成蒸饼状，用猪脂煎食。**方2**：韭汁，治喘息欲绝，饮服1升。**方3**：沉香，能治上热下寒喘急，如"四磨汤"。**方4**：五味子，治咳逆上气，用阿胶为佐药，能收敛耗散之气。**方5**：大枣，治上气咳嗽，酥煎含咽。

呃逆

【释义】有寒、热、虚、实4种。

【虚寒】**方1**：姜汁，治久病咳噎，连续发作四五十声，用汁和蜜一起放入锅中煎服，3次后即效。**方2**：石莲子，治胃虚呃逆，将其炒末，然后加入水送服。**方3**：旋覆花，治心中痞塞，噫气不止，与代赭石一起服用。**方4**：半夏，伤寒病出现呃逆，是危险的表现，用半夏50克，与生姜一起放入锅中，然后煎服。**方5**：橘皮，治呃逆，取100克去橘白煎服，或者加入丁香。**方6**：胡椒，治伤寒呃逆，日夜不止，这是寒气攻胃的结果，加入麝香酒，放入锅中，煎服。**方7**：麻黄，烧烟嗅吸则呃逆立止。**方8**：沉香，治胃冷久呃，与紫苏、白豆蔻末相合，热汤送服。

【湿热】**方1**：人参，治呕吐泻痢以后，胃虚膈热而引起的咳逆，与甘草、陈皮、竹茹一起放入锅中，然后煎服。**方2**：干柿，治产后呃逆心烦，水煮细呷。

噎膈

【释义】噎病在咽嗌部，其病因多成于气，有的夹痰，有的夹积；膈病在膈膜，其病因多责之于血，有的夹痰癖，有的夹痰血，有的夹虫。

【利气化痰】**方1**：半夏，治噎膈反胃，大便秘结，与白面、轻粉一起做丸，煮食，取利。**方2**：槟榔，治五膈五噎，与杏仁一起，放入锅中，加入童尿，煎服。**方3**：橘皮，治突然气噎，去橘白后焙研，然后用水煎服。**方4**：生姜，治咽中有物，吞吐不出，含药1个月即可治愈。**方5**：芦根，治五噎吐逆，煎服。**方6**：昆布，治气噎，咽中如有物阻，吞吐不出，用小麦煮过后，含咽。

【开结消积】**方1**：郁金，能破恶血，止痛。**方2**：紫金牛，治噎膈。**方3**：巧妇窠，治噎膈，将其烧好，研为末，然后用酒送服。**方4**：荞麦秸灰，淋浸洗净，加入蓬砂，一起服用，治噎食。**方5**：黑铅，治膈气，与水银、人言结砂，然后加入阿魏，做丸，服用。**方6**：梁上尘，主治噎膈食积。**方7**：韭汁，能去胃脘中积血。**方8**：鲫鱼，留胆去肠，酿煅末，服用。**方9**：大黄，治食后即吐，大便秘结，与甘草一起，放入锅中，加入水煎服。**方10**：威灵仙，治噎膈气，与蜜一起，放入锅中煎服。

咳 嗽

【释义】有风寒、痰湿、火热、燥郁等证。

【风寒】**方1**：钟乳石，治肺虚寒嗽。**方2**：石灰，治老幼突然咳嗽，与蛤粉一起混合，做丸服。**方3**：款冬花，是温肺治嗽的要药。**方4**：生姜，治寒湿咳嗽，烧好，含于口中即可。**方5**：百部，止突然咳嗽，浸酒服用。**方6**：细辛，能去风湿，泄肺破痰。

【痰湿】**方1**：天南星，治气痰咳嗽，与半夏、橘皮一起放入锅中，做丸服。**方2**：雄黄，治冷痰劳嗽。**方3**：莱菔，治痨瘦咳嗽，将其煮好，食用。**方4**：浮石，能清肺，化老痰，治咳嗽不止，研末服或做丸服。**方5**：橘皮，治痰嗽，与甘草一起，做丸，服用即可。**方6**：桑白皮，能去肺中水气，治咯血，与糯米一起研末服用。**方7**：丝瓜，能化痰止嗽，烧研，枣肉做丸服。**方8**：玄胡索，治老幼咳嗽，与枯矾和好，然后入汤中食用。**方9**：白僵蚕，治酒后痰嗽，微火烘烤，研为末，然后用茶水送服。

【痰火】**方1**：百合，治肺热咳嗽，用蜜蒸好，含服。**方2**：石膏，治热盛喘咳，与甘草一起，研为末，然后调服。**方3**：灯笼草，治肺热咳嗽咽喉疼痛，将其研为末，然后用汤送服，再用药末外敷咽喉部即可。**方4**：甘蔗汁，治虚热咳嗽涕唾，放入青粱米，加入水煮粥食。**方5**：石韦，治气热咳嗽，与槟榔一起，用姜汤送服。**方6**：甘草，能除火伤肺咳，治小儿热嗽，用猪胆汁浸炙好，做蜜丸，服用。**方7**：杏仁，除肺中寒热咳嗽，用童尿浸泡，研汁熬丸，酒送服。**方**

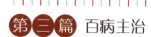

8：干柿，能润心肺，止热咳。**方9**：贝母，清肺消痰止咳，与砂糖一起，做丸食用。**方10**：百部，治热咳气逆，用火炙，加入酒，服用即可。**方11**：五倍子，能敛肺降火，止嗽。

【虚劳】**方1**：阿芙蓉，治久劳咳，与牛黄、乌梅诸药做丸服。**方2**：五味子，能收肺气，止咳嗽，是治火热的必用药。**方3**：仙灵脾，治劳气，三焦咳嗽，腹胀满，不能饮食，与五味子、覆盆子一起研为末，然后做丸服。**方4**：人参，能补肺气。**方5**：胡桃，能润燥化痰，治久咳不止，与人参、杏仁一起研为末，然后做丸服。**方6**：款冬花，能治肺热劳咳，咳声连连不绝，涕唾稠黏，是温肺治嗽最有效的药物。**方7**：生龟，治一二十年咳嗽不止，放入锅中，然后煮成汁，酿酒服。**方8**：猪肾，与椒一起煮食，治突然咳嗽。

【外治】**方1**：榆皮，治久嗽欲死，取1尺长短的榆皮在喉中提插，得吐脓血即愈。**方2**：熏黄，治三十年呷嗽，与木通、莨菪子一起烧烟，用筒外熏。**方3**：钟乳粉，治一切劳嗽，与雄黄、款冬花、佛耳草一起烧烟吸。

伤寒热病

【释义】寒是标，热是本，春为湿，夏为热，秋为瘴，冬为寒，自然界四季流行的疫疠。

【发表】**方1**：香薷，治四时伤寒不正之气，将其共研为末，然后用热酒送服，取汗。**方2**：丹砂，治伤寒时气，初起一二日，将其煮好，服用取汗。**方3**：牛蒡根，将其捣汁，服用，能发汗治天行时疾。**方4**：胡桃，与葱、姜研磨，然后用茶送服，能发汗。**方5**：杏仁，与醋一起放入锅中同煎，发汗，治时行温病。**方6**：胡麻，在锅中放入酒，一起煎服，能发汗。**方7**：浮萍，治夹惊伤寒，与犀角、钩藤研末服用取汗。**方8**：石膏，治阳明发热，能解肌发汗。

【攻里】**方1**：栝楼实，清利热实结胸。**方2**：巴豆，治寒热结胸。**方3**：千里急，主治天下疫气，将其放入锅中，然后煮汁服，取吐利。**方4**：甘遂，治寒实结胸。**方5**：芒硝，攻下痞满燥结。

【和解】**方1**：杏仁，宣利肺气。**方2**：吴茱萸，治厥阴头痛，口中多涎。**方3**：地黄，治温毒发斑，熬成黑膏服用。**方4**：腊雪，解伤寒时气温疾大热。**方5**：芦根，治伤寒内热，时疾烦闷，将其煮成汁，然后服用。**方6**：滑石，解利四时一切伤寒，与甘草末一起，调好服用。**方7**：豆豉，治伤寒头痛，寒热瘴气，以及汗后不解，身热懊侬，与栀子一起，放入锅中煎服。**方8**：猪膏，治伤寒时气，温水送服1弹丸，每日3次。**方9**：薏苡仁，治风湿痛。**方10**：桐木皮，治伤寒发狂，放入锅中煎服，取吐利。**方11**：干姜，治痞湿和下痢。**方12**：大枣，调和营卫。**方13**：苦参，治热病狂邪，不避水火，研为末，制成蜜丸服用。**方14**：槟榔，治伤寒痞满结胸，研末服。**方15**：芰实（即菱角），治伤寒积热。**方16**：青黛，治阳毒发狂和天行头痛寒热，水研服用。**方17**：百合，治百合病。或同薄荷汁一起服，治热瘴昏迷。**方18**：铁粉，治阳毒发狂，与龙胆草一起，用磨刀水将其送服。**方19**：虎杖，治时疫流毒攻手足，手足肿痛欲断，煮汁渍洗即可。**方20**：海蛤，治伤寒血结，与芒硝、滑石、甘草一起调好，服用。**方21**：赤小豆，能除湿热。**方22**：牛黄，治天行热病。**方23**：阿胶，治热毒下痢。

【温经】**方1**：胡椒，治阴毒，与葱白、麝香和醋做挺，插入茎内，出汗即愈。**方2**：鸡屎白，治阴毒，与黑豆、乱发、地肤子一起放入锅中，炒焦，然后放入酒中服，取汗。**方3**：干姜，治阴毒，与附子同用，则补中有发。**方4**：雄黄，治阴毒，配入汤药。**方5**：附子，治三阴经证和阴毒伤寒，阴阳易病。**方6**：乌药子，治阴毒，将其炒黑，然后用水煎服，取汗。**方7**：葱白，治阴毒，将其炒热，然后熨脐即可。**方8**：草乌头，治阴毒，插入谷道中。

【食复劳复】**方1**：芦根，治劳复食复，将其煮成汁，服用。**方2**：胡粉，治食复劳复，用水送服，服用少量。**方3**：鳖甲，治食复劳复，烧研末，然后用水送服。**方4**：枳壳，治劳复发热，与栀子、豉一起，用浆水煎好，服用即可。

痢

【释义】有积滞、湿热、暑毒、虚滑、冷积、蛊毒等。

【积滞】**方1**：巴豆，治积痢，与杏仁做丸服。**方2**：莱菔，取汁，然后同蜜调好，食用，干莱菔则嚼食，能治噤口痢。**方3**：硇砂，治各种积痢，加巴豆、朱砂，做蜡丸服。**方4**：槟榔，能消食下气，治下痢后重有神效。**方5**：腻粉，能消积滞，与定粉一起混合做丸服，止血痢。**方6**：黄丹，能消积止痢，与蒜一起服用。**方7**：山楂，将其煮食，可以止痢。**方8**：荞麦粉，能消积垢。

【湿热】**方1**：天蓼，将其研末，服用，能止气痢。**方2**：小豆花，治热痢，加豉汁做羹食。**方3**：柴胡，治积热痢，在锅中加黄芩，然后加入一半水一半酒，煎服。**方4**：葱白，治下痢腹痛，放入锅中，煮粥，食用，也可煮鲫鱼做成

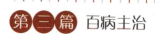

易藏的食物食用。**方5**：青蒿，治冷热久痢，与艾叶、豆豉一起混合，做成饼，煎服即可。**方6**：山苏，将其研为末服，止休息痢。**方7**：豆豉，将其炒焦，然后用酒送服，服药即可安定。**方8**：胡黄连，治热痢，以饭做丸服。**方9**：豆腐，治休息痢，然后用醋煎服即可。**方10**：大青，治热病下痢危困重笃之证，与甘草、胶、豉、赤石脂一起放入锅中，煎服。**方11**：丝瓜，治酒痢便血，将其烧为灰，用酒送服。**方12**：木耳，治血痢，用姜醋煮食，也可以烧灰水送服。**方13**：麝香，米汤送服，治下痢腹痛，酒煎服。**方14**：木槿花，治噤口痢，放入锅中，煎面食用。

【虚寒】**方1**：人参，治冷痢厥逆，与诃子、生姜一起放入锅中，同煎服。**方2**：乳腐，治赤白痢，用浆水在锅中煮食。**方3**：苍术，治久痢，与川椒一起研为末，然后做丸服。**方4**：鹿角，治小儿痢，烧好，与发灰同服。**方5**：草乌头，治寒痢，用半生半烧，醋糊为丸，服用即可。**方6**：玄胡索，治下痢腹痛，用酒送服10克即可。**方7**：厚朴，能止泻痢，厚肠胃，治水谷痢，与黄连一起服用即可。**方8**：小豆花，治痢后气满不能饮食，煮好，食1顿即愈。**方9**：山药，取半生半炒，将其研末，服用，能治噤口痢。**方10**：大蒜，治小儿痢和噤口痢，与冷水同服，或与黄丹做丸服。**方11**：蜂蜜，治赤白痢，和入姜汁服用。**方12**：胡椒，治赤白痢，与绿豆做丸服。**方13**：桃胶，治产后痢下腹痛后重，与沉香、蒲黄末同服。**方14**：皂荚刺，治风入大肠，久痢脓血，与枳实、槐花做丸服。**方15**：火麻叶，治冷痢，下痢白冻，研为末，冷水送服。**方16**：浮麦，和面做饼食用。**方17**：鲤鱼，治突然下痢，烧灰，饮服。**方18**：鸡卵，治久痢产后痢，醋煮食用。**方19**：当归，治久痢，与吴茱萸炒过做蜜丸服。**方20**：羊脂，治下痢腹痛，同阿胶煮粥食。**方21**：羊肝，治冷滑久痢，逐片掺上缩砂末，焙研，加入等份干姜末，做饭丸服。**方22**：乌头，治久痢，烧研做蜡丸服。

【止涩】**方1**：五倍子，治久痢，半生半烧，将其研为末，然后做丸服，或加入枯矾。**方2**：罂粟，与壳同炙，做蜜丸服用即可。**方3**：赤松皮，治三十年痢，研面一斗，然后和入做粥食。**方4**：乌梅，能止渴，除冷热痢，放入锅中，用水煎服。**方5**：石灰，治十年血痢，熬黄澄水，1日3服。**方6**：荔枝壳，与橡斗、榴皮、甘草一起服用即可。**方7**：大枣，治疳痢，和光粉一起烧好，食用即可。**方8**：苦茶，治热毒痢，将其研为末，服用，或者同醋，或同姜一起煎服。**方9**：金樱子，治久痢，与粟壳一起研为末，做丸服。**方10**：赤石脂，研末服，治冷痢，加干姜做丸服。**方11**：白石脂，治小肠游便血，用米汤送服。**方12**：梅叶，将其放入锅中，煮汁服，能止休息痢。**方13**：狼把草，治久痢、血痢、

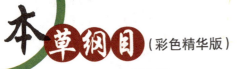

疳痢，或煎服或研末服。

【外治】方1：木鳖子，取6个研细，把热面饼挖孔，然后在上面放少量药末，趁热贴在肚脐上，过一会再换药，下痢即止。**方2**：针砂，与官桂、枯矾相和，水调贴在脐上。**方3**：黄丹，与蒜同捣，然后封在脐上，再贴足心。**方4**：田螺，加麝香一起捣烂，贴在脐上。**方5**：芥子，与生姜同捣为末，膏封贴在脐上。

霍 乱

【释义】 有湿热和寒湿之分，有夹七情内伤和六气外感之别。

【湿热】方1：木瓜，治霍乱呕吐腹泻剧烈，转筋不止，用水煎好服用，或酒煎服。**方2**：玄精石，治冷热霍乱，与硫黄、半夏一起研为末，然后做丸服。**方3**：硝石，与硫黄、滑石、矾石、白面做丸服，能治暑季吐泻等病。**方4**：白矾，用沸汤送服10克即可。**方5**：芦根茎叶，治霍乱烦闷，用水煮取汁服即可。**方6**：水银，不论冷热吐泻霍乱，均可与硫黄研末服用，也可做丸服。**方7**：土蜂窠，治小儿吐泻，炙好，研服即可。**方8**：大豆，治霍乱腹部胀痛，生研，然后用水送服。**方9**：香藕，治霍乱转筋腹痛，放入锅中水煮，取汁服用。**方10**：乌梅，治吐逆霍乱，能下气消痰止渴。**方11**：槐叶，与桑叶、甘草一起放入锅中，然后煎饮。**方12**：地浆，治干霍乱欲死，饮用即愈。**方13**：白扁豆，治霍乱吐痢不止，将其研末，然后用醋送服即可。**方14**：黑铅，与水银一起结砂，然后做丸服用即可。**方15**：干苔，治霍乱呕吐不止，煮汁服。**方16**：朱砂，治霍乱转筋昏迷，心下微温，用朱砂100克和蜡150克烧烟，熏治使汗出，可以令其苏醒。**方17**：石膏，治小儿伤热，呕吐泻下物，将其呈黄色，然后与寒水石、甘草末一起服用即可。**方18**：苏子紫苏，用水煮服即可，可以治霍乱胀满。

【寒湿】方1：藿香，治霍乱腹痛垂死，与橘皮一起放入锅中，同煎服。**方2**：胡蒜，治转筋，将其捣烂，贴在足心。**方3**：南星，治呕吐泻下厥逆，不省人事，将其研为末，然后与姜、枣同一起煎服即可，再用醋调外贴脚心。**方4**：干姜，治霍乱转筋，用茶水送服5克。**方5**：高良姜，能温中消食下气，治霍乱腹痛，将其炙香，然后放入锅中煮酒服。**方6**：艾叶，治霍乱转筋，放入锅中水煎服。**方7**：诃黎勒，治风痰霍乱，研末，然后用酒送服，小儿做汤服。**方8**：葱白，治霍乱转筋，与枣一起煎服即可。**方9**：木香，治霍乱转筋，研末，然后用酒送服即可。**方10**：人参，止霍乱呕吐下利，将其放入锅中煎汁，然后加入

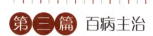

鸡子白服用，或加丁香，或加桂心。**方 11**：桃叶，能止霍乱腹痛，放入锅中煮汁服。**方 12**：胡椒，吞服 14 粒，或与绿豆一起研为末，服用。**方 13**：醋，治霍乱呕吐下利，或没有吐利，放入锅中，水煎服。**方 14**：海桐皮，治中恶霍乱，放入锅中水煎服。**方 15**：铜器，治霍乱转筋腹痛，炙热外熨。

【积滞】**方 1**：大黄，与巴豆、郁金一起做丸服用，能治干霍乱。**方 2**：陈仓米，治呕吐泄泻，与麦芽、黄连一起煎服即可。**方 3**：樟木，治干霍乱不吐不利，加水煎服，催吐。**方 4**：百齿霜，治小儿霍乱，用水送服少量。

疟

【释义】有暑热、寒湿、痰食、吐痰、外治等。

【暑热】**方 1**：牛膝，治久疟劳疟，用水煎好，每日服用。**方 2**：龟壳，断疟，烧好，研为末，然后用酒送服。**方 3**：马兰，治诸疟寒热，将其捣烂，取汁，在发作日早晨服。**方 4**：青蒿，治虚疟寒热，将其捣烂，取汁服。**方 5**：人参，治虚疟食少，必须与白术同用。**方 6**：苍耳子，治久疟不止，用酒糊为丸，服用即可。**方 7**：冬霜，治热疟，用酒送服 5 克。**方 8**：蚯蚓，治热疟狂乱，与薄荷、姜、蜜一起混匀，然后服用。**方 9**：牡蛎，治牡疟，与麻黄、蜀漆、甘草一起放入锅中，然后加水煎服。

【寒湿】**方 1**：干姜，将其炒黑，然后在发作的时候用酒送服。**方 2**：桂心，寒多者加用，与青蒿一起用，视寒热多少，研为末，姜酒送服。**方 3**：草乌头，治深秋久疟，病气进入腹中，腹胀食少，与苍术、杏仁一起放入锅中，煎服。**方 4**：猪脾，治虚寒疟，与胡椒、高良姜、吴茱萸一起研为末，做馄饨食。**方 5**：附子，治五脏气虚、痰饮结聚引起的疟病，加红枣、葱、姜、水煎，冷服。**方 6**：橘皮，治痎疟，用姜汁浸煮，焙干，研为末，与枣同煎服。**方 7**：丁香，治久疟，与常山、槟榔、乌梅同用，将其浸入酒中服用。**方 8**：云母石，治牝疟，但寒不热，与龙骨、蜀漆做散服。**方 9**：高良姜，治脾虚作疟，与炮干姜一起研为末，然后用猪胆汁做丸服。**方 10**：山羊肉，治久疟，做肉脯食用。**方 11**：驴脂，治多年疟，与乌梅做丸服。

【痰食】**方 1**：黄丹，能坠痰消积，治各种疟，将其用蜜水调好，每次服 5 克。**方 2**：白僵蚕，治痰疟，制成丸，服用。**方 3**：槟榔，能消食辟瘴，与酒蒸好，做丸服，叫"胜金丸"，或加穿山甲。**方 4**：桃花，将其研末，服用，以利下为度。**方5**：芫花，治久疟癖结在胁，与朱砂一起做丸服用。**方6**：矾红，治食疟，与蒜做丸服。**方7**：绿矾，治阴疟，加干姜、半夏，用醋汤送服。**方8**：大黄，治败血痰水过多，应下而没有下尽，须再用下法的，必须用此药佐常山。**方9**：夜明砂，治五疟不止和胎前疟，用冷茶水送服，每次服用10克，或加朱砂、麝香，做丸服。

【邪气】**方1**：桃枭，加入水，然后做丸服，治五种疟，与巴豆、黑豆、朱砂做丸服。**方2**：疟龟，治痃疟，烧好，外服即可，或用来洗浴，或用来佩戴。

【吐痰】**方1**：石胡荽，捣烂，取汁服用。**方2**：离鬲草，捣烂，取汁服用。**方3**：三白草，捣烂，取汁服用。

【外治】**方1**：吴葵华，用手揉搓。**方2**：野狐粪，与夜明砂一起，用醋糊成丸，放入掌中嗅。**方3**：乌头末，在疟病发作时，用酒调好，然后涂在后背上。**方4**：燕屎，泡酒熏鼻。**方5**：鱼腥草，将其擦洗干净身体，然后取汗。

心下痞满

【释义】胸痛的为结胸胸痹，胸不痛的为痞满。因误下而结的，从虚和阳气下陷而治；不因误下而结的，从气实、湿痰、郁热或饮食不化等方面着手治疗。

【湿热气郁】**方1**：桔梗，治胸胁刺痛，同枳壳一起煎服即可。**方2**：皂荚，能破痰囊，欲使腹胀满消退，煨做丸，服用，取利。**方3**：贝母，主治胸胁逆气，能消散心胸郁结之气，可以用姜汁炒好，然后做丸服。**方4**：大黄，能渗泄湿热，除心下痞满，治伤寒用下法过早，出现心下痞满而不疼痛，与黄连一起放入锅中，同煎服。**方5**：香附子，能通利三焦，解六郁，消饮食痰饮，治一切气病，与砂仁、甘草末一起服用。**方6**：泽泻，主治痞满，能渗利湿热，与白术、生姜一起放入锅中，煎服。**方7**：木香，治阳衰气胀懒食，与诃子，用糖和好，制作成丸服。**方8**：枳实，治突然胸痹疼痛，研为末，每日服用。**方9**：柴胡，治伤寒心下诸种痰热结实，能除胸中邪气，消心下痞，治胸胁痛。**方10**：茯苓，治胸胁气逆胀满，与人参一起，放入锅中，煎服。

【痰食】**方1**：神曲，与苍术做丸服，能除痞满食气。**方2**：槟榔，治伤寒痞满没有疼痛之症，与枳实一起研为末，用黄连汤送下。**方3**：牵牛，消胸膈食积，用药末50克，加巴豆霜，然后做丸服。**方4**：缩砂，治痰气膈胀，用萝卜汁浸好，焙干，研为末，然后煎服。**方5**：生姜，治心下坚痞，与半夏一起放入锅

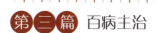

中，然后同煮服。**方6**：白芥子，治冷痰痞满，与白术做丸服。**方7**：青橘皮，治胸膈气滞，与茴香、甘草、白盐一起研末，点服。**方8**：泽漆，治心下有杯样的伏瘕，与大黄、葶苈共研末，然后做丸服。**方9**：巴豆，治阴证寒实结胸，大便不通，取巴豆适量，贴在脐上再灸。

【脾虚】**方1**：人参，治心下结硬，但按之柔软，常觉痞满，多食便呕吐，气牵引前后，噫气呃逆不除，这是思虑郁结所致，与去白橘皮，一起做丸服。**方2**：苍术，能除心下急满，解郁燥湿。**方3**：远志，能去心下膈气。**方4**：羊肉，治老人膈痞不能饮食，与橘皮、姜、面混合，然后做肉羹，服用即可。

胀 满

【释义】有湿热、寒湿、气积、食积和血积之分。

【湿热】**方1**：桔梗，治腹满肠鸣，伤寒腹胀，与半夏、橘皮一起放入锅中，加水煎服。**方2**：皂荚，治胸腹胀满，煨研为末，然后做丸服，取下利有妙效。**方3**：野鸡，治心腹胀满，与茴香、马芹等药，放入蒸饼，并且做成馄饨食用。**方4**：厚朴，治腹胀脉数，与枳实、大黄一起煎服即可。**方5**：半夏，能消心腹痰热满结，除腹胀，治小儿腹胀，用酒调好，和为丸，然后用姜汤送下，再用姜汁调好药末即可，贴在脐中。**方6**：猪血，治中满腹胀，进早饭则不能食晚饭，晒干，将其研为末，然后用酒送服，取下利。**方7**：荠菜子，能治腹胀，根，主治胀满腹大，四肢枯瘦，小便短涩，用根同甜葶苈做丸服。**方8**：枳壳，能逐水消胀满，下气破结，治老幼气胀，气血凝滞，服用4丸。

【寒湿】**方1**：益智子，治腹胀突作腹泻，日夜不止，放入锅中加水煎汤服，泄泻即止。**方2**：丁香，治小儿腹胀，与鸡屎白研为末，然后做丸服。**方3**：附子，治胃寒气满，不能传化，饥而不食，加人参、生姜末，在锅中加水煎服。**方4**：胡椒，治虚胀腹大，与全蝎做丸服。

【气虚】**方1**：香附子，治诸气胀满，与缩砂、甘草一起研为末，然后服用。**方2**：败瓢，酒炙三五次，烧好，共研为末，然后服用，治中满鼓胀。**方3**：生姜，能下气，消痰喘胀满，也可纳入下部外导。**方4**：山药，治心腹虚胀，手足厥逆，或过服苦寒药物而病，取半生半炒，将其研为末，然后用米饮用，送服即可。**方5**：莱菔子，治气胀气蛊，取汁浸缩砂炒7次，研为末服。**方6**：槟榔，治腹胀，将其生捣为末，服用即可。

【积滞】**方1**：钢铁，主治胸膈气塞，不化饮食。**方2**：胡椒，治腹中虚胀，与蝎尾、莱菔研为末，然后制成丸，服用即可。**方6**：车脂，治少年小儿腹胀，与轮下土同服。**方3**：神曲，治三焦滞气，与莱菔子一起放入锅中，同煎服。**方4**：蘖米，治产后腹胀，不能坐卧，用酒送服100毫升，得矢气即愈。**方5**：马鞭草，治鼓胀烦渴，身干黑瘦，锉末，放在太阳下暴晒，然后用水煮服。**方7**：胡粉，能化积消胀，治小儿腹胀，盐炒后摩擦腹部。**方8**：刘寄奴穗，治血气胀满，研为末，用酒调好，然后服15克，是破血下胀的仙药。**方9**：黑盐，治腹胀气满，用酒送服六铢。**方10**：盐治食酒肉过多，胀满不快，用盐擦牙，然后再用温水漱下，两三次胀满即消。**方11**：猪项肉，治酒积，面黄腹胀，与甘遂一起捣烂，然后做丸服。

脚 气

【释义】有风湿、寒湿、湿热和食积4种。

【风寒湿气】**方1**：忍冬，治脚气筋骨牵引作痛，用热酒送服药末。**方2**：乳香，与血竭、木瓜一起捣烂，然后制成丸服，主治新久脚气。**方3**：苏子，治风湿脚气，与高良姜、橘皮捣烂，制成丸服。**方4**：菝葜，用酒浸服。**方5**：猪肚，将其烧研好，然后用酒送服。**方6**：槟榔，治风湿脚气冲心，昏不识人，将其研为末，同时用童便调好，送服。**方7**：吴茱萸，能治寒湿脚气，宽利大肠壅气。**方8**：乌药，治脚气牵掣作痛，将其浸入酒中，服用。**方9**：松节，治风虚脚痹疼痛，酿酒，饮用。**方10**：硫黄，用牛乳，放入锅中煎服。**方11**：薏苡仁，治干湿脚气，煮粥食用，很有效验。**方12**：牛皮胶，炒好，研末，然后用酒送服，则寒湿脚气疼痛立即停止。

【湿热流注】**方1**：赤小豆，与鲤鱼一起，放入锅中，煮食，能除湿热脚气。**方2**：郁李仁，治脚气肿喘，大小便不利，与薏苡仁同入锅中，煮粥食用。**方3**：巴戟天，治经常饮酒的人患脚气，炒过后再同大黄一起炒研，并且做蜜丸服用。**方4**：大麻仁，治脚气腹痹，浸酒，服用。**方5**：甘遂，能泻肾脏风湿下注，治脚气肿痛生疮，和木鳖子共入猪肾中，在锅中煨食，取下利。**方6**：木瓜，治湿痹脚气冲心，加水煎服。**方7**：桃仁，治脚气腰痛，研为末，然后用酒调好，送服，一夜间疼痛即消。**方8**：威灵仙，治脚气入腹，胀闷喘急，研为末，用酒调好，送服，每次服用10克，或做丸服，当疼痛减轻时服药量也减。

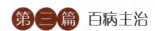

【敷贴】方1：羊角，烧好，研为末，用酒调外敷，取汗，则脚气永不发作。方2：乌桕皮，治脚气生疮有虫，研末，外敷。方3：木瓜，用袋盛放，将足踏在袋上。方4：蜀椒，装入袋中，将足踏在袋上。

【熨熏】方1：麦麸，用醋蒸趁热熨。方2：食盐，蒸热后双足踏在上面，或是擦在腿膝上再外洗，都有良效。方3：蓖麻叶，蒸好，然后用来裹足，频频更换。方4：荆叶，蒸热后卧在叶上，取汗。方5：蚕砂，蒸热后外熨。

虚 损

【释义】有气虚、血虚、精虚、五脏虚、虚热、虚寒6种病证。

【气虚】方1：五加皮，治五劳七伤，采收茎叶，将其研为末，服用即可。方2：补骨脂，治五劳七伤，能通命门，暖丹田，用脂麻炒好，然后制成丸服。方3：青蒿，治劳热在骨间作寒热，用童尿熬成膏，然后研为末，服用即可。方4：石斛，治五脏虚羸瘦，能长肌肉，壮筋骨，锁涎。方5：忍冬藤，久服能轻身、延年益寿，可在锅中加水煮汁，酿酒饮服。方6：黄精，能治五劳七伤，能益脾胃，润心肺，九蒸九晒食用。方7：蚕蛹，炒食，能治劳瘦，杀虫。方8：大麻子，治虚劳内热，大小便不利，放入锅中，加水煎服。方9：莲实，能补虚损，交通心肾，固藏精气，通利耳目，厚肠胃，用酒浸过，然后放入猪肚中，用水煮好，做丸服。方10：人参，治虚劳发热，与柴胡一起放入锅中，加水煎服。方11：女贞实，治虚损百病，与旱莲、桑葚做丸服。方12：枸杞虫，能起阳益精，与地黄共捣烂，制成丸服。方13：青木香，气劣不足，与补药同用则能补，与泻药同用则能泻。方14：猪肚，与人参、粳米、姜、椒一起煮食，能补虚。

【血虚】方1：地黄，与人参、茯苓一起，放入锅中，熬为膏，名"琼玉膏"。方2：羊肝，与枸杞根汁一起，混合，调匀做羹食用。方3：泽兰，治妇人多产劳伤体瘦，男子面色发黄，制成丸服用即可。方4：羊脂，治产后虚羸，加地黄汁、姜汁、白蜜煎服。方5：麦门冬，治男女血虚，与地黄一同熬膏服。方6：羊胃，治久病虚弱消瘦，与白术一起煮饮。

【精虚】方1：菟丝子，治五劳七伤，能益精补阳，与杜仲一起做丸服。方2：何首乌，能补益精血气，长久服用可以让人有子。方3：鹿茸，研为末，同酒一起，放入锅中熬膏服用。方4：羊肾，治虚劳精竭，做肉羹食用。方5：鹿茸，治虚劳像疟一样寒栗，四肢酸痛，腰脊疼痛，小便频数，与当归一起捣烂，然后制成丸服。**方6**：白胶，与茯苓一起做丸服。**方7**：慈石，能养胃益精，补五脏，与白石英一起，共入锅中，浸水煮粥，每天食用。

消 渴

【释义】上消为少食，中消为多食，下消则小便像膏油一样。

【生津润燥】**方1**：炖鸡汤，澄清饮汁，不过3只鸡，消渴即止。**方2**：王瓜子，饭后嚼食，每次服用150克。**方3**：白芍药，与甘草一起放入锅中，同煎服，1日3次，患消渴10年的病人也可痊愈。**方4**：五倍子，能生津止渴，研为末，然后用水送服，1日3次。**方5**：波棱根，与鸡内金一同研末，用米饮送服，经常服用，治消渴每天饮1石水的病证。**方6**：乌梅，能止渴生津，微研为末，然后水煎，加入豉再煎服。**方7**：牛蒡子、葵根，治消渴，小便不利，煎服。**方8**：黄栝楼，用酒洗好，然后熬成膏，加白矾做丸服。

【降火清金】**方1**：铅白霜，与枯矾一起做丸服用即可。**方2**：猪脬，烧好，研为末，酒送服。**方3**：紫葛，治产后烦渴，放入锅中，煎水服用。**方4**：苏子，治消渴变成水病，与萝卜子一起研末，然后用桑白皮汤送服，1日3次，则水从小便泄出。**方5**：乌豆，入牛胆中过100天，取出吞服。**方6**：大豆苗，酥炙，研末，服用即可。**方7**：冬瓜，能利小便，止消渴。**方8**：浮萍，捣烂，取汁服用，与栝楼根做丸服。**方9**：桑白皮，将其煮汁即可。**方10**：黑铅，与水银结成泥状，取豆大的含入口中咽汁。**方11**：麦门冬，治心肺有热的消渴，与黄连一起，制成丸服。**方12**：浮石，放入锅中，煮汁服用即可，与青黛、麝香同服。**方13**：石燕，放入锅中，煮汁服用，治久病消渴。**方14**：蚕茧，放入锅中，煮汁，饮服。**方15**：田螺，浸水饮用。**方16**：黄檗，能止消渴，治尿多能食，煮汁服。

【补虚滋阴】**方1**：白扁豆，用栝楼根汁调好，然后制成丸服。**方2**：香附，治消渴多年不愈，与茯苓一同捣烂，研为末，天天服用。**方3**：牛膝，治下虚消渴，用地黄汁浸泡晒干，然后做丸服。**方4**：人参，能生津液，止消渴，研为末，然后用鸡子清调好，做丸服用即可。**方5**：韭菜，淡煮，吃到10斤便会取效。**方6**：鲫鱼，将其酿成茶，然后煨食即可。**方7**：黄芪，治各种虚证口渴，生痈或痈后作渴，与半生半炙粉草一起研末服用即可。**方8**：雄猪肚，将其煮汁服用即可。**方9**：牛髓牛脂，与栝楼汁一同熬膏服用。**方10**：兔及头骨，将其煮汁服用即可。

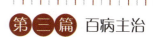

第三篇 百病主治

【杀虫】**方1**：苦楝根皮，治消渴有虫，加入水，煎好，加入麝香服用。**方2**：麝香，治饮酒食瓜果而成的消渴，研末，然后用酒调好，制成丸，用枳子汤送下。**方3**：五灵脂，与黑豆同研末，每次服15克，用冬瓜皮汤送下。**方4**：烟胶，与生姜一起浸水，天天饮用。

遗精梦泄

【释义】有心虚、肾虚、湿热和脱精之分。

【心虚】**方1**：菟丝子，治思虑伤心，遗沥梦遗，与茯苓、石莲一起捣烂，然后制成丸服。**方2**：厚朴，治心脾不调，遗沥，与茯苓一起，放入锅中，加入酒、水，煎服。**方3**：莲子心，治遗精，加入辰砂研末服。**方4**：石莲肉，与龙骨、益智等份，共研为末，然后服用即可。**方5**：茯苓，治阳虚尿有余沥、梦遗，黄蜡做丸服。

【肾虚】**方1**：龙骨，治多睡梦遗，小便泄精，与远志一起捣烂，制成丸服。**方2**：乳香，临睡时取枣大的木香含于口中嚼咽，能止梦遗。**方3**：益智仁，治梦中遗精，与乌药、山药共捣烂，制成丸服。**方4**：胡桃，治房劳伤肾，口渴精自溢出，大便干燥，小便或赤或利，与附子、茯苓共研末，制成丸服。**方5**：五味子，治肾虚遗精，在锅中，加水熬成膏天天服用。**方6**：鹿茸，治男子腰肾虚冷，夜梦与鬼交合，精自溢出，空腹用酒送服。**方7**：赤石脂，治小便精出，大便寒滑，与干姜、胡椒共捣烂，制成丸服。**方8**：阳起石，治精滑不禁，大便溏泄，与钟乳、附子一起制成丸服。**方9**：山药，能益肾气，止泄精，研末酒送服。**方10**：沉香，治男子精冷遗精，能补命门。**方11**：阿胶，治肾虚失精，用酒送服。

【湿热】**方1**：半夏，治肾气闭，精失固摄而妄遗，其证与下虚不同，用猪苓炒过，与牡蛎一同捣烂，制成丸服。**方2**：车前草，在锅中加水煎，取汁服。**方3**：黄檗，治积热心忪梦遗，加入片脑做丸服。**方4**：铁锈，治内热遗精，用冷水送服5克。

心腹痛

【释义】有寒气、热气、火郁、食积、死血、痰游、虫物、虚劳、中恶、阴毒诸证。

【温中散郁】**方1**：香附子，治一切气，心腹痛，能利三焦，解六郁，与缩砂仁、甘草一起研为末，然后点服。**方2**：葱花，治心脾疼痛像刀刺一样，与茱萸1升，共入锅中，煎服。**方3**：苍术，治心腹胀痛，能解郁宽中。**方4**：高良姜，治腹中冷痛和长期冷痛不已，煮汁饮服。**方5**：苏子，治一切冷气疼痛，与高良姜、橘皮等份，一起捣烂，做丸服。**方6**：硝石，与雄黄同研为末点眼角，能止各种心腹痛。**方7**：大枣，治急心痛，与杏仁、乌梅同做丸服。**方8**：艾叶，治心腹一切鬼气冷气，捣汁饮用，或研末服用。**方9**：韭，治腹中冷痛，煮食。**方10**：生姜，治心下急痛，与半夏同煎服，或与杏仁同煎服。**方11**：芥子，酒送服，能止心腹冷痛。**方12**：乌梅，治胀痛欲死，煮服。**方13**：烧酒，治冷痛，加盐服用即可。**方14**：乌药，治冷痛，将其磨水，然后加入橘皮、苏叶一起煎服。**方15**：丁香，治突然心痛，用酒送服即可。**方16**：灵砂，治心腹冷痛，与五灵脂一起用醋糊做丸，服用即可。**方17**：附子，治心腹冷痛，胃寒蛔动，与炒栀子一起用酒糊丸服。

【活血流气】**方1**：芍药，能止痛散血，治上中腹疼痛。**方2**：郁金，治血气冷气疼痛欲死，烧研用醋送服，即可苏醒。**方3**：桃枭，治血气中恶痛，酒磨服用。**方4**：蒲黄，治血气心腹各种疼痛，与五灵脂一起煎醋或煎酒服用。**方5**：青粱米，治心气冷痛，用桃仁汁煮粥食用。**方6**：丝瓜，治女人干血气，炒研，用酒送服。**方7**：刘寄奴，治血气，研末，酒送服。**方8**：自然铜，治血气痛，用火煅醋淬，研末服。**方9**：青鱼枕，治血气心腹疼痛，磨水服用。

【痰饮】**方1**：草乌头，治冷痰成包，心腹隐痛。**方2**：牡荆子，放入锅中，炒好，研为末，服用。**方3**：枳实，治胸痹痰水疼痛，研末服。**方4**：五倍子，治心腹热痛，放锅中炒焦，用酒送服，疼痛立止。**方5**：蛤粉，治心气痛，放入锅中炒过，研为末，与香附末同服。

【火郁】**方1**：郁李仁，治突然心痛，嚼7粒，用温水送下，疼痛即止。**方2**：马兜铃，烧好，研为末，然后用酒送服。**方3**：荞麦粉，治绞肠痧痛，炒黄，然后加入水，煮服。**方4**：绿豆，治心痛，用绿豆21粒同胡椒14粒共研为末，然后服用。**方5**：槐枝，治9种心痛，加水煎服，即可。**方6**：苦参，治大热腹中疼痛和小腹疼痛，面色青赤，放入锅中，煎醋服用。**方7**：丹砂，治男女心腹疼痛，与白矾同研为末，服用。**方8**：驴乳，治突然心痛连及腰脐，趁热饮服2升。**方9**：兔血，治突然心痛，和茶末、乳香研为末，然后做丸服用。**方10**：马兰汁，治绞肠痧痛。

【中恶】**方1**：艾叶，治鬼击中恶，突然侵及人体像刀刺一样，心腹切痛，或当时即见吐血下血，取艾叶适量，放入锅中，加水煎服。**方2**：伏龙肝，用水送服。**方3**：黄土，在地上划五字，取字中土，然后用水送服即可。**方4**：陈壁土，与矾同做丸，服用即可。**方5**：桃枭，研末服。**方6**：刀鞘灰，用水送服。**方7**：白雄鸡，放入锅中，煮取汁，然后加醋、麝香、真珠一起服用即可。

寒 热

【释义】有外感、内伤、火郁、虚劳、疟、疮、瘰疬诸种病证。

【和解】**方1**：丹参，能治虚劳寒热。**方2**：白头翁，能治狂易寒热。**方3**：白鲜皮，主治壮热恶寒。**方4**：杏花，治女子伤中寒热痹痛。**方5**：猪悬蹄甲，治小儿寒热，烧好，研为末，然后用乳送服。**方6**：石膏，治中风寒热。**方7**：龟甲，治骨中寒热，或肌体寒热欲死，将其做汤，服用有良效。**方8**：贝子，治温疟寒热，能解肌，散结热。**方9**：桃毛，治血瘕寒热。

【补中清肺】**方1**：黄芪，治虚病发作的寒热。**方2**：桑叶，能除寒热，发汗。**方3**：辛夷，治五脏身体寒热。**方4**：沉香，治诸种虚病寒热冷痰，与附子一起放入锅中，煎服。**方5**：桔梗，能除寒热，利肺。

腰 痛

【释义】有肾虚、湿热、瘀血、挫闪、痰积诸种病证。

【虚损】**方1**：菊花，治腰痛日久不愈。**方2**：艾叶，治带脉为病，腰痛沉重像坐在水中一样。**方3**：五加皮，治风邪伤人，脚软腰弱，能去多年瘀血。**方4**：韭子，与安息香同做丸服。**方5**：茴香，治肾虚腰痛，同猪肾煨食。**方6**：杜仲，治肾虚冷腰痛，煎取汁煮羊肾做肉羹食用。**方7**：栗子，治肾虚腰腿不遂，风干后每天食用。**方8**：山楂，治老年人腰痛，与鹿茸同为丸服。**方9**：胡桃，治肾虚腰痛，与补骨脂同做丸服。**方10**：萆薢，治腰脊疼痛强硬，男子肾腰疼痛，久冷痹软，与杜仲同研为末，用酒送服。**方11**：柏实，治腰痛沉重，肾中虚寒，膀胱冷脓宿水。**方12**：鳖甲，治突然腰痛，不能俯仰，将其炙研，然后用酒送服。**方13**：鹿茸，与菟丝子、茴香研末，一起做丸服。

【湿热】**方1**：葳蕤，治湿毒腰痛。**方2**：威灵仙，去宿脓恶水，治腰膝冷疼，用酒送服5克取下利。**方3**：地肤子，治积年腰痛时有发作，研为末用酒送服，每日服五六次。**方4**：牛黄，治妊娠腰痛，烧为末，然后用酒送服即可。**方5**：槟榔，治腰重疼痛，将其研为末，然后用酒送服。**方6**：皂荚子，治腰脚风痛，酥炒后，制成丸服。**方7**：海桐皮，治风毒腰膝的疼痛。**方8**：牵牛子，能除湿热气滞，治腰痛下冷脓，取半生半炒，与硫黄一起研为末，然后用白面做丸，放入锅中煮食。**方9**：桃花，治湿气腰痛，用酒送服5克，一夜疼痛即除。

【血滞】**方1**：甘遂，治闪挫疼痛，放入猪肾中，用来煨食。**方2**：橙核，治闪挫伤，炒末，然后用酒送服。**方3**：莴苣子，治闪气，与粟米、乌梅、乳香、没药一起研末，然后制成丸服用即可。**方4**：丝瓜根，治闪挫损伤，将其烧好，研为末，然后用酒送服。**方5**：冬瓜皮，治折伤，将其烧好，然后研为末，用酒送服。**方6**：续断，治折跌损伤，瘀血腰痛。**方7**：鳖肉，治妇人血瘕腰痛。

【外治】**方1**：白檀香，治肾气腰痛，水磨取汁外涂。**方2**：芥子，治痰注和扑损疼痛，与酒同涂。**方3**：猫屎，烧为末，用唾液调和外涂。**方4**：黄狗皮，裹在腰部能治腰痛。

泄 泻

【释义】有湿热、寒湿、风暑、积滞、惊痰、虚陷等证。

【湿热】**方1**：白术，治湿泄，与车前子一起，研为末，服用即可。**方2**：苍术，治湿泄下迫如注，与芍药、黄芩、桂心一起煎服。**方3**：山药，治湿泄，与苍术研为末，制成丸服。**方4**：秦艽，治突然腹泻，口渴引饮，与甘草一起放入锅中，加水同煎，服用。**方5**：黄连，治湿热脾泄，与生姜末一起服用即可。**方6**：车前子，治暑月暴泄，炒好，研为末服用即可。**方7**：黄檗，治小儿热泄，将其焙干，研为末，然后用米汤送服，能去下焦湿热。**方8**：雄黄，治暑毒泄痢，做丸服。

【虚寒】**方1**：石莲，能除寒湿，治脾虚肠滑不禁，炒好，研为末，然后用米饮送服。**方2**：五倍子，治久泄，将其研为末，制成丸服。**方3**：肉豆蔻，能温中消食，固肠止泄，治热泄，与滑石一起研为末，制成丸服。**方4**：木香，煨热，能实大肠，和胃气。**方5**：草豆蔻，治暑季伤冷泄泻。**方6**：荜拨，治突作泄泻，身冷自汗，脉象微弱，与干姜、肉桂、高良姜共研为末，然后制成丸服，名叫"已寒丸"。**方7**：白矾，能止滑泄水泄，醋糊成丸，然后服用。**方8**：阳起石，治虚寒滑泄，厥逆精滑，与钟乳、附子做丸服。**方9**：钟乳粉，治大肠冷滑，与肉豆蔻做丸服。**方10**：艾叶，治泄泻，与吴茱萸一起放入锅中，煎服。**方11**：糯米粉，与山药、砂糖同食，能止久痢久泄。**方12**：罂粟壳，水泄不止，宜用固涩法治疗，与乌梅、大枣一起放入锅中，煎服。**方13**：酸榴皮，治一二十年久泄不止，焙干，然后研末，米饮送服，泄泻便止。**方14**：半夏，治湿痰泄，与枣同煎服。**方15**：吴茱萸，治老人脾冷泄泻，水煎后加盐服。**方16**：丁香，治冷泄虚滑，水谷不化。**方17**：石灰，治水泄，与茯苓做丸服。**方18**：白石脂，治滑泄，与干姜做丸服。**方19**：草乌头，治水泄寒利，取一半生药和一半炒过，制成丸服。**方20**：五味子，治五更肾泄，与茱萸研为末，然后制成丸服。**方21**：乌鸡骨，治脾虚久泄，加肉豆蔻、草果，放入锅中，煮食即可。**方22**：鹿茸，治饮酒即泄，与苁蓉做丸服。

【积滞】**方1**：芫荑，治气泄日久不止，小儿疳泄，与豆蔻、诃子一起制成丸服。**方2**：楮叶，可以止一切泻痢，与巴豆皮一起炒好，研为末，然后做蜡丸服。**方3**：巴豆，治积滞泄泻，能通肠，也能止泻。

【外治】**方1**：蛇床子，与熟艾各50克，木鳖子4个，一起研匀，用绵包放在脐上，再用熨斗热熨。**方2**：猪苓，与地龙、针砂末相和，用葱汁拌好，然后贴在脐上。**方3**：巴豆纸，治小儿腹泻，剪成花状，贴眉心。**方4**：大蒜，贴两足心，也可贴脐。

黄 疸

【释义】有5种黄疸，都属湿热，有瘀热、脾虚、食积、瘀血、阴黄。

【湿热】**方1**：秦艽，用牛乳煎服，能利大小便，治疗酒黄黄疸，能解酒毒，治胃热。**方2**：大黄，能治湿热黄疸。**方3**：胡黄连，治小儿黄疸，与黄连末一起放在黄瓜内，用面包裹煨熟，捣烂，制成丸服。**方4**：柴胡，治湿热黄疸，与甘草、茅根一同放入锅中，加水煎服。**方5**：牛脂，治走梢黄，面目都发黄，舌质色紫，舌面有裂纹，与豉一起放入锅中，煎热，用绵包裹贴在舌上。**方6**：治5种疸病，用茅根汁合猪肉放入锅中，做羹食用。**方7**：紫草，治火黄，身有红色斑点，午前发热，与吴盐、木香、黄连共入锅中，加水煎服。**方8**：麦门冬，治全身沉重两目发黄。**方9**：白英，主治寒热八疸，煮汁饮服。**方10**：麻黄，治伤寒发黄表热，酒煎服取汗。**方11**：苦耽，治热结发黄，目黄，大小便涩滞不畅，捣汁服用，很有效，能除湿热。**方12**：漆草，主治黄疸，杵汁和入酒中服用。**方13**：大戟，能清泄天行黄病。**方14**：芫花，治酒疸尿色发黄，与椒目一起烧好，研为末，用水送服。**方15**：桃根，治黄疸如金，煎水，服用，每日3次。**方16**：木通，主治脾疸，经常想睡眠，心烦，能利小便。**方17**：大青，主治热病发黄。**方18**：麦苗，能消酒毒，治酒疸两目发黄，将其捣烂，取汁每日饮用。**方19**：薏苡根，主治黄疸色如金，捣烂，取汁和酒服用。**方20**：蔓菁子，利小便，煮汁饮服。**方21**：莴苣子，治肾黄如金色，用水煎服即可。**方22**：黄栌，解酒疸退目黄，加水煮服。**方23**：木兰皮，治酒疸，能利小便，与黄芪一同研为末，然后制成丸服。**方25**：蟹，治湿热黄疸，将其烧好，研为末，做丸服。**方26**：山慈姑，与苍耳一同研为末，然后用酒服，能治黄疸。方27：牛屎，治黄疸，绞汁服。

【脾胃】**方1**：白术，主治黄疸，能除湿热，消食，利小便。**方2**：黄雌鸡，治时行黄病，煮食饮汁。**方3**：远志，治面目发黄。**方4**：老茄，治妇人血黄，用竹刀切，阴干研为末，每次服10克，用酒送下。**方5**：椒红，能治黄疸。**方6**：治血虚萎黄多年不愈，用土炒过，和入熟地黄做丸服。

【食积】**方1**：米醋，能治黄疸、黄汗。**方2**：百草霜，能消积滞，治黄疸。**方3**：针砂，能消积，平肝，治黄。**方4**：绿矾，能消积燥湿，化痰除胀，治脾病黄肿，与百草霜、当归一起研为末，然后制成丸服。**方5**：丝瓜，治食黄，连子一起烧好，研为末，随所伤食物一起煎汤，服用10克。**方6**：五灵脂，治酒积黄肿，加入麝香，做丸服。

惊悸

【释义】有火，痰，并兼虚。

【清镇】**方1**：甘草，治惊悸烦闷，能安魂魄，治伤寒病心悸脉结代，煎服。**方2**：猪肾，治心肾虚损，与人参、当归一起放入锅中，加水煮食。**方3**：龙胆，能退肝胆邪热，止惊悸。**方4**：猪心，能除惊补血，治产后惊悸，放入锅中煮熟，食用即可。**方5**：天南星，治心胆受惊，神不守舍，精神恍惚健忘，妄言妄见，与朱砂、琥珀做丸服。

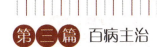

烦 躁

【释义】 肺主烦，肾主躁。烦躁有痰、火和虫厥3种。

【清镇】 **方1**：海苔，将其研取汁饮，能止烦闷。**方2**：白术，治烦闷，放入锅中，加水煎服。**方3**：牛蒡根，捣烂，取汁服，能止热攻心烦。**方4**：款冬花，能润心肺，除烦。**方5**：胡黄连，主治心胸烦热，用米饮送服药末。

失 眠

【释义】 有心虚、胆虚和兼火3种。

【清热】 **方1**：松萝，能去痰热，使人易于入睡。**方2**：榆荚仁，做成糜羹食用，能使人多睡。**方3**：麦门冬，能除心肺之热，安魂魄。**方4**：干姜，治虚劳不眠，取10克，将其研末，然后用汤送服取汗。**方5**：地黄，能助心胆之气。**方6**：酸枣，治胆虚心烦不能入睡，放入锅中炒熟，然后研为末，用竹叶汤送下。**方7**：大枣，治烦闷不能入睡，与葱白一起放入锅中，加水煎服。**方8**：半夏，治阳盛阴虚，目不能合，与秫米一起，用千里流水，苇火煎煮，饮后即可入睡。**方9**：乳香，治疗不眠，能入心活血。

诸 疮

【释义】 有疔疮、恶疮、疥癣、头疮、阴疮等。

【疔疮】 **方1**：苍耳根，捣烂取汁，和入童尿，服用。**方2**：白米粉，放入锅中熬成黑色，加蜜外涂。**方3**：白芷，与姜一起研酒送服，取汗。**方4**：穿山甲，烧好，研为末，与贝母同研为末，外敷治马疔。**方5**：荆芥，放入锅中煮好服用，以及加醋同捣外涂。**方6**：艾灰汁，加入石灰，点敷，3遍即能拔根。**方7**：大蓟，与乳香、枯矾同研为末，然后用酒送服，取汗。**方8**：米醋，用面围患处，以热醋淋浸。**方9**：蝉蜕，治疗疮不溃，毒气攻入肠胃中，和入蜜，调好，然后用水送服，并外涂。**方10**：柳叶，放入锅中，煮取汁服。**方11**：田螺，放入片脑，取水，点敷即可。**方12**：姜石，用鸡子白调好，外涂。**方13**：蟾酥，与雄黄、乳香一起研为末，制成丸，每服3丸，外用则以白面、雄黄调和，纳入孔中1粒，立时便可取效。**方14**：银杏，油浸好，并研磨，覆盖在疮外治疗。**方15**：蛇蜕，治疗肿鱼脐，放入锅中，加水煎服。**方16**：菊花叶，治疗肿垂死，捣烂，取汁，服用即可，药汁入口即活。**方17**：绯帛，与蜂房等药一起烧好，服用即可，再加入膏中外贴。**方18**：鼠屎，与头发灰同烧，纳入疮中。**方19**：猪胆，和葱外涂。

【恶疮】**方1**：蚯蚓泥，外敷，治燕窝疮和时行腮肿。**方2**：藿香，治冷疮败烂，与茶一起烧好，外敷。**方3**：石灰，治多年恶疮，与鸡子白一起研为末，调好，同涂。**方4**：忍冬，与雄黄同熏治恶疮。**方5**：繁缕汁，外涂治恶疮，有神效奇功。**方6**：鸡肠草，将其烧为灰，加入盐，主治一切恶疮、反花疮。**方7**：东壁土，治诸种恶疮，与大黄末一同调好，外敷。**方8**：慈姑叶，能外涂治恶疮。**方9**：杏仁，加入轻粉，外涂，可以治诸疮肿痛。**方10**：柏沥，外涂治恶疮有虫。**方11**：铁浆，治蛇皮恶疮，频频外涂。**方12**：桑叶，治像癞一样的肺风毒疮，蒸桑叶一夜，晒干后，研为末，用水送服，每次服用10克。**方13**：冬青叶，用醋煮。**方14**：丝瓜根，治诸疮久溃不收口，放入锅中，熬取水扫涂，大凉。**方15**：贝母，烧为灰，用油调好，外敷，治人畜恶疮，可收敛疮口。**方16**：胡粉，治反花恶疮，与胭脂同涂。**方17**：水银，治一切恶疮，与黄连、胡粉一起外敷即可。**方18**：苦竹叶，烧灰，用鸡子白和，外涂治一切恶疮。**方19**：石硫黄，治一切恶疮，与荞面一同研为末，然后制成饼外贴。**方20**：苍耳，治恶疮，将其捣烂，取汁服，并外涂。**方21**：马屎，外涂治多年恶疮痛痒，不过数次即愈。**方22**：人牙，治恶疮，与鸡内金等同烧外敷。

【杨梅疮】**方1**：绿矾，煅好，然后研末，用香油调好，外搽。**方2**：栝楼皮，研为末，用酒送服即可，可先服败毒散。**方3**：葡萄汁，用来调和药物。**方4**：雄黄，用猪髓调好，外搽即可。**方5**：白砒，与雄黄、牛黄一起化蜡为丸服用。**方6**：大黄，治杨梅疮初起，与皂荚刺、郁金、白牵牛一起，共研为末，然后用酒送服。**方7**：野菊，与枣根一起放入锅中，同煎外洗。**方8**：椰子壳，治筋骨疼痛，研为末，用热酒送服，取汗。**方9**：蔷薇根，治年久筋骨疼痛，放入锅中，加水煮酒饮用。**方10**：天花粉，与川芎、槐花一起做丸服用。**方11**：银朱，治年久顽疮，与朱砂、枯矾、全蝎一起研为末，然后做丸服。或加木瓜、五加皮、茯苓、当归。**方12**：丹砂，与雄黄、百草霜丸一同做捻，在被中熏治。

【风癞】**方1**：苦参，治毒风、大风、肺风、肾风生疮，遍身痹痛瘙痒，用皂荚膏研为末，然后做丸服。**方2**：浮萍，可煎服，可研末服，并可外洗。**方3**：

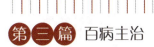

地黄叶，治像癞一样十年不愈的恶疮，将其捣烂，外敷。**方4**：黄精，放入锅中，蒸熟，食用。**方5**：草乌头，用油、盐炒好，然后做丸服用即可。**方6**：何首乌，治大风，与胡麻一起，九蒸九晒，服用。**方7**：鲫鱼，治癞样恶疮，十年不愈，将其烧为灰，然后用酱调和，外涂。**方8**：长松，与甘草一起煎服，10日即愈。**方9**：蜂蜜，与姜汁一起炼好，服用。**方10**：乌蛇胆，放入冬瓜内化水服用。**方11**：鳢鱼，治顽疮疥癣，酿苍耳放入锅中，加水煮熟食用。**方12**：牛膝，治骨疽癞病，用酒送服。

【疥、癣】**方1**：胡粉，掺治疥癣。**方2**：水银，与胡粉同涂治窝疥虫癣。**方3**：狼跋子，用酒研磨。**方4**：胡麻，生嚼，外涂治坐板疮。**方5**：胡桃，与雄黄、熟艾一起捣烂，然后包裹阴囊。**方6**：枫香，与黄檗、轻粉一起外涂。**方7**：榆白，捣烂，取涎汁，外涂治疥癣虫疮。**方8**：槿皮，用醋调好，然后外搽治癣，或是浸汁研磨雄黄。**方9**：丝瓜皮，焙干，研为末，然后用烧酒调涂治坐板疮。**方10**：五倍子，治一切癣疮，与枯矾同涂。**方11**：艾叶，烧烟熏，将其煎醋，外涂，烧为灰外搽。**方12**：银朱，与牛髓、桐油同用，能杀疥癣虫。**方13**：硫黄，用鸡子油调，外搽，治疥癣。**方14**：斑蝥，与蜜调和，醋浸外涂。**方15**：轻粉，治牛皮癣，用酒送服半钱即可。**方16**：猪脂，煎芫花，能杀疥虫。

【热疮】**方1**：鸭粪，与鸡子白一起，涂治热疮。**方2**：羊胆，治时行热瘭疮，和醋同服。**方3**：枸杞叶，研为末，然后外涂，治火赫毒疮。**方4**：铁浆，时气生疮而有内热的，饮用。**方5**：生铁，治小儿螵疮，烧红，淬水洗浴。**方6**：葛根，研为末，外敷，治小儿热疮。**方7**：桃仁，可外敷治黄烂疮。**方8**：牛屎，烧好，研为末，外敷治小儿烂疮。**方9**：乱发，治小儿热疮，与鸡子黄一起熬干，等到有液体析出，取出涂疮，再用苦参粉外抹。

【手疮】**方1**：土蜂窠，与乳香、醋同用。**方2**：生薤，放入锅中，用醋煮，外涂治手指赤色，随月生死。**方3**：灶突土，与梁上尘一起同用，外敷。**方4**：猪膏，调入白垩土。**方5**：蜈蚣，焙干研为末，然后用猪胆汁调好，服用。**方6**：水蛇皮，外裹治天蛇毒，数日后应当有虫爬出，虫形似蛇。**方7**：大麻仁，炒好，服用。**方8**：油胡桃，外擦治鹅掌疮。

【足疮】**方1**：乳香，与石胆同用。**方2**：牛皮胶，治足底木硬，与姜汁、南星末一起调好，然后外涂，再烘干。**方3**：蛇皮，烧好，同雄黄一起外敷。**方4**：黄芪，与蔺茹、猪脂、苦酒一起，熬成膏外涂即可。**方5**：黑木耳，外贴，用来治肉刺，则肉刺自腐烂。**方6**：花乳石，与黄丹、水粉一起外用。**方7**：蚌粉滑石，与石膏、矾研为末，同用。**方8**：蚯蚓粪，与芒硝共研为末，外敷。**方9**：

草乌头，治远行足肿，与细辛、防风一起放入鞋内。**方10**：牡蛎，生研烂，然后服用，并外敷。**方11**：黄檗，用猪胆汁浸好，同时再晒干，研为末。**方12**：轻粉，可外敷。**方13**：银朱，与黄腊做成隔纸膏。**方14**：白矾，与黄丹、朴硝同用。**方15**：食盐，治手足心毒，与椒一起研为末，然后醋调，外涂。

【头疮】**方1**：镜面草，与轻粉、麻油研为末，外敷同用。**方2**：鸡肠草，烧成灰，与盐同用。**方3**：红曲，将其嚼烂，外涂即可。**方4**：五倍子，与白芷一起研为末，同用。**方5**：鲫鱼，酿附子炙，和蒜一起研为末，服用。**方6**：木芙蓉，用油调和，外敷。**方7**：百草霜，与轻粉同用，外敷。**方8**：灶下土，与十字道上土同用，各等份，外敷。**方9**：轻粉，用葱汁调和。**方10**：蜂房灰，用脂调和，外敷。**方11**：桃枭，烧好，加入轻粉，外敷。**方12**：地龙，与轻粉同用，外敷。**方13**：鳖甲，烧好，外敷。**方14**：咸鱼，用油煎取滓，外敷。**方15**：肥皂，烧好，与轻粉、麻油同用，外敷。**方16**：猪骨同髓，加入轻粉。**方17**：榆白皮，将其晒干，研为末，用醋调好，外敷在绵上，外贴治头面疮，能引虫。

【软疖】**方1**：白梅，烧好，与轻粉一起，外敷同用。**方2**：赤小豆，研末，外敷。**方3**：石灰，用鸡子白调好，外敷。**方4**：松香，与蓖麻、铜青一起服用，外敷同用。**方5**：桑螵蛸，炙好，研为末，用油调和即可。**方6**：猪鬃，与猫颈毛一起烧好，加1粒鼠屎，研末，外敷即可。**方7**：鼠粘子，外贴。**方8**：五倍子，用香油熬好，外敷。**方9**：木芙蓉，研末，外敷。**方10**：蚯蚓泥，用油调和，外敷。**方11**：雀屎，用水调和，外敷。

【秃疮】**方1**：火炭，淬水。**方2**：麦面，与豆豉、醋一起调好，外敷。**方3**：羊屎，煎水外洗，然后用药末，外涂。**方4**：桑葚汁，每天服用，治疗赤秃，先用桑灰汁外洗。**方5**：香薷，取汁，调和胡粉，外敷。**方6**：黄葵化，与黄芩、大黄同研为末，外敷。**方7**：马屎，绞取汁。**方8**：桃花，将其研为末，外敷。

跌扑折伤

【释义】有内治活血、外治散瘀接骨等法。

【内治活血】**方1**：玄胡索，用豆淋酒，送服。**方2**：童尿，和酒服用即可。**方3**：三七，磨酒服用。**方4**：黄葵子，用酒送服。**方5**：鹿角，治恶血骨痛，研为末，酒送服，1日3次。**方6**：黑大豆，煮取汁，经常饮用。**方7**：红曲，用

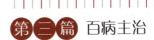

酒送服。**方8**：生姜，捣烂，取汁，与香油同用，并加入酒。**方9**：干藕，与茴香同研为末，每日服用。**方10**：水蛭，捣烂，酒送服，能行血。**方11**：夜合树皮，研为末，用酒送服，并封在疮上，能和血消肿。**方12**：刘寄奴，与玄胡索、骨碎补同用，水煎服。**方13**：白马蹄，烧好研为末，用酒送服，使血化为水。**方14**：五爪龙，捣烂，取汁，和入童尿、酒服用。**方15**：雄鸡血，和酒热饮至醉，疼痛立即停止。**方16**：鲍鱼，放入锅中，加水煎服，主治瘀血在四肢没有消散的损伤。**方17**：白蒟苣子，与乳香、乌梅、白术同服，能止痛。**方18**：猪肉，治伤损瘀血在胸膈不能饮食，生剉，用温水送服半钱，即感饥饿思食。

【内治接骨】**方1**：黄麻灰，与发灰、乳香研为末，同用，酒送服。**方2**：自然铜，能散血止痛，是接骨的要药。**方3**：胡粉，与当归、莪术同研为末，用苏木汤送服。**方4**：生铁，放入锅中，加水煎酒服用即可，能散血。**方5**：铁浆粉，治闪挫脱臼，与黍米、葱白一同炒焦，然后用酒送服，再用水、醋调和外敷。**方6**：铜屑，用酒送服。**方7**：龟血，酒送服，并捣肉在外封涂。

【外治散瘀接骨】**方1**：凤仙花叶，将其捣烂，经常服用，一夜肿即消。**方2**：半夏，水调外涂，一夜肿消。**方3**：附子，与猪脂、醋同煎外涂。**方4**：五灵脂，治骨折肿痛，与白及、乳香、没药一起研为末，然后用油调和外涂。**方5**：牛蹄甲，接骨，与乳香、没药一起烧好，研为末，用黄米糊调和外敷。**方6**：猪肉，炙好，外贴即可。**方7**：牛肉，炙好，外贴。**方8**：紫荆皮，治伤眼青肿，用童尿浸好，研为末，和入生地黄汁、姜汁，外涂。**方9**：母猪蹄，放入锅中煮好，外洗治伤损诸败疮。**方10**：栗子，治筋骨断碎，瘀血肿痛，生嚼外涂，有效。**方11**：黄土，治瘀血凝痛欲死，蒸热，然后用布包裹，交替外熨，死者亦可复活。**方12**：狗头骨，接骨，烧好，研为末，用热醋调和外涂。**方13**：地黄，炒热杵成泥状。

【肠出】**方1**：人参，治胁腹肠出，立即用油涂抹纳入，再用人参、枸杞汁外淋，吃羊肾粥，10日即愈。**方2**：慈石，治金疮肠出，把肠纳入，取慈石与滑石同研为末，用米饮每日送服10克。**方3**：热鸡血，治金疮肠出，用干人屎末涂抹，用桑白皮缝合，再用血外涂。

【杖疮】**方1**：三七，用酒送服15克，则血不冲心，然后再咀嚼外涂。**方2**：滑石，与大黄、赤石脂同用。**方3**：白蜡，用酒送服50克。**方4**：半夏，疮未破者，水调好，外涂，一夜间瘀血消散。**方5**：葱白，炒好，过罩上。**方6**：五倍子，用醋炒好，服用。**方7**：芙蓉，与皂角、鸡子白同用。**方8**：黄土，与鸡子、童尿同用，外敷，不间断。**方9**：大黄，煎酒服用，能攻下去瘀血，外用以姜汁或童尿调和外涂，一夜后黑者转紫，二夜后紫者变白。**方10**：雄黄，与密陀僧

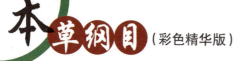

同用，或与无名异同用。**方11**：乳香，放入锅中煎油，或加入没药、米粉。**方12**：萝卜，捣烂，外贴。

妇女经水

【释义】有活血疏气、益气养血2种。

【活血疏气】**方1**：醒醐菜，加酒研为末，服用，能通经。**方2**：铅霜，治室女经闭，身体烦热，用生地黄汁送服。**方3**：芍药，治女子血寒闭胀，小腹疼痛，各种老血留结，月经不调。**方4**：生地黄，能凉血生血，补真阴，通月水。**方5**：玄胡索，治月经不调，结块淋露，能利气止痛，破血，与当归、橘红一起研为末，制成丸服。**方6**：当归，行一切气，治一切劳，治妇女多种疾患，与地黄共研末，制成丸服。**方7**：茶汤，加少量砂糖，放置一夜，服过后，经水即通。**方8**：丹参，能破宿血，养新血，安生胎，落死胎，止崩漏带下，能调经脉，治经水或前或后，或多或少，兼治冷热劳，腰脊疼痛，骨节烦痛，将其晒干后研为末，每次服10克，用温酒调下。**方9**：荜拨，治血气痛，月经不调，与蒲黄一起研为末，制成丸服。**方10**：芥子，用酒送服芥子末，能通月经。**方11**：白狗屎，治月水乍多乍少，烧为末，然后用酒送服。**方12**：薏苡根，用水煎服，能通经。**方13**：牛膝，治血结，经水不调，与干漆同用，地黄汁做丸服。**方14**：马鞭草，通月经消瘕块，将其熬成膏服用。**方15**：蒺藜，通经，与当归一起研为末，用酒送服。**方16**：白垩土，治女子寒热癥瘕，经闭不孕，子宫寒冷。**方17**：兰草，能生血和气，养营调经。**方18**：丝瓜，研为末，用酒送服，能通月经。**方19**：人乳，每天饮300毫升，能通经。

【益气养血】**方1**：人参，血虚者应补其气，阳生则阴长。**方2**：阿胶，治妇人血枯，经水不调，不孕，炒研为末，然后用酒送服。**方3**：石菖蒲，治妇人血海冷败。**方4**：熟地黄，治伤中胞胎，经水不调，冲任伏热，长期不孕，与当归、黄连共研为末，然后制成丸服。

崩中漏下

【释义】有月水不止和五十行经。

【调营清热】**方1**：丹参，功效与当归相同。**方2**：芎䓖，放入锅中，加入

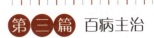

酒，煎服。**方3**：柏叶，治月水不止，与芍药共入锅中，煎服。**方4**：牡蛎，治崩中和月水不止，煅好，然后研为末，加艾醋煎好，制成为膏，做丸服。**方5**：柴胡，能升少阳清气。**方6**：白芷，主治崩漏，能入阳明经。**方7**：香附子，将其炒焦，然后用酒送服，治血出如山崩，或五色漏带，宜经常服用。**方8**：青蘘，取汁服半升，立即痊愈。**方9**：菖蒲，治产后崩中，用酒煎好，服用即可。**方10**：凌霄花，研为末，用酒送服。**方11**：三七，用酒送服，每次服用10克。**方12**：生地黄，治崩中和经水不止，研好，取汁，用酒送服。**方13**：人参，血脱者应益阳，阳生则阴长。**方14**：黑大豆，治月水不止，将其炒焦即可，冲入酒中。**方15**：椒目，焙干研末，然后用酒送服。**方16**：艾叶，治漏下、崩中不止，与干姜、阿胶一起煎服。**方17**：毛蟹壳，治崩中腹痛，将其烧为灰，研末，并且送服。**方18**：淡竹茹，治崩中和月水不止，微炒，用水煎服。**方19**：鳔胶，治崩中赤白，将其焙干，然后研末，加鸡子煎为饼食用，酒送下。**方20**：阿胶，治月水不止。

【止涩】**方1**：莲房，治月经不止，将其烧好，研为末，用酒送服。**方2**：败瓢，与莲房同烧，为末，服用即可。**方3**：丝瓜，与棕一起烧好，服用即可。**方4**：槐耳，烧好，研为末服用。**方5**：胡桃，取15个，烧过研末，用酒送服。**方6**：赤石脂，治月水过多，与补骨脂一起研为末，然后用米汤送服，每次服用10克。**方7**：木芙蓉花，治经血不止，与莲房一起烧为灰，然后用水送服。**方8**：蚕蜕纸灰，与槐子末混合，调好，同服。**方9**：木耳，炒黑，与发灰一起服用，取汗。**方10**：夏枯草，研为末。**方11**：绵花子，治像泉水一样的血崩，烧灰存性，用酒送服15克。**方12**：木贼，治崩中赤白，月经不断，与当归、芎䓖一起服用。**方13**：治血崩气痛，与香附、朴硝一起研为末，服用即可。**方14**：翻白草，加酒适量，研磨服用。**方15**：三七，研为末，用酒送服。**方16**：何首乌，与甘草一起，用酒煮好，服用。**方17**：乌龙尾，治月水不止，将其炒好，与荆芥同研为末，然后服用。**方18**：五灵脂，治血崩不止和经水过多，取半生半炒，用酒送服，能行血止血。**方19**：百草霜，用狗胆汁调服。**方20**：鹊巢，治积年漏下，将其烧好，研为末，用酒送服。**方21**：狗头骨，治血崩，烧好，研为末，糊成丸，用酒送服。

赤白浊

【释义】有湿热、虚损。

【湿热】方1：猪苓，清利湿热，与半夏一起研为末，加酒同煮，用羊卵做丸服。方2：黄连，治思想无穷，引起白淫，与茯苓研为末，然后制成丸服。方3：芡实，治白浊，与茯苓、黄蜡研为末，然后制成丸服。方4：生地黄，治心中虚热赤浊，与木通、甘草一起放入锅中，加水煎服。方5：苍术，治脾湿下流，浊沥。方6：稻草，放入锅中，加水煎取浓汁，放于屋外一夜服用。方7：冬瓜仁，将其研为末，用米饮送服。方8：知母，治赤白浊和梦遗，与黄檗、蛤粉、山药、牡蛎共研为末，然后制成丸服。方9：楮叶，与蒸饼一起，制成丸服。方10：柳叶，在清明的时候采收，煎好，代茶饮用。

【虚损】方1：五味子，治肾虚白浊腰脊疼痛，用醋糊成丸，服用。方2：菟丝子，治思虑劳伤心肾，白浊遗精，与茯苓、石莲一同研为末，制成丸服。方3：木香，治小便混浊像精一样，与当归、没药一起制成丸服。方4：附子，治白浊便数，下寒，将其炮好，研为末，用水煎服。方5：远志，治心虚赤浊，与益智、茯神一起研为末，制成丸服。方6：石菖蒲，治心虚白浊。方7：羊骨，治虚劳白浊，研为末，用酒送服。

溲数遗尿

【释义】有虚热、虚寒之分。

【虚热】方1：白薇，治妇人遗尿，与白芍药一起研为末，用酒送服。方2：牡丹皮，能除厥阴经热，止小便。方3：雌黄，治肾消小便频数不禁，与盐炒干姜一起制成丸，服用。方4：茯苓，治小便频数，加矾煮的山药，一起做散服。方5：黄檗，治小便频数，遗精白浊，诸虚不足，用糯米和童尿，九浸九晒，酒糊，制成丸，服用。方6：桑耳，治遗尿，放入锅中加水煮服，或研为末用酒送服。

【虚寒】方1：鹿茸，治小便频数，将其研为末，服用即可。方2：莲实，治小便频数，放入猪肚内，在锅中煮好，醋糊为丸服。方3：胡桃，治夜尿增多，临卧时煨食，用酒送下。方4：菝葜，治小便滑数，研好，然后制成末，用酒送服。方5：葳蕤，治茎中寒，小便频数。方6：牛膝，治阴消，老人遗尿。方7：甘草头，夜间煎服，能止小儿遗尿。方8：麝香，止小便利水，每次服5克。方9：茴香，治小便频数，与盐一同蘸糯糕，食用。方10：干姜，止夜尿频多。方11：豇豆，能止小便。方12：糯米，能暖肺，缩小便。方13：覆盆子，能益肾脏，缩小便，用酒焙干，研为末，服用。方14：草乌头，治老人遗尿，用童尿浸泡7天，用盐炒好，酒糊制成丸，每次服20丸。方15：乌药，能缩小便。方16：鸡屎白，治产后遗尿，烧灰，用酒送服。方17：益智子，治夜尿增多，取24枚加盐煎服。方18：附子，能暖丹田，缩小便。方19：羊脬，治下虚遗尿，炙熟食用。

【止塞】方1：酸石榴，治小便不禁，将其烧好，研为末，用榴白皮煎汤，送服，每次服用10克，用榴枝亦可，1日2次。方2：白矾，治男女遗尿，与牡蛎同服。方3：鸡寋草，将其烧研，然后用酒送服。方4：牡蛎，治没有口渴而小便大利欲死，用童尿煎2次，服用。方5：赤石脂，与牡蛎、盐末一同，制成丸服。

小便血

【释义】有尿血、血淋2种。

【尿血】方1：旱莲，与车前草一起，捣烂，取汁服。方2：乳香，研为末，饮服。方3：玄胡索，与朴硝一起，放入锅中，加水煎服。方4：荆叶，捣烂取汁，加入酒服用。方5：甘草，治小儿尿血，放入锅中，加水煎服。方6：人参，治尿血而兼阴虚的，与黄芪一起，用蜜炙萝卜蘸食。方7：香附，用酒煎服即可，服过后再服地榆汤。方8：葱白，用水煎服即可。方9：槐花，与郁金一起研为末，用淡豉汤送服。方10：麦麸，炒出香味，用猪脂蘸取食用。方11：乌梅，将其烧成末，然后用醋糊为丸，服用即可。方12：地骨皮，取新鲜者，浓煎，然后加酒服用。方13：柏叶，与黄连一起，研为末，用酒送服。方14：胡麻，用水浸好，然后绞取汁服用。方15：龙胆草，放入锅中，加水煎服。方16：白芷，与当归一起，研为末服用。方17：五倍子，用盐梅做成丸服用。

【血淋】方1：蜣螂，将其研为末，用水送服。方2：莲房，烧灰，加入麝香，水送服。方3：茅根，与干姜共入锅中，加水煎服。方4：黑牵牛，取一半生者一半炒者，用姜汤送服。方5：香附，与陈皮、赤茯苓共入锅中，加水煎服。方6：石燕，与赤小豆、商陆、红花一起研为末，然后煎服。方7：桃胶，与木通、石膏一起，加水煎服。方8：生地黄，与车前汁一同加热服。方9：槲白皮，与桑黄同煎服。方10：浮石，甘草汤送服。方11：山慈姑花，与地檗花共入锅中，煎服。方12：海金沙，用砂糖水送服，每次服5克。方13：海螵蛸，用生地黄汁调服。

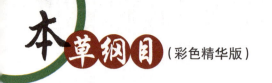

阴痿

【释义】 由湿热引起的，病在肝脾；由虚损引起的，病在肺肾。

【湿热】方1：车前子，治男子伤中。**方2**：葛根，能起阴。**方3**：丝瓜汁，治疗肝经湿热引起的阴茎挺长，用丝瓜汁调五倍子末，外敷，同时内服小柴胡加黄连汤。**方4**：枳实，阴痿有气的加用本药。

【虚弱】方1：黄芪，能益气利阴。**方2**：甘草，能益肾气，治内伤，使人阴不痿。**方3**：肉苁蓉，治阴茎寒热痛痒，能强阴，益精气，使人多子。**方4**：蛇床子，主治阴痿，久服能使人有子，能补益女子阴气，与五味子、菟丝子一起研为末，共做丸服。**方5**：何首乌，能长筋骨，益精髓，坚阳道，使人有子。**方6**：牛膝，治疗阴痿，能补肾，强筋填髓。**方7**：补骨脂，主治骨髓伤败肾冷，能通命门，暖丹田，兴阳事，与胡桃等药共研为末，然后制成丸服。**方8**：狗脊，能强健腰脊，使俯仰有利，对老年人有益。**方9**：天麻，能益气长阴，助阳强筋。**方10**：锁阳，能益精血，大补阴气，润燥治痿，与肉苁蓉有相同功效。**方11**：菟丝子，能强阴，坚筋骨，治茎中寒冷遗精。**方12**：百脉根，能除劳补不足，浸酒，服用。

大便燥结

【释义】 有通利、养血润燥、导气、虚寒几种。

【通利】方1：射干，捣烂取汁服，通利大小便。**方2**：蜣螂，治二便不通，用微火烘烤，研为末，用水送服即可。**方3**：桃叶，取汁服，能通大小便。**方4**：郁李仁，能利大小肠，破结气润血燥，或研为末或做成丸，做面食。**方5**：白矾，通利大小肠，治二便关格不通，药粉适量，填在脐中即可。**方6**：独行根，能利大肠。**方7**：续随子，能通利大小肠，攻下秽恶积滞之物。

【养血润燥】方1：杏仁，治气闭，与陈皮一起放入锅中，加水煎服。**方2**：阿胶，治疗老人虚秘，用葱白汤送下即可。**方3**：田螺，研为末，外敷脐部。**方4**：食盐，能润燥，通大小便，可外敷脐部，化汁灌入肠中，再饮用盐水。

【导气】方1：乌梅，治大便不通，气奔欲死，取12枚放入肛内。**方2**：羌

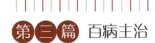

活,能利大肠。**方3**:皂荚子,治患风证、虚证和脚气的人出现大肠或闭或利,用酥炒,制成蜜丸服用即可。**方4**:葱白,治虚秘,与盐同捣贴在脐部。**方5**:治小儿虚秘,煎汤,将其调入阿胶末,服用即可。**方6**:生姜,将其蘸上盐,然后插入肛内即可。**方7**:草乌头,治二便不通,用葱蘸取,然后插入肛内。**方8**:大麦蘖,治产后便秘,将其研为末,服用。**方9**:枳实,能下气破结。**方10**:陈橘皮,治大便气闭,用白酒煮好,取出,用微火烘烤,研为末,用酒送服10克即可。**方11**:茴香,治大小便不通,与麻仁、葱白一同煎汤,调入五苓散服用。**方12**:厚朴,治大肠干结,用猪肠煮汁,制成丸服。**方13**:萝卜子,能利大小肠,治风闭气闭,炒好,然后研磨,用水送服。**方14**:白胶香,加入鼠屎,纳入下部。

【虚寒】**方1**:黄芪,治老年人虚秘,与陈皮共研为末,然后用麻仁浆、蜜煎好,调匀服。**方2**:吴茱萸枝,治二便突然不通,口含一寸则二便即通。**方3**:甘草,治小儿初生,大便不通,加枳壳5克,用水煎服即可。**方4**:锁阳,治虚闭,令其煮食即可。**方5**:附子,治冷闭,将其研为末,然后用蜜水送服。**方6**:人参,治产后便秘,与枳壳、麻仁一起做丸服即可。

脱 肛

【释义】有泻痢、痔漏和大肠气虚多种原因。

【内服】**方1**:蛇床子,与甘草一起,研为末服用即可。**方2**:花构叶,研为末,服用即可。**方3**:鳖头,将其烧成灰服,并外涂。**方4**:蜀椒,每日早上起来嚼服5克,用凉水送下,几天后即可痊愈。**方5**:防己实,用微火烘烤,然后煎好,代茶饮。**方6**:紫堇花,与慈石毛研为末,同服,并外敷。

【外治】**方1**:蛱蝶,将其研为末,然后涂在掌心上即可。**方2**:梁上尘,与鼠屎一起烧烟熏。**方3**:香附子,与荆芥一起煎汤,外洗即可。**方4**:生萝卜,捣烂贴在脐中,用布束紧。**方5**:巴豆壳,与巴蕉汁一起外洗,然后用麻油、龙骨、白矾共研末,外敷。**方6**:东壁土,外敷。**方7**:苦参,与五倍子、陈壁土一起煎汤,外洗即可,再用木贼末,外敷。**方8**:食盐,将其炒热,然后坐在盐上。**方9**:蜗牛,将其烧成灰,外涂即可。**方10**:苎根,煎汤,外洗。

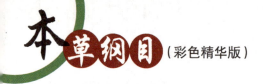

痔 漏

【释义】病变初起为痔，日久不愈为漏。

【内治】方1：黄连，放入锅中，加酒煮，制成丸服。方2：苦杖，微火烘烤，然后研为末，做蜜丸服即可。方3：牵牛，治有虫痔漏，研为末，用猪肉蘸取，食用即可。方4：赤小豆，治肠痔下血，用苦酒煮好，晒干，研为末，服用。方5：蘘荷根，治下血，将其捣烂，取汁，服用。方6：槐实，治五痔疮瘘，与苦参一起，做丸服。方7：桑耳，做肉羹食用即可。方8：杏仁汁，将其煮粥食用，可以治五痔下血。方9：莲花蕊，与牵牛、当归同研为末，外敷，能治年久不愈的痔漏。方10：苦楝子，主治虫痔。方11：槟榔，治虫痔，研为末，服用。方12：枳实，做蜜丸服，能治五痔。方13：冬青子，主治痔病，九蒸九晒，吞服。方14：伏牛花，治五痔下血。方15：槲若，治血痔，与槐花同研为末，服用。方16：椒目，治痔漏肿痛，用水送服即可。方17：莴苣子，治痔漏下血。方18：石灰，治虫痔，与川乌头同做丸服。方19：鳢鱼，治五痔下血肛门疼痛，加葱煮食即可。方20：鲫鱼，用白矾烧好，研为末，服用即可，主治血痔。方21：忍冬，用酒煮好，制成丸服。方22：竹鸡，炙食，能杀虫痔。方23：犬肉，放入锅中，加水煮熟食，能引痔虫。

【涂点】方1：草乌头，治反内痔。方2：蜈蚣，治痔漏疼痛，微火烘烤，研为末，加入片脑，外敷即可。方3：蛴螬，将其研为末，外敷即可。方4：木瓜，用绢涎调和，外贴治反花痔。方5：桃叶，杵烂，然后坐在上面。方6：黄丹，与滑石一起外涂。方7：石胆，煅好，点敷即可。方8：白头翁，将其捣烂，外敷。方9：蜣螂，微火烘干，研为末，外搽即可。方10：荞麦秸灰，用来点敷，治痔。方11：甲香，治五痔。方12：胡燕屎，能杀痔虫。方13：麝香，与盐同用，外涂。

【熏灸】方1：艾叶，可用来灸肿核部位。方2：羊粪，烧烟，熏治痔瘘。方3：鳗鲡，烧烟，熏治痔瘘。方4：枳壳，炙热，熨烫，治痔病疼痛，煎水熏洗。